『十一五』国家重点图书

中国现代百名中医临床家丛书

李振华

主编　郭淑云　李郑生

编委　徐江雁　王海军　刘轲　杨国红　华荣　李鹏耀　史东萍

主审　李振华

中国中医药出版社·北京

图书在版编目（CIP）数据

李振华/郭淑云，李郑生主编．—北京：中国中医药出版社，2008.10（2020.5重印）

中国现代百名中医临床家丛书

ISBN 978－7－80231－485－6

Ⅰ．李…　Ⅱ．①郭…②李…　Ⅲ．中医学临床—经验—中国—现代　Ⅳ．R249.7

中国版本图书馆 CIP 数据核字（2008）第 115438 号

中国中医药出版社出版
北京经济技术开发区科创十三街 31 号院二区 8 号楼
邮政编码　100176
传真　64405750
廊坊市祥丰印刷有限公司印刷
各地新华书店经销

*

开本 850×1168　1/32　印张 9.25　字数 203 千字
2008 年 10 月第 1 版　2020 年 5 月第 2 次印刷
书　号　ISBN 978－7－80231－485－6

*

定价　35.00 元
网址　www.cptcm.com

如有质量问题请与本社出版部调换（010-64405510）
版权专有　侵权必究
社长热线　010 64405720
读者服务部电话　010 64065415　010 84042153
书店网址　csln.net/qksd/

"十一五"国家重点图书

中国现代百名中医临床家丛书

主编 佘 靖

专家审定委员会（以姓氏笔画为序）

王永炎 石学敏 史常永

朱良春 任继学 李今庸

陈可冀 周仲瑛 路志正

颜德馨

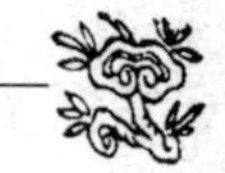

中医药学博大精深，是中华民族智慧的结晶，是世界传统医学的重要组成部分。中医药学有着系统整体的哲学思想，内涵深厚的理论基础，行之有效的辨证论治方法，丰富多样的干预手段，以及注重临床实践的务实风格，既是中医药长期发展的宝贵历史积累，也是未来系统医学的重要发展方向，受到了海内外各界的广泛关注。中华民族五千年的繁衍生息，中医药的作用功不可没。当前，中国政府从构建和谐社会、推动经济社会协调发展、加快自主创新的战略高度，确定了进一步加强科技创新，全面推进中医药现代化发展的战略方针，已将中医药现代化作为科技发展的优先领域列入了国家中长期科技发展规划。但是，要发展中医首先是继承，继承是发展的前提和基础。准确把握中医药的发展精髓和深刻内涵，继承其宝贵知识和经验，并使其不断发扬光大是我们的重要使命和共同责任。

继承包括书本经验的继承（前人经验）与临床经验的继承（现代人经验）两部分。中国中医药出版社是国家中医药管理局直属单位，是唯一的国家级中医药专业出版社，中医药出版社始终按照国家中医药管理局领导所要求的，要把中医药出版社办成“弘扬中医药文化的窗口，交流中医药学术的阵地，传播中医药文化的载体，

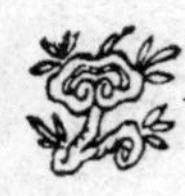

培养中医药人才的摇篮”而不懈努力着。中国中医药出版社在《明清名医全书大成》、《明清中医临证小丛书》、《唐宋金元名医全书大成》、《中国百年百名中医临床家丛书》编辑出版后，又策划了《中国现代百名中医临床家丛书》。

《中国现代百名中医临床家丛书》医家的遴选本着“著名”、“临床家”的两大原则。“著名”以国家中医药管理局公布的3批全国老中医药专家为标准。“临床家”是指长期从事中医临床工作，具有丰富临床经验、有医疗特色与专长者。

本丛书正文主要分4部分，即医家小传、专病论治、诊余漫话及年谱。

医家小传主要介绍医家经历，着重介绍从医的经历及学术思想的形成过程。

专病论治以中医的病证或西医的病名统医论、医话、医案几部分内容，以病统论，以论统案，以案统话，即把与某一病证相关的医论、医话、医案放在一起，使读者对这一病证的经验有清晰全面的了解，从不同侧面、不同角度了解这一病证辨证、治疗的独特经验。

本丛书的最大特点是把笔墨重点放在医家最擅长治疗的病种上面，而且独特经验不厌其详、大篇幅地介绍，医家的用药、用方特点重点介绍，写出了真正临床有效的东西，写出了“干货”。

诊余漫话则主要是医家们的读书体会、用药心得等。

年谱则按照时间顺序，将医家经历中具有重要意义的事件逐年逐月列出。

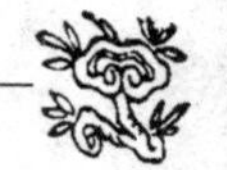

本丛书较为系统地总结了现代著名临床家的临床经验，并介绍了其从医过程，是现代中医学术发展概况的反映，它带有浓浓的时代色彩。本丛书的编辑出版是对现代著名临床家经验的梳理，也为人们学习、继承乃至发展中医学术奠定了基础。

中国中医药出版社
2006 年 1 月

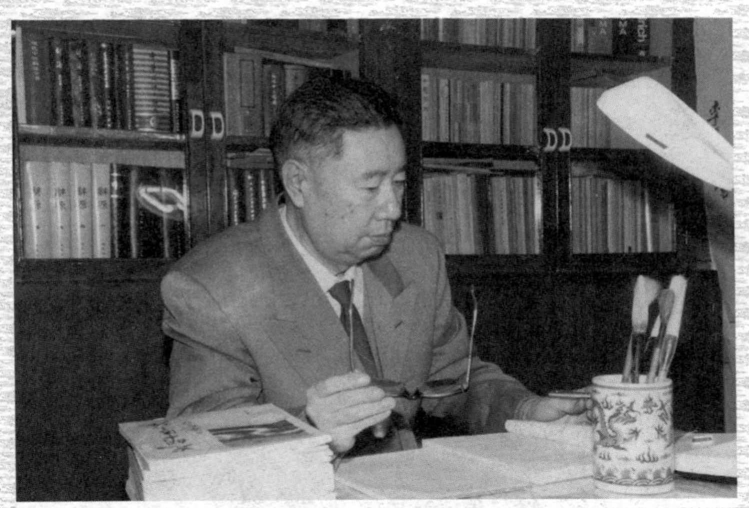

李振华先生(1992 年摄)

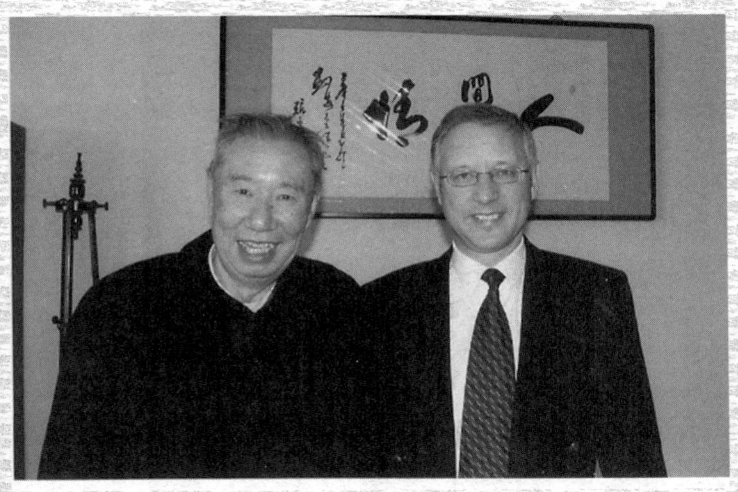

李振华先生接见外国访问学者(2003 年摄)

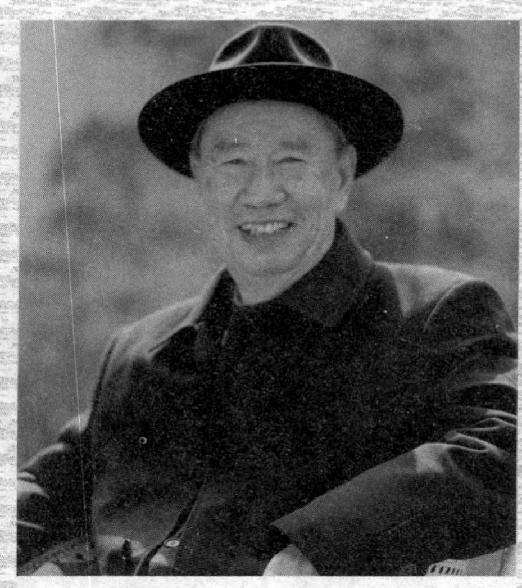

李振华先生80岁华诞纪念照(2003年摄)

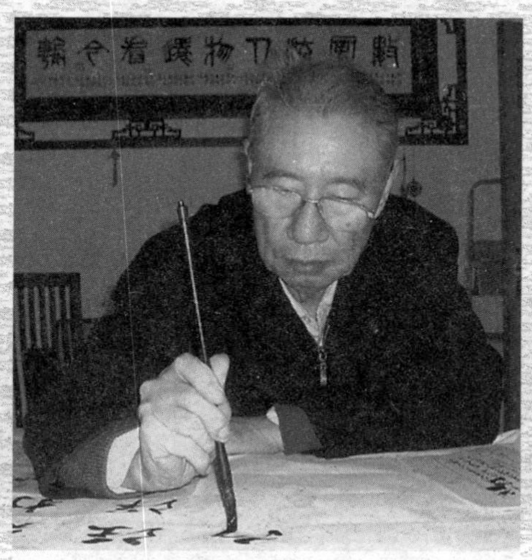

李振华先生(2007年摄)

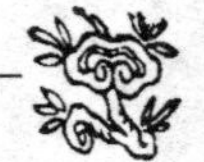

目 录

医家小传

专病论治

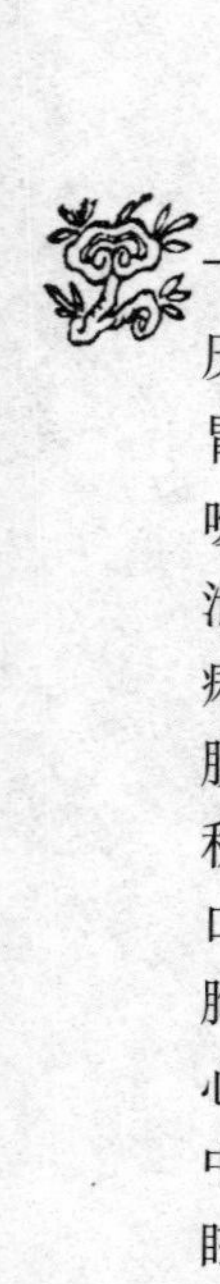

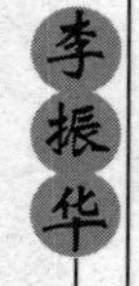
李
振
华

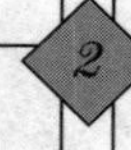

诊余漫话

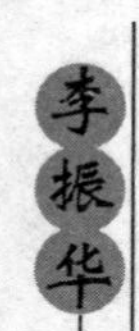

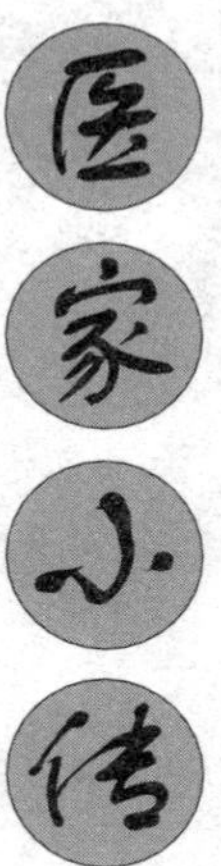
医家小传

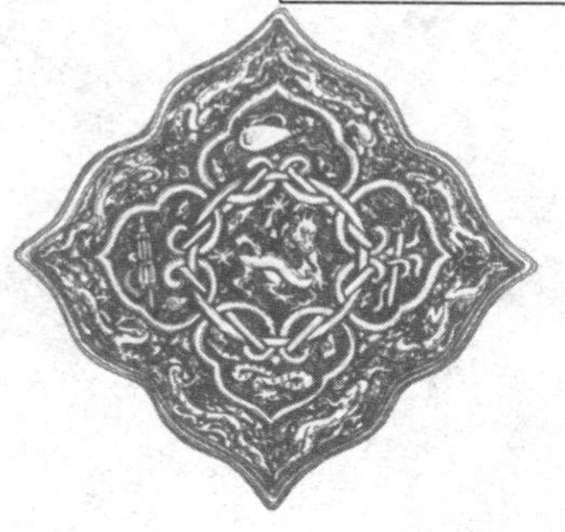

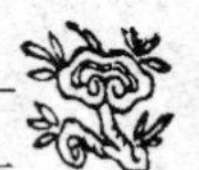

医家小传

李振华，男，汉族，于1924年出生于河南省洛宁县，原河南中医学院院长，教授，主任医师，人事部、卫生部、国家中医药管理局认定的全国首批500名著名老中医之一，中华中医药学会终身理事，终身享受国务院特殊津贴。曾任洛宁县人大常务委员会委员，第七届全国人大代表，中华中医药学会常务理事，中国中医药学会中医理论整理研究委员会副主任委员，中华医学会理事，河南省中医学会副会长、名誉会长，卫生部高等医药院校教材编审委员会委员，河南省中医药高级职称评委会副主任，河南省高等院校高级职称评委会委员，河南省科技成果评审委员会委员，河南省新药评审委员会委员，《河南中医》杂志主编。60余年来，李老一直从事中医医疗、教学、科研工作，临床经验丰富，学术造诣精湛，擅长于治疗急性热性病、脾胃病及疑难杂病。现将李老一生治学经历及医、教、研工作情况概述如下：

李老出身于中医世家。洛宁依山傍水，北有凤翼山，南有洛水河，可谓人杰地灵。李老的父亲李景唐是位名医，医术精湛，名闻豫西（见《洛宁县志》）。李景唐为医：医德高尚，仁善为本，济贫救厄，不惜个人，治病活人，一丝不苟，胆大心细；为学：谦虚谨慎，虚怀若谷，拜师访友，博采众方，善于治疗外感热病和内伤杂病。这些为医为学品德和医术经验李老尽得其传。尤其是为人方面，其父以自己的“真善为本，济世成德”的思想和行为准则来教导年少的李振华。常言：“行医要首先立品做人，做一个正直的人，一个有真才实学的人，只有仁善待人，才能济世活人。”这些都深深影响了李教授的一生。稍至年长，1940年豫西大旱，民不聊生，瘟疫流行，死亡甚多，李老看到当时国民党政府腐败，家乡缺医少药，便立志不求仕而誓为良医，1941年从17

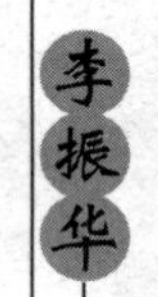

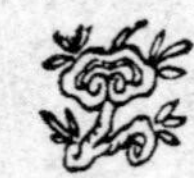

岁起，遂辍学济汴中学高中，专跟父亲学医认药，在其父指导下研读医学书籍，并随父侍诊，1947 年开始独立诊治病人。新中国成立后，1950 年，全省中医师考试，李老名列洛宁县榜首，取得了第一名的好成绩，被当地誉为“名门高徒”、“父子良医”。省政府给他颁发了中医师开业执照，遂继父业，悬壶乡里，其医术医德深受广大患者称颂。1953 年，洛宁县人民医院成立，李老被首选为县医院唯一的中医师。此后由乡到县，由县到地市，调入洛阳中医师进修班和洛阳地市西学中班任教，后上调省城，在河南中医学院担任医疗教学，从中医内科教研室主任，第一附属医院医教部主任、副院长，学院中医系副主任、学院副院长，至院长，步入医林，走上了他漫漫至今从医六十余载的岐黄医学道路。

李老学医，除来自名医家传外，其医学成就大多还是出于他半个多世纪的自学。李老学医专心致志、治学严谨、刻苦钻研、勤学务实、务求理解，能者为师、虚心求教、容纳众长、善于总结，数十年如一日，至老不衰。“学在于勤，知在于行”是他一生的座右铭，并总结出了“勤、恒、精、博、悟”五字治学经历。

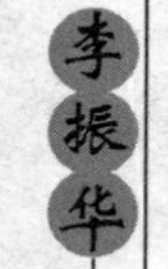

1986 年 6 月《光明中医》杂志发表了李老的题为“学在于勤，知在于行——我的自学体会”的文章，介绍了时任河南中医学院院长的李老学习中医的体会，在文章中归纳为“法于经旨，精求医理；教学相长，重视实践；临床严谨，总结规律；勤奋好学，虚心求教”几个方面。的确，“学在于勤，知在于行”是他一生治学的座右铭。他勤于学习，熟读《内经》、《难经》、《伤寒论》、《金匮要略》、《神农本草经》、《汤头歌诀》等；继而在临床又读金元四大家的著作，尤其是对李东垣的《脾胃论》等著作的学习更是深入；对于

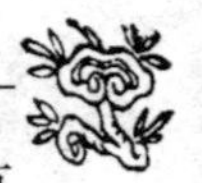

明清温病诸名医著作体会尤深；还特别喜爱学习中国古今有关的哲学著作，用唯物辩证的观点来学习中医，李老常讲这是学中医的钥匙，能打开中医知识宝库。

李老学习中医经典著作，能及时用于医、教、研实践，运用中医经典著作奠定其临床辨证基础。在实践中，他勤求博采，涉猎广泛。既师古，又灵活善变；既善于继承，又敢于创新，在此基础上治愈不少疑难病。他深感四大经典譬如大匠诲人，必以规矩，使学者有阶可升，但神明变化灵活机动，知常以应变，通变以知常，从心而欲，则在于对经典等医籍之所悟。

李老勤奋好学，以能者为师，虚心求教。如李老在洛阳地区中医师进修班任教师时，向一同任教的针灸教师闫丽生学习针灸，闫丽生是著名针灸学家、原南京中医药大学校长承淡安的学生，针灸医术精深。李老中青年时期就用学习到的针灸技术，针药并进，治愈大量常见病和疑难杂病。又如学习了施今墨老大夫用六两米醋作药引治疗功能性子宫出血的经验。施老曾为河南省军区某领导的爱人诊治功能性子宫出血，六剂而愈。患者拿出处方李老如获至宝，看其处方，是补中益气汤合归脾汤化裁，并加阿胶、黑地榆等止血药，与其所治疗此类病用方基本相同，所不同的是施老方中除白芍、柴胡、升麻均用醋炒外，每剂药并用了六两（十六两一斤）米醋作药引。李老后遇此症，采用施老用大量酸涩收敛的米醋来治疗功能性子宫出血的经验，每获奇效，且多是用六剂药收功。这是学习施老精深医术经验之结果。

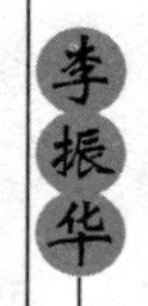

1964 年秋，卫生部中医顾问、名老中医秦伯未应邀前来河南讲学，秦老每天上午为省领导看病，下午为河南省中医学院讲学，李老在陪秦老看病讲学中，受益匪浅，特别是对

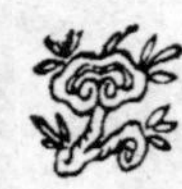

用桂枝这味药，收益极大。秦老用仲景炙甘草汤加减治疗心脏早搏，药到病除，李老查看处方，与自己治疗此病用炙甘草汤药物相差无几，只是秦老用桂枝仅用2～3 g，不解其故，遂恭请秦老赐教。秦伯未讲，心动悸，脉结代，是心阴不足，阴损阳弱，虚阳浮动，心阴虚则心脏早搏出现心动悸，心阳虚则血不充脉而结代。治疗当在补心阴的基础上资助心阳，用桂枝之意是在配人参以助心阳，故不可量大，2～3g即可。根据心阳虚的程度，一般脉搏出现偶发性结脉，可用2g；频发性早搏（即二联脉率、三联脉率）可用3～4g，并加宁心安神之品则收效更好。秦老对医理的分析、经方的运用出神入化，李老十分叹服，遂学习了这一经验。在此之后40余年来，李老治疗多例心脏早搏患者（尤其诊为室性期前收缩），运用向秦老学习的加减炙甘草汤及桂枝应用经验均获得良好的效果。

勤奋好学是李老成长的一个诀窍。他善于以能者为师，不仅向医籍书刊求教，而且同道之所长、民间经验方、患者以前用过的功效显著的处方等，都是随时学习的对象。他的这种虚心、灵活、巧妙的学习方法确实令人称赞。正如古人所说“泰山不让土壤而能成其高，河海不择细流而就其深”。虚心求学的知行观，成就了李振华教授的高超医术。我们在随师实践中深有体会。

李老是一位杰出的医学家，他从医60余载，积累了丰富的临床经验，可谓学识渊博，医术精湛，医德高尚。我们随师诊病每见其临证，四诊详细，谨守病机，辨证确切，用药灵活，理、法、方、药丝丝入扣，疑难重病，常效如桴鼓。上至高级领导，下至工农百姓，诊治细心，一视同仁。

李老在中青年时期，长于治疗内科杂病，尤其善治急性

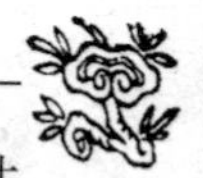

热性传染病。如1956年冬末和次年春，洛阳地区发生流行性脑脊髓膜炎病，重点疫区伊川县，月余死亡70余人，多为孩童，也有少数成人，一时人心惶惶。李振华老师随地区卫生局领导和西医医生深入疫区医院，发现死亡者，多系误用中药辛温解表和西药解热止痛发汗药物。服药后，患者大汗淋漓，继而抽搐加重，神志昏迷而死亡。医院有一王姓患者，32岁，流脑已夺去她丈夫及儿子的性命。她也深度昏迷、高烧、抽搐、项背强直，危在旦夕。李老诊断后认为流脑属于中医温病的春温病，是瘟疫，有传染性。病系感受疫毒之邪，内热过盛，忌用辛温解表发汗药。当时由于西药缺乏有效药物，李老以清热解毒、熄风透窍法，药用银翘散合白虎汤加减，配服安宫牛黄丸，鼻饲喂药，并亲自守护两日，病人痊愈出院。李老不顾个人安危，深入农村病家，抢救治愈了14个垂危患儿，并将此法传授给当地中医师继续治疗。同时李老又到宜阳县、三门峡市、郾师县等地治疗了近百例患者，只要能喂进中药者，皆可治愈。他写的“中医对流行性脑脊髓膜炎的治疗”一文，先后在广州的《新中医》杂志、北京的《中医杂志》发表。河南省卫生厅和省防疫站当年在洛阳召开现场会，让李老传播了这一治疗经验。1958年李老在此论文基础上补充内容，撰为专著出版。1970年7月禹县大肆流行乙型脑炎，县人民医院专门以一个大院作为传染病房。8天收治83位病人，虽经治疗，但死亡了32个，且多是小儿。已死和未死的患者家人，哭声满院，惨不忍睹。时值“文革”期间，李老随学院备战疏散在禹县。他不顾个人安危，舍身忘己，日夜守候在病房，长达3个月。李老认为乙脑病属中医温病的暑温病，传染性强，患病初期经用银翘散合白虎汤加通窍熄风药，并重用生石膏配服安宫牛黄丸，使

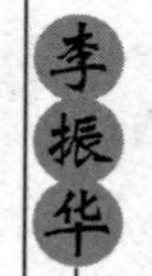

病人转危为安。到八月份禹县地区天气连雨，收治的病儿多嗜睡，舌苔白腻微黄，甚者转入昏迷抽搐。李老用生石膏减量，加藿香、佩兰、白蔻仁、郁金、节菖蒲等芳香透窍药而治愈大量患儿。7～9月李老用中药治疗132个患者，治愈率高达92.7%，明显提高了治疗效果。病后有25个患儿出现有瘫痪、耳聋、头疼、弄舌等后遗症状，则以养阴清余热、通经活络法，配合针灸治愈。

对于疑难杂症，李老能灵活运用中医理论，辨证用药，收到良好的治疗效果。如1974年3月，有姑嫂二人在春节家宴上误将25%烧碱当作甜酒喝下，以至食道大面积溃破而大吐血，经医院多方抢救，血虽止，但引起食道狭窄，吞咽困难，仅能进食流质，经省级医院X线摄片检查，诊断为食道狭窄，必须手术治疗，患者畏惧手术找李老求治。李老从未治过此类疾病，但同情病人之苦，运用中医理论，缜密辨证，认为强碱为大热之性，误服烧碱腐蚀食道烧伤脉络，以致食道失于润养，气血郁滞，食道狭窄，吞咽不利，治当滋阴清热，活血通络法，药用辽沙参、麦冬、石斛、生白芍、丹参、牡丹皮、生地、当归、枳壳、花粉、甘草。上方连服13剂，患者可吃馒头、面条等食品，后加桃仁、牛蒡子、知母继服10剂，巩固疗效，二年后随访，饮食完全正常。后又随访七年，姑嫂二人至今健康。李老以其精湛的医术和高尚的医德，救活了无数病危患者，受到了患者的称颂和爱戴。

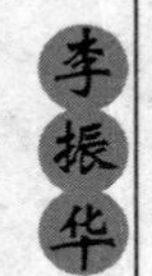

李老晚年，专心于脾胃病的治疗和专题研究。多年来，完成了河南省重点科研项目“脾胃气虚本质的研究”及国家“七五”重点科技攻关项目“慢性萎缩性胃炎脾虚证的临床及实验研究”，并指导了十届脾胃专业硕士研究生，形成了他对脾胃病较系统的学术思想，取得了显著的临床治疗效果。

李老常讲：元气乃人体生命健康之本，而元气之充足，须赖脾胃之气所滋养，故脾胃伤，则元气易衰，此即李东垣说的“内伤脾胃，百病由生”。同时脾胃又是人体气机升降之枢纽，气机之升降，又关乎各个脏腑，故脾胃又是各个脏腑气机升降之轴心，各脏腑皆赖脾胃以为其所用。故内伤脾胃，必波及各脏，即所谓“脾通四脏”。由于“脾主运化水谷之精微”，其运化功能，全赖脾气（阳）之健，即脾为太阴之土，得阳始运。李老通过多年临床实践，认为脾本虚证，无实证，胃多实证；同时脾之虚证，则为气虚，甚则阳虚，无阴虚证；胃则有胃阴虚证，即胃为阳明阳土，得阴始安。李老又认为，脾虚波及它脏，首先是肝。饮食不当、饥饱劳倦或思虑过度伤脾，均可导致土壅木郁；情志不舒，形成木郁乘土。其因不同，但其果则同，皆可造成脾虚肝郁，或肝脾失调证。同时脾失健运，胃失和降，则可形成胃实证。因而脾虚证，必首先波及肝、胃，并彼此功能失调。故李老在治疗脾胃病方面，创造性地提出了“脾宜健，肝宜疏，胃宜和”九字治法要诀，但临床要视彼此有所偏盛偏虚，随证治之。

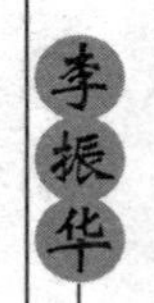

在病理演变中，李老认为，脾失健运，可致水湿停滞，水湿为有形之物，可阻滞气机，气有余则生热，以致形成湿热蕴结之证。本证形似实证，但非脾实证，乃是脾虚为本，虚中之实，实由虚致之证。同时湿为阴寒之邪，热为阳邪，这种阴阳、寒热、虚实交错互结之证，亦为难治之证。在治疗上，李老认为，首先辨清热盛或湿盛，甚则为寒湿之不同病理。清热当用苦寒之品，以达苦能燥湿，寒能清热；祛湿当用甘温、苦温甚至辛温之品。故清热用苦寒之药不能多用，过则伤脾而助湿，以致形成寒湿之证。热祛则宜及时健脾祛

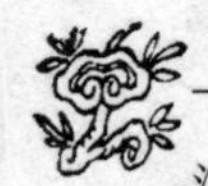

湿以治本。同时清热宜佐疏肝行气之品，因气行则湿行，湿祛则热无所存。临床见李老用此法治黄疸等湿热蕴结证常效如桴鼓。

由于脾胃相连而为表里，脾失健运，则胃失和降；故胃失和降，亦必波及脾之健运，故治胃须兼健脾，健脾祛湿，亦必兼以和胃，这是李老治脾胃病又一学术思想。同时脾胃病多为脾虚胃实，虚实夹杂之证，临证消补适当，随证化裁，防止各种胃炎单一治胃，或所谓肠炎单一健脾收敛之误，这是我们临证所见李老在辨证用药上的技巧之处。

对于饥不欲食，少食则饱，口干，胃满，舌质红无苔，脉弦细或沉细无力之胃阴虚证，多为胃病日久，或素体阴虚，或过用理气香燥之品误治而致。胃阴虚亦为难治之证，李老认为在治疗用药上，宜用甘凉、濡润、轻灵药为主，不宜用苦寒、甘温、芳香燥湿、理气香燥和滋腻助湿之药物。李老每以沙参养胃汤为主，加理气而不香燥之郁金、萝卜种、乌药，和胃消食之焦三仙、鸡内金等，多服而收效。

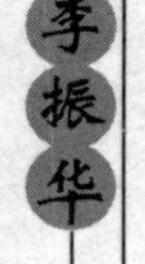

通过长期对脾胃病的临床研究和调查统计，各种慢性脾胃病，脾胃气虚甚至阳虚者占95%以上，胃阴虚者不到5%。对脾胃气虚证的治疗，李老总以甘、平、温、轻灵之药性为主。李老将药大体分为淡渗利湿、芳香行气化湿、苦寒燥湿、辛温祛湿、益气温中等。常以甘温淡渗之方药作基础，随证加减，同时用药宜轻灵不宜用量过大。本《内经》“劳者温之，损者益之”之旨，除脾胃虚寒太甚或湿热过盛之病证外，对大辛大热之姜、附，苦寒泻下之硝、黄以及滋阴腻补之品宜慎用和勿过用，以免损伤气、阴。在益气健脾时，亦要注意通补、行补的原则，不可大剂峻补、纯补，以免壅滞气机，塞阻脾之运化和胃之和降。故补中寓行，轻剂收功，

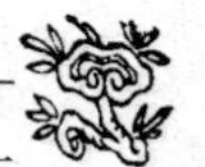

使中气渐强，运化得力，正气渐复，这是李老治脾胃病用药之特色。

由于李老在脾胃病的治疗方面，学术思想明确，辨证准切，治法方药适当，故疗效卓著。如李老承担“七五”国家重点科技攻关项目“慢性萎缩性胃炎脾虚证的临床及实验研究”，用以上对脾胃病的学术思想和治法，自拟了“香砂温中汤”和“沙参养胃汤”分别治疗该病的脾胃气虚证和胃阴虚证。自1986年开始，通过5年对300例患者住院治疗总结，于1991年经卫生部验收和国家级鉴定，其有效率为98.7%，治愈率为32%，鉴定为“疗效为国内外先进水平”。后又经近10余年进一步调整药物，并对治疗千例患者观察，治愈率可达70%左右。凡服以上中药治疗者，未发现一例转为胃癌。突破了河南省医药情报局在国外收集该病502份资料无一例治愈的记载，亦突破了国外医学者认为该病胃黏膜不可能逆转修复的论点。李老撰写的论文“谈脾胃病的认识和治疗”，1996年在《河南中医》杂志发表后，国内29家有关杂志转载了这篇文章，在中医界影响颇大。李老每周除二、六门诊外，省内外各地胃病患者，到家求诊的络绎不绝，他不顾年老和疲劳，都予以及时细心的诊治，不愧为德艺双馨的医学大家。

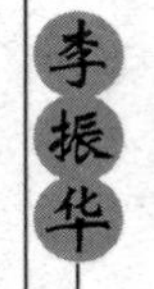

李老除对脾胃病在理论上建立了正确而系统的学术思想，在治疗上积累了宝贵的临床经验外，对其他疾病在理论和治疗上也有其独到的观点。如通过讲课、研究及临床应用，发现《伤寒论》380个条文中，具有辛温解表、和解助阳以达祛寒的就有165条，其中共112个处方，属扶阳、益气、祛寒的即有81个处方。全书共83味药，亦多为辛温助阳和急救回阳之品。《伤寒论》虽有125条论伤寒内热证，用辛凉

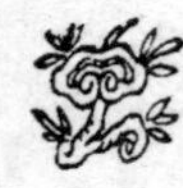

苦寒药物，但其病理则与患者素体阳盛，寒郁化热，或表邪误下，邪热内陷有关。因而李老提出了“损阳伤正，是伤寒的病理基础”论点。并以此为标题，写出论文，发表于《河南中医》杂志。该论文于2004年由《中华古代名医名著研究集成》编委会选入《张仲景研究集成》一书。在温病方面，通过卫、气、营、血或三焦的病理演化及其系统方药的研究和临床应用，李老提出了“损阴伤正”是温病的病理基础，辛凉透表、清热解毒、凉血透窍是治温病的大法，保存津液、重视湿邪是治温病的指导思想。李老运用这一治法，治疗了近百例流脑患者，全都治愈，并两次发表了治流脑的学术论文，还出版了专著一部。治疗的132例乙脑患者，治愈率达92.7%，通过申报科研项目，获得了河南省重大科技成果奖。李老根据《内经》“胸为阳，心为阳中之阳”及“阳气者，若天与日，失其所则折寿而不彰”之论述，临床观察，心脏病多死于心肌衰竭，且时间多为冬季黎明阴极之时，李老针对治冠心病等心脏病，提出了重视心阳学说。重视心阳，扶阳顾阴，这一观点，在临床上很快提高了治心脏病的疗效。李老仁善为本，济世成德，从医六十载，妙手著春，声重医林，患者赞其济世活人，德医双馨。《人民日报》、《河南日报》、河南《大河报》、河南电视台、《河南科技报》的记者，多次采访，报道了他治疗疑难重病的精湛技术和医德医风。

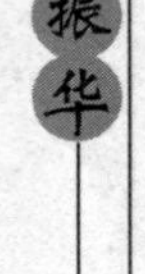

李老还是一位出色的中医教育家。他从教五十余年，积累了丰富的教学经验，培养了大量的中医人才。他是新中国成立后我国最早一批投入中医教育事业的骨干教师之一。早在1954年就担任了洛阳地区中医师进修班教师，主讲《内经知要》、《金匮要略》及洛阳地市西学中班的《伤寒论》。

1960年调入河南中医学院，任内科教研室主任，一直主讲《中医内科学》，被河南省教育厅评为学科带头人，中医内科学学科亦被评为省重点学科。为了弘扬中医事业，他还经常应邀到省内各地市进行学术讲座或到省外各地讲学；由于他在中医界享有盛名，多次到北京中医研究院研究生班作学术讲座，受到学生的好评，临走时全体学生不上课专为其送行，学生们纷纷买纸买本请先生为其留字留言，据说这是研究院过去未曾有过的事情。

李老在教学上严肃认真，教学规范，为人师表，教书育人。他课堂讲授的每一病证概念清楚，层次分明，重点突出，联系实际；对具体病证治疗，重视理论，重视治法，引经据典，深入浅出，画龙点睛，举一反三。他讲课语言生动，用启发式教学，板书清晰。他善于运用唯物辩证法的观点来阐述中医理论，常用哲学的整体观念和恒动观点来阐明病证的相互联系和发展变化，加深了学生对中医理论的理解和对疾病病机变化的理解，深受学生欢迎。学生每听一次课或学术讲座，不仅学到了知识，还领悟了老师严谨的教风，宽阔的思路和丰富的学识，感到是一次精神享受，印象深刻，受益匪浅。李老临床带教，重视病例书写，严于辨证，要求理、法、方、药有机统一，文字正规，对新入院患者的病例，常修改书写数次，学生们既敬畏他，又钦佩他。李老不愧为杰出的中医教育家。

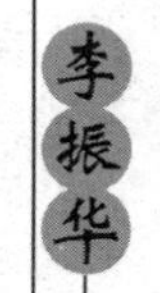

李老在长期的教育实践中，还提出了中医教育的一个观点，他常对学生讲："要学习中医，必须做到三通，即：文理通、医理通、哲理通。只有具有较深的文理和哲理，才能深入地理解中医理论，指导实践，成为名医。"他的这一中医教育观点，影响了一代又一代的中医学生，得到了中医界

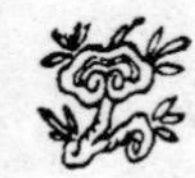

的赞同和广大师生的好评，为中医教育和教学质量的提高作出了贡献。

李老任河南中医学院院长期间，要求学生德、智、体全面发展。强调突出中医特色，教好、学好四大经典。提高教学质量，关键在教师。在改革教学方法方面，他要求教师教学内容要补充更新，不断增添现代教学设备。新教师必须试讲，经专业教师评教通过，方可任教。每学期要举行各专业观摩教学。开展师生评教评学。强调学生多临床、早临床，请全国各地名医、专家学者来院作学术讲座，传授中医学术和临床医疗经验，重视培养学生的动手能力。尤其在教材建设上，他付出了大量心血。1986 年担任了中南五省协编的八门中医教材副主编，为中医教材质量的提高，作出了贡献。李老热衷于中医教育事业，他爱才育才，指导培养了十届硕士研究生，从 1979 年起，河南中医学院开始招收中医硕士研究生，也始于这年，李老做了十届以中医脾胃专业为主中医硕士研究生的导师。多年来为学院培养出一代又一代大量的中医人才，他们大都成为医、教、研工作的骨干和领导，在李老的学生中，有优秀的中医领导干部，有事业有成的中医医教研工作者，有卓有才识的中医学者。门生弟子不仅遍布国内各省市，而且有的已走向世界各地，真可谓桃李芬芳，遍及四海。

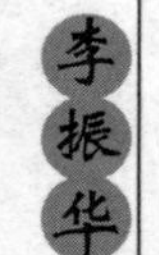

李老身为河南中医学院院长，又是一位优秀的中医教育行政管理者。他精通业务，处处以身作则，严于律己，廉洁奉公，不谋私利，为了中医事业，为了学校发展，他敢于负责。李教授为中医教育事业呕心沥血，自 1980 年担任河南中医学院副院长、院长以来，近 8 年时间，他为高等中医教育事业费尽心机，日夜操劳。在他任院长期间，扩大教学基地，

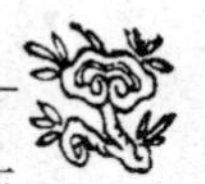

扩大学生实习基地，提高教学质量。在河南省委关怀下，在郑州金水大道东段，李振华院长负责筹建学院新址，经过艰苦努力，将近200亩的河南中医学院建成。还将学院一附院住院部300个床位，扩大到500个床位，但仍不能满足学生实习。于是李振华院长与学院领导和国家中医药管理局以及省卫生厅几经交涉，同意从学院药圃厂拨出150亩地，又新建了一座现代化的河南中医学院第二附属医院（亦称河南省中医院）。在李振华教授就任院长期间，学院在中医、中药两个专业的基础上，又开设了针灸推拿、骨伤两个专业，在中医教育教学上作出了贡献。全国人大常委、全国著名中医家董建华教授评价说："李振华教授不仅是河南一代名医，而且在国内外亦享有声望。在他就任河南中医学院院长期间，为中医事业作出了突出贡献。"

李老除专心致志于中医医、教、研工作外，还时刻关心国家中医事业的振兴和发展。我们经常见到，李老每谈及国民党要消灭中医和长期轻视、歧视、排斥中医之事，总是义愤填膺，慷慨痛斥。新中国成立后，他衷心拥护党的中医政策和方针措施。为了继承发扬中医学，贯彻落实中医方针政策，敢于坚持在医、教、研工作中要突出中医特色。在每次有关会议上，他总是呼吁要振兴中医事业甚至书面向上级汇报。如河南省中医人数据报道为4万名左右，"文革"后，据统计减少到9千余人，河南中医严重出现了后继乏人、乏术的局面。1980年李老参加在北京召开的全国第二届科技代表大会讲了这一情况，引起了代表们和领导重视，他还向中共河南省委写了内参报告。结果省委批准在河南中医主治医师以上人员子女，高中毕业，未考上大学，可吸收为中医学徒，学制5年，经每次考试合格，毕业分配工作，享受本科

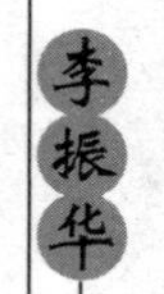

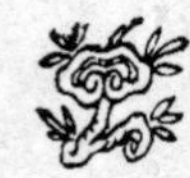

生待遇。后又在全省“赤脚医生”中，通过考试选拔了400名中医，弥补了中医人员的不足。又如1991年，李老参加全国人民代表大会期间，国家中医药管理局领导在北京饭店召开了中医界人大代表座谈会，李老发现当时政府工作报告讨论稿中讲的“中西医工作要有计划按比例地进行发展”，不符合国家宪法“发展现代医学和我国传统医学”及党中央明确提出的“要把中医和西医摆在同等重要的地位”的精神。中西医有计划按比例发展和摆在同等重要地位意义完全不同，如西医发展占90%，中医占10%也是比例。于是建议提案要予以修改。李老发言后，得到了全体与会代表的同意和赞扬，立即写出提案报大会秘书处。国务院接受了这一提案，将政府工作报告这一部分修改为“中西医工作要摆在同等重要的地位”。为了振兴中医事业，李老多次发表文章，提出中医药工作存在的问题和建议，如“河南省中药材的生产现状和发展意见”、“中医的科学模式和发展模式”、“从中医学发展历程展望中医的未来”、“保持和发展中医特色，切实办好中医高等教育”等。李老为振兴中医事业，赤胆忠心，无私无畏，鞠躬尽瘁。

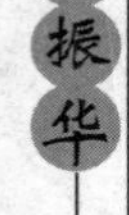

李老在开展医、教工作的同时，很重视中医的科研和著书立说。如其负责治疗的“流行性乙型脑炎临床治疗研究”、“肿瘤耳部信息早期诊断”、河南省重点科研项目“脾胃气虚本质的研究”分别获河南省重大科技成果奖和科技成果进步三等奖；负责主持的“七五”国家重点科技攻关项目“慢性萎缩性胃炎脾虚证临床及实验研究”，获河南省教育厅及河南省一、二等科技成果进步奖；出版专著有《中医对流行性脑脊膜炎的治疗》、《常见病辨证治疗》，主编出版了《中国传统脾胃病学》，参编出版了《中医证候鉴别诊断学》、全国

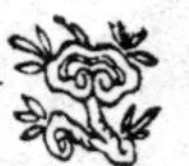

高等中医药院校统用第五版教材《中医内科学》、《中医内科学》教参、《河南省名老中医经验集锦》等多部书籍；撰写了有价值的中医学术论文50余篇，均在省级报纸杂志发表。

李老热衷于中医事业，对中医事业有着执著的追求。他行医六十年，活人千千万；从教五十载，桃李遍天下。由于在工作上作出了显著贡献，得到了党和政府及有关部门的多次嘉奖和表扬。如1957年，李老在洛阳地市任西学中教师，被卫生部授予河南省唯一的模范教师奖；1979年，卫生部在北京西苑饭店召开的全国中医代表会，李老和其他10名代表受到了当时国家主席华国锋和其他领导人的特殊接见；1989年和1991年分别评为河南省优秀科技工作者和中医优秀科技工作者；1987年和1995年分别被河南省科委收入《河南科技名人录》，被国家科委收入中国科技名人；1980年和1993年河南电视台分别播出了李老自学中医“成才之路”和“看河南人物”的报道。1987年英国剑桥大学国际传记中心，将李老收入了《世界科技名人录》；1998年河南省中医管理局给李老颁发了“中医突出贡献奖”。2006年中华中医药学会给李老颁发了“中医药传承特别贡献奖”；1992年经国务院批准，给李老以特殊津贴。

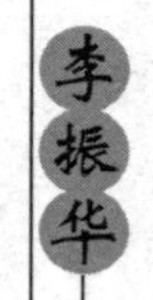

如今，李老已83岁，虽年事已高，还是终日诊病、授徒、手不释卷。作为知名专家，2004年河南省中医管理局为其分配了5名具有高级职称的在职中医师，收为徒弟，以培养名中医。同年12月，又被广东省中医院邀请参加了该院拜师会，收了两名有高职称的中医徒弟。2005年李老被国家中医药管理局遴选为全国百名需要传承中医学术经验的名老中医之一，承担了国家“十五”科技攻关项目“名老中医学术思想与临证经验传承的研究”。处于耄耋之年的李老，仍时

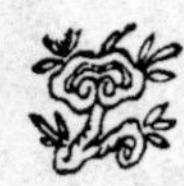

刻关心着国家中医药事业及中医在国内外发展动态。近年来他对国内外一些业外的自然科学家和学者为发展中医药事业撰写的文章、论述中医药的科学理论和发展前景更为关注和支持，他亲自写文章“应当大力推介《哲眼看中医》”（这本汇集了自然科学家的文章和言论书，发表在《中国中医药报》）。他撰写的“论中医药的发展形势和科学内涵”一文，在2005年11月全国召开的“第二届中国中医药发展大会”上被评为优秀论文，他还在大会上作了发言，以期更快更好地弘扬中医学。李老现身体硬朗，精神矍铄，思维敏捷，仍孜孜不倦地献身中医事业，并为之奋斗终生。

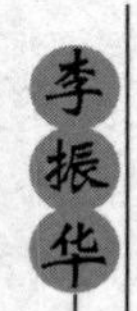

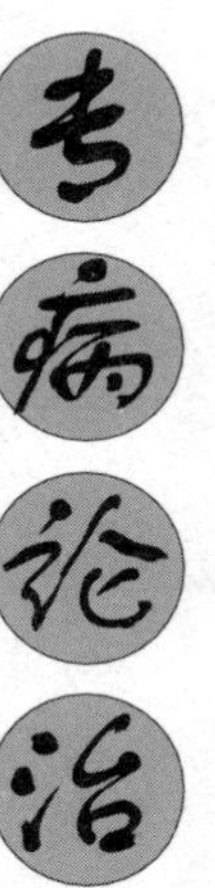
考病论治

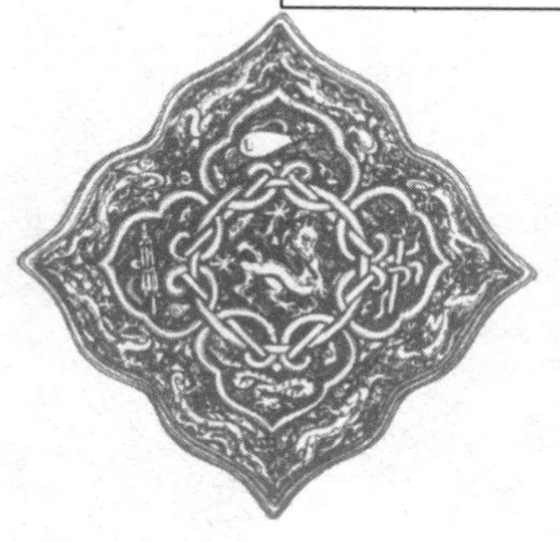

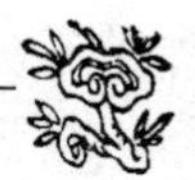

感　冒

感冒为临床常见外感疾病，是由于外邪侵袭人体引起的以头痛、发热、恶寒、鼻塞、流涕、喷嚏、咳嗽、全身疼痛酸困不适等肺卫症状为主要表现的病证。临床分为风寒、风热、暑湿、气虚、阴虚、阳虚等证型。《素问·阴阳应象大论》提出“其在皮者，汗而发之”，当以解表达邪为治疗总则，风寒者宜予辛温解表，风热者当用辛凉解表，暑湿者当清暑祛湿解表，而对于虚证感冒，李老也有其用药特色。

一、体虚外感，不可过于辛散，强发其汗，当扶正达邪，益气解表

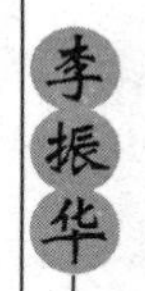

病例 1

谭某，男，48 岁。郑州市人，于 1992 年 3 月 10 日来诊。

主诉：头痛，咳嗽反复发作月余。

病史：春节以前，家务较忙，感觉劳累，一日晚饭后出现恶寒发热，其热不扬，但觉时时形寒，自汗出，头痛鼻塞，咳吐白痰，周身倦怠无力，动则气短，不欲多言。曾经卫生所用药，病证时轻时重，一直未能彻底治愈，常于劳累后发作。昨日参加单位义务劳动，晚上又觉身上发冷，体温 38.2℃，汗多，头痛，鼻塞，咳嗽，声重，吐白色稀痰，体倦乏力，动则气短，食欲欠佳，二便正常。舌体偏大，边有齿痕，舌质淡红，苔薄白，脉浮而无力。

中医诊断：① 感冒（气虚感冒）。② 咳嗽（气虚咳嗽）。

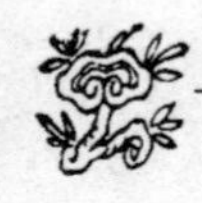

西医诊断：上呼吸道感染。

治法：益气解表，调和营卫。

处方：六君子汤加味：党参15g，白术10g，茯苓15g，橘红10g，旱半夏10g，苏叶10g，葛根10g，前胡10g，桔梗10g，杏仁10g，焦三仙各12g，甘草3g，生姜3片为引。3剂，水煎服。

医嘱：① 药后口服热粥；② 注意汗出切勿太过，以防复感。

二诊：1992年3月15日。头痛止，咳嗽轻，饮食增加，身体较前有力，时时仍有汗出。舌体稍大，质淡红，苔薄白，脉浮。可见风寒之邪渐去，但因患者体质素虚，故加黄芪、防风、陈皮以益气发表，增强扶正祛邪之力。

处方：香砂六君子汤合玉屏风散加味：黄芪30g，党参15g，白术10g，茯苓15g，陈皮10g，旱半夏10g，防风6g，香附10g，砂仁8g，杏仁10g，桔梗10g，甘草3g。3剂，水煎服。

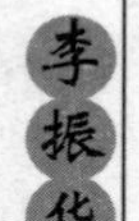

三诊：1992年3月20日。自汗明显减轻，饮食增加，精神和体质较前好转，余症同前，效不更方，再进3剂，巩固疗效。

四诊：1992年4月21日。感冒症状全部消失，且未再感冒，体质和精神较前明显好转而停药。近因出差，饮食偏凉，出现胃痛纳差，脘腹满闷不舒，不知饥，不欲食。舌淡，苔白稍腻，脉沉紧。此虽感冒初愈，又因饮食所伤而成胃痛之证，治用自拟香砂温中汤以健脾益气，温中和胃。

处方（李老经验方）：香砂温中汤加减：党参15g，白术10g，茯苓15g，陈皮10g，旱半夏10g，广木香6g，砂仁8g，厚朴10g，干姜10g，丁香5g，川芎10g，甘草3g。5剂，水

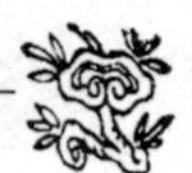

煎服。

医嘱：注意饮食调养，适当体育锻炼。

【按语】 本案患者素体气虚，气虚则表卫不固，腠理疏松，复受风寒，而致恶寒发热，头痛鼻塞，咳嗽吐白痰。体倦乏力，动则气短，语音低微，均为气虚之象。依据脉症，是为气虚感冒，治当益气解表，调和营卫。正如《证治汇补·伤风》曰："如虚人伤风，又当补中而佐以和解。倘专以发散，恐脾气益虚，腠理益疏，邪乘虚入，病反增剧也。"李老治以六君子汤加味，药取党参、白术、茯苓、甘草健脾益气，培土生金；橘红、旱半夏燥湿化痰；苏叶、葛根疏风解表；桔梗、杏仁、前胡宣降肺气；焦三仙健运脾胃。患者体质素虚，故二诊、三诊加黄芪、防风、陈皮以益气发表；香附、砂仁理气和胃。四诊感冒初愈，又因凉食所伤而成胃痛之证，治用自拟香砂温中汤以健脾益气，温中和胃。

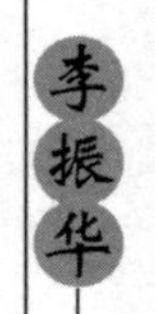

二、外感风寒，卫阳郁滞，肺气不宣，当辛温解表，疏风散寒

病例 2

张某，女，28 岁。郑州市民。于 1992 年 3 月 4 日来诊。

主诉：感冒，咳嗽 5 天。

病史：5 天前，劳动后身上发热出汗，顺手脱衣，当时无不适，休息后自觉身上稍感发冷，夜间开始恶寒发热，头痛，无汗，鼻塞声重，打喷嚏，流清水鼻涕，周身酸困乏力，不欲动，口不渴，不思饮水，小便清长，咳嗽，吐白色稀痰，不知饥，不欲食。舌质淡红，苔薄白，脉浮紧。

中医诊断：① 感冒（风寒感冒）；② 咳嗽（风寒咳嗽）。

西医诊断：上呼吸道感染。

治法：祛风散寒，宣肺止咳。

处方：荆防败毒散加减：荆芥 10g，防风 10g，前胡 10g，柴胡 10g，杏仁 10g，川芎 10g，陈皮 10g，白术 10g，甘草 6g，生姜 10g。5 剂，水煎服。

医嘱：① 药后口服热粥。② 注意汗出切勿太过，以防复感。

二诊：1992 年 3 月 10 日。感冒症状全消，食欲渐复。近日因饮食不慎，出现胃脘痛，上腹饱胀不适，不知饥，不欲食，自觉胃气上冲，嗳气、矢气后较舒，时有恶心，呕吐，泛酸。舌边红，苔薄白，脉沉弦。证属肝胃气滞，治当疏肝和胃。

处方：柴胡疏肝汤加减：香附 10g，砂仁 8g，陈皮 10g，旱半夏 10g，西茴 10g，枳壳 10g，柴胡 6g，青皮 10g，甘草 3g，吴茱萸 5g，黄连 6g，煅瓦楞子 15g。5 剂，水煎服。

二诊医嘱：注意防寒保暖及饮食调养。

【按语】本案由于感受风寒，寒邪束表，肺气不宣，以致恶寒发热，咳嗽吐痰，鼻塞声重，身困乏力等症。治当祛风散寒，宣肺止咳。方用荆防败毒散加减，药以荆芥、防风、生姜辛温解表，祛风散寒；川芎行气活血止痛，以增祛风散寒之力；前胡、杏仁、陈皮配生姜，宣肺止嗽祛痰；柴胡配川芎、陈皮理气和中；甘草调和诸药；白术健脾益气以扶助正气达邪外出，正如《寓意草》所言："人受外感之邪，必先汗以驱之。惟元气大旺者，外邪始乘药势而出。若元气素弱之人，药虽外行，气从中馁，轻者半出不出，留连为困，重者随元气缩入，发热无休。"故在诸发表药中兼施补药，可使真元不至于耗散；补中兼发，可使邪气不至于留连。二诊外感稍愈，又内伤饮食，而成肝胃气滞之证，方选自拟加减

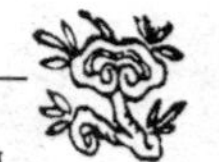

柴胡疏肝汤以疏肝和胃。李老尊《素问·平人气象论》“人以胃气为本”之旨，在疾病诊治及防护过程中，无论外感内伤，均十分强调调补脾胃的重要作用。

咳 嗽

咳嗽是由六淫外邪侵袭肺系，或脏腑功能失调、内伤及肺，肺气不清，失于宣肃所成，临床以咳嗽、咯痰为主要表现。可见于西医的急性支气管炎、慢性支气管炎、肺气肿、支气管哮喘等。对其辨证要点是：一要辨其外感内伤，二要辨其证候虚实。对其治疗除直接治肺外，还要从整体出发，注意治脾、治肝、治肾。李老治疗详辨其虚实及寒热，疗效尤佳。

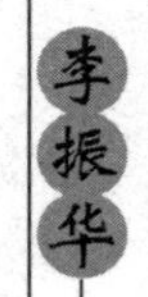

一、以清肺泄热，祛痰止咳法治疗咳嗽（支气管扩张）

病例 1

杨某，女，50 岁。于 1992 年 3 月 4 日来诊。

主诉：咳嗽，吐痰，痰中带血半年余。

病史：患者 10 年前曾经罹患肺痨，经用链霉素和雷米封等药治疗，已痊愈。半年前因感冒发烧引起咳嗽，经用中西药物治疗，感冒逐渐消失，唯咳嗽吐痰长期不愈。X 光透视显示：肺部纹理增粗。现咳嗽、吐浓痰，尤以早晚为重，痰呈黄绿色，有时痰中带血，其味腥臭，咽干口渴，有时发冷发热，头痛身困，小便色黄，食欲减退，不知饥，不欲食。形体消瘦，面色萎黄，精神不振，舌体不大，苔黄腻，质红

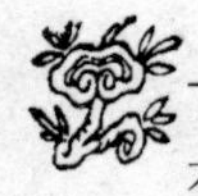

有瘀斑，脉滑数。

中医诊断：① 咳嗽（肺热壅盛）；② 咯血（肺热伤络）。

西医诊断：支气管扩张。

治法：清肺泄热，祛痰止咳。

处方：苇茎汤加味：苇茎 30g，生薏苡仁 30g，桃仁 9g，冬瓜仁 18g，桔梗 9g，鱼腥草 30g，黄芩 9g，连翘 12g，金银花 15g，川贝母 9g，白及 9g，甘草 3g，白茅根 30g，黑地榆 12g。10 剂，水煎服。

医嘱：忌烟酒及辛辣食物。

二诊：1993 年 3 月 14 日。咳嗽吐痰明显减轻，痰中已不带血，但咯痰不利，口咽仍干，食欲稍增，有时低烧。舌质红，苔薄白，脉细而稍数，证属肺燥阴虚，治当养阴润肺。

处方（经验方）：清肺理痨汤加减：北沙参 24g，麦冬 15g，五味子 9g，生百合 15g，生山药 30g，白及 9g，百部 9g，川贝母 9g，杏仁 9g，白芍 15g，地骨皮 9g，甘草 3g，牡丹皮 15g。10 剂，水煎服。

三诊：1993 年 3 月 25 日。咳嗽已止，低烧已退，口干咽干消失，唯胸闷胃满，食少纳差。舌质淡红，舌苔薄白，脉细无力，证属脾肺气虚，运化无力，法当补益脾肺。

处方：香砂六君子汤加减：党参 15g，白术 9g，茯苓 15g，橘红 9g，旱半夏 10g，砂仁 8g，厚朴 9g，杏仁 9g，焦三仙各 12g，桔梗 9g，甘草 3g，生姜 3 片为引。

四诊：1993 年 4 月 20 日。上药连用 9 剂，诸症消失，已停药上班数日，近因饮食不当，脘腹满闷，不欲食。予香砂养胃丸，每次 1 包，每日 3 次，以健脾和胃，巩固疗效。

【按语】患者曾患肺痨，肺有蕴热，复因外感，以致痰热蕴肺，热灼肺络，出现咳吐浓痰，痰中带血，咽干口渴等

症，属肺热壅盛之证。治当以清肺泄热，祛痰止咳；方用苇茎汤加味。药以苇茎、薏苡仁、桃仁、冬瓜仁、鱼腥草、黄芩、桔梗清泻肺热，逐瘀排痰；金银花、连翘清热解毒；川贝母清热化痰；黑地榆、白茅根、白及凉血止血；甘草解毒调和诸药。痰热久郁，耗伤肺阴而成阴虚肺燥之证，故二诊方用自拟清肺理痨汤加减以滋阴清热、润肺化痰。肺虚不复，子盗母气，而成肺脾气虚之证；故三诊用香砂六君子汤加减以补益脾肺。四诊肺疾向愈，胃满食少，故嘱服香砂养胃丸以健运脾胃。

二、以养阴润肺，宁嗽止咳法治疗咳嗽（慢性气管炎）

病例2

陈某，男，23岁。于1993年2月20日来诊。

主诉：咳嗽年余。

病史：前年11月份，感冒咳嗽，曾用中西药物治疗，感冒已愈，咳嗽却一直延续至今，时咳时止，咳声连连，声音嘶哑，语音低沉，咽干无痰，白天重，夜间轻，口干舌燥，手足心时有发热。形体消瘦，面黄无华，舌红苔少，脉细数。

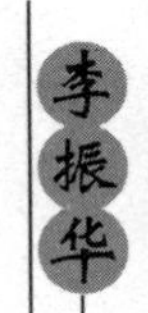

中医诊断：咳嗽（阴虚咳嗽）。

西医诊断：慢性气管炎。

治法：养阴润肺，宁嗽止咳。

处方：知母15g，浙贝母15g，天冬15g，麦冬15g，五味子10g，杏仁10g，生地10g，百部10g，紫菀10g，款冬花10g，桔梗10g，甘草3g。5剂，水煎服。

二诊：1993年2月26日。咳嗽有所减轻，咽部仍干，口淡无味。舌质红，苔薄白，脉象细数。上方加藿香10g。5剂，水煎服。

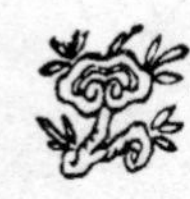

三诊：1993 年 3 月 5 日。咳嗽明显减轻，已无口干咽干。舌质稍红，苔薄白，脉细。

处方：黄芩 10g，五味子 10g，知母 15g，桔梗 10g，百部 10g，紫菀 10g，款冬花 10g，浙贝母 10g，百合 10g，甘草 3g。5 剂，水煎服。

四诊：1993 年 3 月 11 日。各种症状消失，病人不再咳嗽，口干咽干已止，食欲差。舌淡红，苔薄白，脉沉缓。

处方：六君子汤加减：党参 10g，白术 10g，茯苓 15g，旱半夏 10g，陈皮 10g，香附 10g，砂仁 8g，厚朴 10g，焦三仙各 12g，甘草 3g。

【按语】 本案由咳嗽日久，伤阴耗气所致，属阴虚肺燥证。阴虚肺燥，肺失滋润，肃降无权，肺气上逆，故见干咳无痰，咽干舌燥；阴虚肺燥，津液不能濡润上承，故见声音嘶哑；阴虚生内热，故见手足心发热。当治以养阴润肺，宁嗽止咳。药用知母、浙贝母养阴清热化痰；生地、天冬、麦冬养阴生津；五味子养阴敛肺止咳，正如《医门法律·咳嗽门》曰："凡邪盛咳频，断不可用劫涩药。咳久势衰，其势不锐，方可涩之。"杏仁、桔梗、紫菀、款冬花、百部、甘草化痰宣肺。诸药合用，共奏滋阴润燥、宣肺止咳之功。药后又恐大量养阴之品滋腻脾胃，故二诊加藿香芳香醒脾。三诊肺燥症状大减，适当调整药物继续服用。四诊咳嗽等症消失，唯食欲差，故改用六君子汤加减补益脾肺之气，以培土生金调补善后。

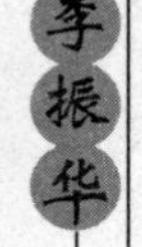

三、以养阴润肺，降气止咳法治疗咳嗽（慢性支气管炎）

病例 3

邓某，女，6 岁，学生。于 2005 年 5 月 21 日来诊。

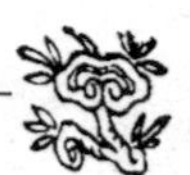

主诉：咳嗽时轻时重3年。

病史：3年前因感冒发热致咳嗽，吐痰少。曾多次到医院用抗生素治疗，体温恢复正常，但咳嗽时轻时重不能消失，而前来诊治，现症见：时有干咳，咽痒，无痰，纳食可，大便稍干，1~2日一行。望之咽腔不红肿。舌质稍红，苔薄黄，脉弦细。

胸片：双侧肺纹理增多。

中医诊断：咳嗽（肺阴亏虚）。

西医诊断：慢性支气管炎。

治法：养阴润肺，降气止咳。

处方：辽沙参8g，前胡5g，黄芩5g，杏仁5g，知母6g，川贝母6g，枳壳5g，桔梗5g，苏子5g，生桑白皮8g，地骨皮10g，橘红6g，火麻仁15g，草决明10g，甘草2g，瓜蒌仁6g。10剂，水煎服。

医嘱：清淡饮食，少吃辛辣食品，多饮水。

二诊：2005年5月31日。服药后咳嗽消失，但近两天嗓子疼痛。舌质稍红，苔稍薄黄，脉细数。

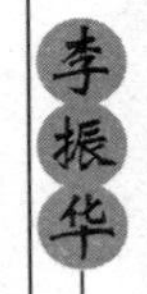

处方：辽沙参6g，石斛7g，蒸首乌8g，白芍6g，牛蒡子5g，山豆根5g，知母5g，枳壳5g，杏仁5g，川贝母5g，旱半夏5g，甘草2g。14剂，水煎服。

三诊：2005年6月15日。服药6剂症状即明显减轻，咳嗽轻微，咽不痛。5天前又患肺炎，发烧、咳嗽加重，又到医院静脉滴注抗生素，现已不发烧，仍咳嗽吐黄痰，大便干。舌尖边嫩红，舌苔薄白，脉细数。

处方：辽沙参10g，前胡6g，黄芩5g，杏仁6g，瓜蒌仁6g，知母6g，川贝母6g，枳壳6g，苏子6g，桔梗6g，橘红6g，鱼腥草8g，火麻仁10g，草决明10g，地骨皮8g，生桑

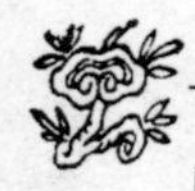

白皮6g，甘草2g。10剂，水煎服。

三诊医嘱：注意天气变化，及时添加衣服，防止感冒。

四诊：2005年6月25日。症状明显减轻，现晨起轻微咳嗽，痰不黄但咳痰不爽，大便稍干。舌嫩红，舌苔薄白，脉浮细。

处方：辽沙参10g，前胡6g，黄芩5g，杏仁6g，瓜蒌仁6g，知母6g，川贝母6g，枳壳6g，苏子6g，桔梗6g，橘红6g，火麻仁10g，甘草2g，草决明10g，荆芥6g，炙桑白皮6g。10剂，水煎服。

五诊：2005年7月6日。咳嗽消失，因受凉稍咳，不吐痰，大便正常，饮食睡眠均好。舌淡红，舌苔薄白，脉细。

处方：生黄芪12g，辽沙参10g，前胡6g，黄芩5g，杏仁6g，瓜蒌仁6g，知母6g，川贝母6g，枳壳6g，苏子6g，桔梗6g，橘红6g，炙桑白皮6g，草决明10g，荆芥6g，甘草2g。5剂，水煎服。

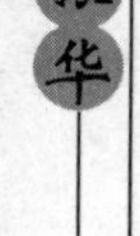

【按语】李老临证诊治咳嗽，必究其原因，据病程长短、咳声轻重、伴随症状及舌脉之象来判断其虚实；以痰的色、量、质、味来辨其寒热阴阳。小儿为稚阴稚阳之体，易受邪侵，初因感受外邪，邪气入里，伤阴耗气，肺脏虚弱，正虚邪恋，肺失宣降，致咳嗽迁延，咽痒便难；舌质稍红，苔薄黄，脉象细则示阴已虚，痰量少属阴虚或肺燥。本证病程长、四诊合参，当属肺阴亏虚证，治疗当据其病理，邪实者去邪，正虚者补虚，分清虚实主次，标本兼治。法当养阴润肺，降气止咳，药用辽沙参、知母、生桑白皮、地骨皮养阴清肺；杏仁、川贝母、橘红、苏子降气润肺，化痰止咳；前胡、黄芩清肺化痰散郁热；火麻仁、草决明、瓜蒌仁润肠通便以利肺气肃降。药后症减，但患儿娇脏阴亏气弱，易罹外邪，故病情缠绵反复，或咽痛、或便干，李老据症详辨，随症施方，予养阴润肺，清肺化痰之法，终使肺阴得补，宣降复常，痰化咳止，肠润便通，气机调顺，痼疾痊愈。

四、以健脾化湿，理肺祛痰法治疗咳嗽（慢性气管炎）

病例 4

张某，男，19 岁。于 1991 年 6 月 27 日来诊。

主诉：咳嗽吐痰，胸脘痞闷 2 个月。

病史：4 月中旬感冒以后，咳嗽一直未愈。曾服中成药半夏露、复方枇杷露和桑菊感冒片、止嗽散等，效果一直不理想。现今咳嗽频繁，痰多不利，色白而黏，胸脘痞闷，食后腹胀恶心，食欲减退，大便不实，面色萎黄。舌质淡红，苔白腻，脉缓滑。

中医诊断：咳嗽（湿痰犯肺）。

西医诊断：慢性气管炎。

治法：健脾化湿，理肺祛痰。

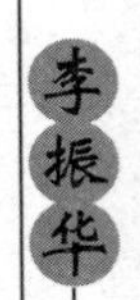

处方：二陈汤加味：白术 10g，茯苓 15g，陈皮 10g，旱半夏 10g，苍术 10g，厚朴 10g，旋覆花 10g，桔梗 10g，枳壳 10g，炙甘草 6g，紫菀 10g，炙款冬花 10g。生姜 3 片、大枣 5 枚为引。5 剂，水煎服。

医嘱：注意饮食，忌食生冷油腻之物。

二诊：1991 年 7 月 3 日。胸脘痞闷，食后腹胀已减，咳嗽痰稀，咯痰已利，食欲好转，舌淡红，苔薄白，脉缓。此乃湿痰渐化之象。但脾气仍虚，当以香砂六君子汤为主益气和胃，燥湿化痰。

处方：香砂六君子汤加味：党参 15g，白术 10g，陈皮 10g，茯苓 15g，香附 10g，砂仁 8g，厚朴 10g，枳壳 10g，旋

覆花10g，旱半夏10g，桔梗10g，甘草3g。生姜3片、大枣5枚为引。5剂，水煎服。

三诊：1991年7月10日。咳嗽止，大便实。舌质淡红，苔薄白，脉和缓。湿痰已化，脾胃未健，以香砂六君子丸补脾胃后天之气，以巩固疗效。

处方：香砂六君子丸，每服6g，每日3次。

3个月后追访，症状消失，未再复发。

【按语】中医认为：咳嗽有外感与内伤之分。他脏有病，日久不愈，累及肺脏所致的咳嗽，属于内伤咳嗽，常见脾胃虚弱，运化无力，聚湿生痰，痰随气升，上逆于肺，壅塞气道所致。此即古人所谓“脾为生痰之源，肺为贮痰之器”。内伤咳嗽虽主要责于肺、脾、肾三脏功能失调，但尤与脾虚关系密切。患者脾虚生湿，湿聚成痰，湿痰上犯于肺，肺失肃降之职，故见咳嗽痰多，痰白而黏；湿痰内阻，气机不畅，则胸闷；胃气不和则脘痞；脾胃虚弱，纳运失健，故见不思饮食，大便溏薄。苔白腻，脉象缓滑，均为痰湿内阻之征。证属脾胃虚弱，痰湿犯肺，治宜健脾理肺，燥湿化痰。故一诊方用苍术、白术、茯苓、陈皮、旱半夏、炙甘草健脾燥湿化痰；厚朴、旋覆花、桔梗、枳壳升降气机，宣肃肺气；紫菀、炙款冬花祛痰止咳；生姜、大枣温养脾胃。诸药合用，共奏健脾化湿，理肺祛痰之功。二诊湿痰渐化，脾气仍虚，当以香砂六君子汤益气和胃，燥湿化痰。三诊湿痰已化，咳嗽已止，恐久咳伤气，致使脾气益虚，则以香砂六君子丸补脾胃后天之气，以期善后。

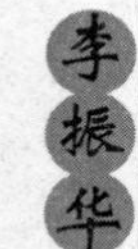

喘 证

喘证是以呼吸困难，甚则张口抬肩，鼻翼煽动，不能平卧为特征的一种病症。西医的急、慢性支气管炎，肺气肿，肺源性心脏病等在以喘证为主要症状出现时属本病范畴，本病病因复杂，但大致可分为外感、内伤两大类。临证时当分虚喘与实喘，并分型论治。李老治疗本病善于从虚实错杂的病机中，分清其彼轻彼重而灵活用药以取良效。

一、补肺健脾益气，止咳平喘化痰为治则，以四君子汤合三拗汤平其咳喘

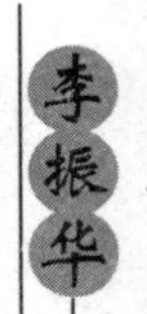

病例 1

冯某，男，23 岁，学生。于 1993 年 11 月 8 日来诊。

主诉：咳嗽喘息伴心慌 3 年，加重 1 周。

病史：患者自述于 1990 年冬季感冒，缠绵月余始愈，随即出现咳嗽、喘息、心慌等症状。每年夏季轻，冬季重。经当地市级医院诊断为肺源性心脏病，中医治以中药汤剂（处方不详）、蛤蚧定喘丸，西医给予氨茶碱、心律宁、舒喘灵气雾剂等西药治疗，病情时轻时重。今年入冬以来，因天气寒冷自觉上述症状加重，一周来经服用以上药物疗效不佳。现咳嗽喘息，心悸气短，劳则加重，痰涎壅盛，恶风易出汗，神疲乏力，面色晄白。舌质淡，苔白腻，脉细弱。

1993 年 8 月 14 日在当地市级医院拍摄的 X 线胸透片，提示为肺源性心脏病。

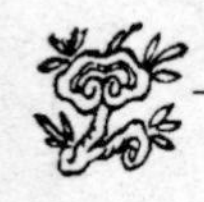

中医诊断：咳嗽，喘证，心悸（肺脾气虚，痰浊壅阻）。

西医诊断：慢性肺源性心脏病。

治法：补肺健脾益气，止咳平喘化痰。

处方：四君子汤合三拗汤加味：党参15g，白术9g，茯苓15g，桂枝6g，旱半夏9g，炒远志9g，炒枣仁15g，节菖蒲9g，苏子9g，桔梗9g，杏仁9g，白果9g，炙麻黄5g，炙甘草5g。20剂，水煎服。

医嘱：调情志，避风寒，忌食生冷油腻辛辣之品。

二诊：1993年12月9日。喘气、咳嗽、心慌减轻，痰涎已少，仍恶风出汗。舌淡苔白，脉细弱。

处方：四君子汤、玉屏风散合麻杏石甘汤加减：党参15g，白术9g，茯苓15g，桂枝6g，旱半夏9g，炒远志9g，炒枣仁15g，节菖蒲9g，苏子9g，桔梗9g，杏仁9g，白果9g，炙麻黄5g，黄芪30g，防风6g，炙甘草5g。20剂，水煎服。

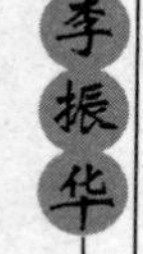

三诊：1993年12月30日。气喘、咳嗽、心慌基本消失。舌淡红，苔薄白，脉细。心电图提示无异常改变，心律正常。上方继服30剂。

【按语】患者感冒日久不愈，损伤肺气，肺虚失其肃降，则咳嗽喘息；肺气虚则输精于皮毛的功能受损而致表卫不固，易受风寒外邪侵袭，故病情每于冬季加重，恶风易汗，神疲乏力；由于肺气与心血相互依存，血的运行有赖气的推动，故肺气虚弱，宗气不足，不能贯心脉以行气血，久之必累及心而致心悸气短，劳则加重；肺虚则通调水道功能失司，水湿内停，久必湿盛伤脾，脾虚更生痰湿，则见痰涎壅盛。舌质淡，苔白腻，脉细弱，皆为肺脾气虚，痰浊壅盛之征。治以益气健脾养心，平喘化痰立法，方以党参、白术、茯苓、甘草健脾益气、培补中土；炒枣仁、炒远志养心安神；苏子、旱半夏、杏仁、桔梗、节菖蒲理气止咳、燥湿化痰；炙麻黄、白果，一散一敛，共俱平喘之功；桂枝温通心阳，全方以补益为主，宣化为辅，药为证设，意在扶正祛邪，以臻全功。二诊：喘、咳、心慌已轻，痰涎减少，脾虚已见改善，运化水湿之力渐强，所聚痰湿渐化，心虚得其所补，肺气渐有开宣。惟恶风汗出依然，为气虚卫阳不固，营阴不守所致，加黄芪、防风，与初诊方中之白术相合，为玉屏风散全方，以益气散邪，固表止汗而取效。

二、补肺健脾，祛痰平喘为治则，取益气平喘汤以治其喘

病例 2

李某，女，55 岁，农民。于 2005 年 9 月 13 日来诊。

主诉：胸闷、哮喘 12 年，加重 2 天。

病史：12 年前无明显诱因出现胸闷、气喘，一年四季均可发作，以冬春季节变化时症状明显加重，遇油烟、油漆等刺激性气味时诱发，发作时则胸闷，气喘，无咳嗽。于当地医院就诊服药，症状缓解则停药（具体用药量名不详）。两天前天气渐凉时复出现诸症。现症见：胸闷、气喘，呈端坐呼吸，咳吐白痰，伴大汗淋漓间断发作，于受凉、情绪不佳时易发，乏力，纳可，二便尚调，入睡困难，形体消瘦，面色无泽。舌质淡红，舌体胖，苔薄白，脉弦细。

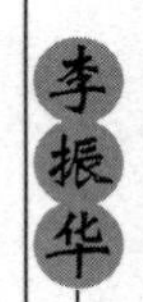

胸片：双侧肺纹理增多。

中医诊断：喘证（肺脾气虚，痰浊阻肺）。

西医诊断：支气管哮喘。

治法：补肺健脾，祛痰平喘。

处方：香砂六君子汤加减：党参 15g，白术 10g，茯苓 12g，

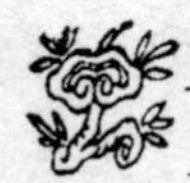

黄芪20g，陈皮10g，木香6g，砂仁6g，干姜10g，枳壳10g，旱半夏20g，炙麻黄8g，苏子10g，桔梗10g，杏仁10g，厚朴20g，浙贝母10g，款冬花12g，百合15g，甘草3g。21剂，水煎服。

医嘱：防寒保暖，避免刺激性气味，调畅情志。

二诊：2005年10月5日。哮喘发作次数明显减少，每次发作轻微，出汗吐痰也明显减少，胸闷程度减轻，饮食量较前增加，睡眠尚可，大便3天1次，质软。舌淡红，舌体稍胖，苔薄白，脉细。上方继服21剂。

哮喘发作基本停止。每次发作很轻微短暂，出汗也不明显，胸闷程度轻微，仍以上方继服21剂以巩固疗效。3个月随访，病情稳定，未有发作。

【按语】喘证是内科常见疑难病证之一，《丹溪心法·喘》载“肺以清阳上升之气，居五脏之上，通荣卫，合阴阳，升降往来，无过不及，六淫七情之所感伤……呼吸之息，不得宣畅而为喘急。治疗之法，当究其源。”辨证时需注意病位所在及证候虚实。本患者气喘而无喉间哮鸣，故当诊为喘证。冬春季节感受寒凉及劳累时易发作，伴乏力、汗出、脉细等症，乃为久病肺弱，耗伤肺气之虚证。久病肺气虚衰，子盗母气，故脾气亦虚。治疗予以补益肺脾之气的黄芪、白术、百合等，配合降气平喘之苏子、炙麻黄、桔梗，酌加旱半夏、浙贝母、款冬花等以除湿化痰，以绝后患，标本兼治，共奏良效。本案临证时李老治以补肺降气，祛痰平喘，守法守方，疗肺虚图以缓治，终使肺气得补，宣降复常，气机调顺，喘证渐愈。嘱患者防寒保暖，避免刺激性气味，调畅情志，锻炼身体以增强体质。

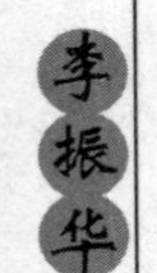

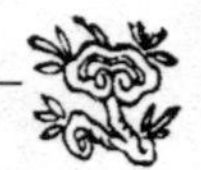

哮 证

哮证是由于肺有顽痰宿饮，肺卫气虚，复感外邪，痰邪交阻于肺，壅遏气道，气机不畅，肺失宣降所致，临床上以突然发病，呼吸急促，胸闷气短，咳嗽吐痰，咽喉有痰鸣音，甚至呼吸困难，张口抬肩，倚息不能平卧为主症，反复发作，经年不愈。李老认为哮喘辨治当以“审其虚实”为纲领，发作以祛邪治标为主，未发作时以补虚治本为主，在祛邪时亦应注意其本虚，补虚时亦应考虑有无标实邪气，根治本病则在于长期坚持补虚治疗。

一、以麻杏石甘汤加味治疗哮喘，注意麻黄石膏的比例应随证变化

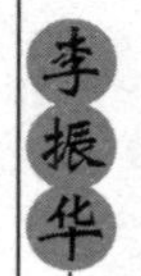

病例 1

付某，女，53 岁。于 1970 年 6 月 7 日初诊。

主诉：反复哮喘 10 年。

病史：1958 年始发哮喘，以后发作但症状轻微，近 1 个月来，因外感又发哮喘，咳嗽吐黄白痰，鼻塞。舌质红，苔白腻微黄，脉弦数。

胸透：慢性支气管炎并发肺气肿。

中医诊断：哮喘（痰热壅肺，肺失清肃）。

西医诊断：支气管哮喘。

治法：清宣肺热，降逆平喘。

处方：麻杏石甘汤加味：麻黄 9g，杏仁 9g，辽沙参 24g，

生石膏30g，苏子6g，桔梗6g，炙远志9g，炒枣仁15g，生桑白皮12g，炙款冬花9g，苏梗9g，甘草3g。3剂，水煎服。

医嘱：慎起居，防外感，忌食油腻生冷之品。

二诊：1970年6月10日。基本不喘，咳嗽吐痰均减轻，鼻塞已通，饮食增加。表证去，故不用苏梗，加橘红9g化痰。8剂，水煎服。

三诊：1970年6月18日。基本不气喘，不吐痰，由于热清后脉由弦数转为沉细无力，黄腻苔已去，依据肺热咳喘的程度减轻而调整麻黄、石膏的剂量，故上方麻黄改用6g，生石膏改用15g。

处方：麻杏石甘汤加味：辽沙参24g，麻黄6g，杏仁9g，生石膏15g，苏子6g，桔梗6g，炙远志9g，炒枣仁15g，生桑白皮12g，炙款冬花9g，橘红9g，甘草3g。5剂，水煎服。

哮喘已平。

【按语】本例哮喘病史已有12年，肺中素有痰热，复感外邪，肺失清肃通畅，气机上逆，以致出现咳喘气促，舌苔白腻微黄等症。本方具有清宣肺热，降逆平喘的作用。方中麻黄宣肺平喘；生石膏清泄肺热；杏仁、炙款冬花助麻黄以宣肺止嗽平喘；苏子、桔梗宣肺降逆消痰；辽沙参、生桑白皮，养阴清肺泄热；炙远志、炒枣仁安神定志；甘草调和诸药。表邪散后去苏梗，热重则石膏重用30g，热轻则石膏减量至15~18g，随证调用以使剂量适中。生石膏量必须是麻黄量3倍以上，使麻黄宣肺解表而不发汗，治风热阳证而不伤阴，使风热消除，肺气肃降，则哮喘自平。

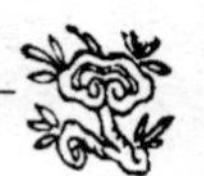

二、以麻杏石甘汤加减治疗哮喘，注意缓解时当以扶正固本为要

病例 2

连某，男，32 岁。于 1980 年 6 月 24 日初诊。

主诉：哮喘，咳嗽 5 天。

病史：近 5 天因淋雨受凉而致咳嗽，吐白黄涎沫痰，量多；喘息不得卧，咳甚则吐，口干，口渴。舌质红，苔黄燥，脉浮数。

中医诊断：哮喘（痰热壅肺，肺失清肃）。

西医诊断：喘息性支气管炎。

治法：清宣肺热，降逆平喘。

处方：麻杏石甘汤加味：麻黄 12g，杏仁 9g，生石膏 30g，苏子 12g，葶苈子 12g，生桑白皮 9g，炙款冬花 9g，炙远志 9g，桔梗 9g，橘红 9g，枳壳 9g。2 剂，水煎服。

医嘱：防外感，慎起居，忌油腻生冷辛辣之品。

二诊：1980 年 6 月 26 日。咳嗽减轻，不动不喘，行走则喘，但较前减轻。吐白沫痰，脉弦，舌质稍红，苔薄白。本证咳喘，吐大量黄白痰，口干口渴，舌红，苔黄燥，脉浮数，为肺中素有痰热，复感风寒，痰浊壅肺，肺失清肃所致。治当予麻杏石甘汤加味清泄肺热，化痰平喘，服药后肺气降则咳喘减，痰热清则痰不黄、舌苔变为薄白，表证解则脉弦不浮。热去伤阴故舌质稍红，上方加加辽沙参 24g 以清热滋阴。2 剂，水煎服。

三诊：1980 年 6 月 29 日。现基本不喘，走路时气短，咳嗽减轻，夜间较重。肺气亏虚则夜间咳嗽，气短，现表证解，当以扶正固本为要，故去麻黄、生石膏。

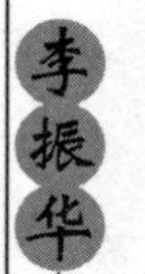

处方：茯苓12g，杏仁9g，苏子12g，葶苈子12g，生桑白皮9g，炙款冬花9g，炙远志9g，桔梗9g，橘红9g，枳壳9g，辽沙参24g。5剂，水煎服。

诸症消失而痊愈。

【按语】本案属肺中素有痰热，淋雨受凉而感风寒，肺失清肃，气机上逆，以致咳喘气促，咳嗽吐黄白涎沫痰，舌质红，苔黄燥，脉浮数等症。麻杏石甘汤具有清宣肺热，降逆平喘的作用。故首诊方中麻黄宣肺平喘；生石膏清泄肺热；橘红、杏仁、葶苈子、炙款冬花助麻黄以宣肺止嗽平喘；苏子、桔梗、枳壳宣肺化痰除痞；生桑白皮养阴清肺；炙远志安神定志；葶苈子辛、苦，大寒，泻肺下气，治疗痰热壅肺之重证，但仅用于体质壮实之人，中病即止。二诊肺气降则咳喘减，痰热清而肺阴伤，故加辽沙参。三诊时表证已解，诸症减轻。夜间咳嗽，气短为肺气肺阴俱虚，当以扶正固本为要，故去麻黄、生石膏，以巩固疗效。

三、以麻杏石甘汤加减治疗哮喘，方中远志独有心要

病例3

张某，男，18岁，于1980年6月17日初诊。

主诉：喘促气短，喉中痰鸣已2年。

病史：经常发热，夜间汗多，喘促气短，喉中痰鸣，吐黄黏痰。每至夜半则开始发喘，重则坐起不能平卧，食欲不振，口干渴不欲饮。舌质淡红，苔稍黄，脉象沉弦。听诊双肺哮鸣音，心率增快。

胸透：支气管炎。

中医诊断：哮喘（痰热壅肺，肺失清肃）。

西医诊断：喘息性支气管炎。

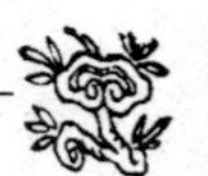

治法：清宣肺热，化痰利气，降逆平喘。

处方：麻杏石甘汤加减：炙麻黄10g，杏仁6g，生石膏30g，炙远志9g，陈皮9g，赤茯苓12g，炙款冬花12g，苏子9g，桔梗9g，生桑白皮12g，辽沙参15g，地骨皮15g。7剂，水煎服。

医嘱：避风寒，慎起居，忌食油腻生冷之品。

二诊：1980年6月24日。服药后咳喘停止，夜间已不喘，也不出汗，口不干。听诊：喘鸣音消失，心率快，苔稍腻微黄，脉沉细数。热喘减轻，故炙麻黄、生石膏减量，热邪伤阴，辽沙参加量。

处方：麻杏石甘汤加味：炙麻黄9g，杏仁6g，生石膏24g，炙远志9g，陈皮9g，赤茯苓12g，炙款冬花12g，苏子9g，桔梗9g，生桑白皮12g，辽沙参21g。2剂，水煎服。

三诊：1980年6月30日。现白天稍有咳嗽，有时出虚汗，哮鸣音消失。咳喘渐轻，继服5剂。

诸症消失。

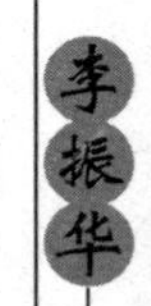

【按语】本案属痰热壅肺，肺失清肃通畅，气机上逆，以致咳喘气促，咳嗽，吐黄黏痰，舌质红，苔厚黄腻等症。麻杏石甘汤具有清宣肺热，降逆平喘的作用。方中麻黄宣肺平喘；生石膏清泄肺热；杏仁助麻黄以宣肺止嗽平喘；陈皮、赤茯苓健脾化痰；苏子、桔梗宣肺降逆化痰；辽沙参、桑白皮、地骨皮，养阴清肺。痰热消除，肺气肃降，则喘咳自平。因患者夜间汗多，口干渴而不欲饮，而改用炙麻黄使其发汗力弱。李老治疗咳喘喜用炙远志，《本草备要》谓其“苦泄热，温壮气，辛散邪，能交心肾，得茯苓、龙骨良”。肺主呼气，肾主纳气，方中炙远志、赤茯苓配伍，补肾且畅气机，是针对“肺失清肃宣畅，气机上逆”的病机而用。

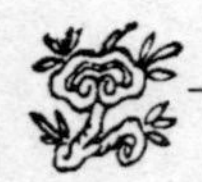

肺 胀

肺胀是由于多种慢性肺系疾患反复发作，导致肺气壅滞，不能敛降的一种病证。由于其迁延难愈，故常累及心、脾、肾三脏。临床以咳嗽、吐痰、气喘、心悸、浮肿等为主症，危重时可出现意识模糊，神昏谵语，或烦躁不安，抽搐昏迷等症。本病常在冬季病情加重，常因上呼吸道感染导致肺功能衰竭和心力衰竭。李老诊治本病，常能以详辨病机、灵活用药而取效。

一、慢性肺病喘发时当先治标，喘止时重在治本

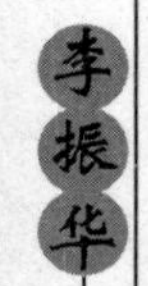

病例1

刘某，男，40岁。于1970年6月10日初诊。

主诉：咳喘，闷气，吐痰4年余。

病史：1966年不明原因咳嗽吐痰，经县医院检查诊断为慢性支气管炎，服麻黄素、氨茶碱之类效果不佳，至1968年10月底突然加重，气喘心悸不能行走，当时在县医院门诊按支气管炎治疗，病情日益严重，至11月底住院治疗，12月又到许昌市医院经过反复胸透会诊，确诊肺结核合并自发性气胸。做胸穿刺抽气及服药治疗共月余，基本痊愈而出院。出院后几天因受凉后又复咳嗽，吐黄痰，胸闷，用抗痨药物治疗无效。1969年春天在平顶山市医院胸透提示为：慢性支气管炎合并肺气肿、合并感染。现症见：咳嗽，咳吐黄痰不利，闷气，心悸，动则更甚，出虚汗，受凉加重，舌质红，

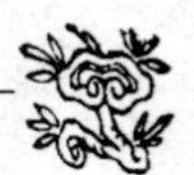

苔白腻，脉弦数。两肺有湿性啰音，桶状胸，肋间隙增宽。

中医诊断：肺胀（心肺气阴两虚，痰热壅阻）。

西医诊断：慢性肺源性心脏病。

治法：清肺平喘，止咳化痰，益心敛汗。

处方：麻杏石甘汤加味：麻黄9g，杏仁9g，生石膏30g，辽沙参12g，苏子6g，桔梗9g，炙远志9g，炒枣仁15g，生百合15g，牡蛎15g，龙骨15g，生桑白皮9g，橘红9g，甘草3g。6剂，水煎服。

医嘱：注意保暖，禁忌烟酒及辛辣、生冷、咸、甜之品。

二诊：1976年6月16日。服药后唯在晨起和中午起床后气喘20分钟左右，但程度较轻。药已中的，原方去重镇收敛之龙骨、牡蛎，加旱半夏9g、赤茯苓12g以加强降逆化痰之效。4剂，水煎服。

三诊：1976年7月1日。喘息基本已息，可作轻微活动，吐痰减少，现觉易出汗，有时心慌。湿啰音已消失，舌苔薄白，脉沉细。表邪已解，肺得肃降，故喘息平，去解表之麻黄、苏子，性寒之石膏、生桑白皮。然肺之气阴仍亏，气虚不摄则易汗出，汗出多则益伤阴。气阴两虚，血行无力，心脉瘀滞故心慌。表邪已去，当固其本，上方重用辽沙参、合麦冬、五味子、枸杞子等以滋阴敛汗；炙桑白皮、炙款冬花、白果等化痰止咳；山药、赤茯苓健脾益肺。

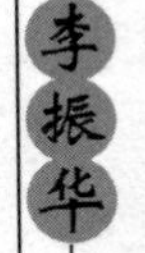

处方：辽沙参21g，麦冬15g，五味子9g，枸杞子12g，山药15g，赤茯苓15g，炙远志9g，炒枣仁15g，炙桑白皮12g，炙款冬花9g，白果12g，生百合15g，炙甘草6g。4剂，水煎服。

咳喘等症消失，可参加劳动。

【按语】 本病为久咳伤肺，肺之气阴亏虚，肺虚则卫气不固，外邪反复侵袭，肺失肃降，咳喘气逆，时愈时发，反复咳嗽，吐白痰，则肺脏由虚而损。肺主气，心主血脉，心脉上贯于肺，肺气又朝会于百脉。肺脏虚损，气机不畅，久则必累及心，导致心的血脉不畅；且气为血之帅，气虚则血行无力而瘀滞，出现胸闷、心悸，动则更甚。演变为心肺气虚，气虚血瘀，卫外不固，肺主卫表，心主营气，营卫虚损，故咳喘反复，遇邪即发。

首诊清肺平喘，益心敛汗。辽沙参、生桑白皮、生百合清肺养阴；麻黄宣肺平喘；生石膏清泄肺热；杏仁、橘红助麻黄以宣肺止嗽平喘；苏子、桔梗降逆宣肺利痰；牡蛎、龙骨止嗽平喘，收敛止汗；炙远志、炒枣仁养心安神。甘草调和诸药。李老治疗该例咳喘何以首诊用牡蛎、龙骨？《本草备要》谓龙骨“能收敛浮越之正气，安魂镇惊，定喘，牡蛎咸以软坚，化痰，止嗽敛汗，涩可固脱。”宣敛并用，防止喘脱的演变。二诊加旱半夏9g、赤茯苓12g降逆化痰，表证解，咳喘平，即以复肺之气阴亏虚为要，故三诊去解表之麻黄、苏子，性寒之石膏、生桑白皮改为炙桑白皮，加炙款冬花、白果重在化痰止咳，加山药、赤茯苓健脾益肺。

二、外寒内热，痰热壅肺，肺失清肃，以麻杏石甘汤加味解表清里

病例2

付某，女，53岁，于1970年6月10日初诊。

主诉：咳喘已23年，加重1个月。

病史：1958年开始咳喘，每因寒凉而发病，某医院诊为“慢性支气管炎并发肺气肿”。近1个月来，因受凉而喘重，咳喘气促，吐痰而来就诊。现症见：咳喘气粗，鼻塞声重，

胸闷食少，咳吐黄痰。舌苔黄腻，脉浮数。

中医诊断：肺胀（风寒犯肺，郁而化热）。

西医诊断：慢性肺源性心脏病。

治法：散寒平喘，清热化痰。

处方：麻杏石甘汤加味：麻黄9g，杏仁9g，生石膏30g，辽沙参30g，苏子9g，桔梗9g，炙远志9g，炒枣仁15g，炙桑白皮12g，炙款冬花9g，苏梗9g，甘草3g。3剂，水煎服。

医嘱：注意保暖，禁忌烟酒及辛辣、生冷、咸、甜之品。

二诊：1970年6月11日。咳喘缓解，鼻塞好转，表证已解，上方去解表之苏梗，加橘红9g，重在理气化痰。5剂，水煎服。

三诊：1970年6月16日。食欲增加，诸症消失，可做家务劳动。

【按语】本例咳喘日久，肺气亏虚，卫气不固，易感风寒。由于风寒内侵于肺，郁而化热，肺失清肃，故症见咳嗽气喘，吐黄痰，苔黄腻等。方中麻黄解表散寒平喘；生石膏清泄肺热；杏仁、炙款冬花助麻黄以宣肺止咳平喘；苏子、桔梗宣通肺气，降逆排痰；辽沙参、桑叶清肺养阴；橘红、远志、炒枣仁理气安神化痰。诸药合用，可使风寒除，肺热清，肺气肃降，咳喘自平。唯本方多系祛邪之品，为治标之剂。表证解，咳喘平，即可停服，再据脉症拟方，以复肺之气阴。

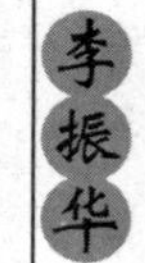

三、肺胀致肺脾肾三脏俱病，治疗时肺脾肾三脏兼顾

病例3

袁某，女，36岁，于1970年6月6日初诊。

主诉：咳嗽20余年，加重1年。

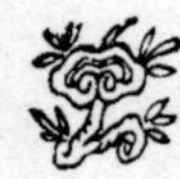

病史：患者自幼患咳，1953 年开始出现哮喘，咳嗽不重，经县医院胸透诊为肺气肿，每发之时即服西药氨茶碱、麻黄素等。既往仅冬季发病，现四季均可发病，发则喘息，心悸，头痛，不能平卧。现每天气喘，吐痰色黄不利，口唇发绀。舌质暗红，苔薄白，脉沉细无力。

胸透：心影增大，桶状胸，肋间隙增宽。

中医诊断：肺胀（心肺气阴两虚，痰热壅阻）。

西医诊断：慢性肺源性心脏病。

治法：益气养阴，清肺平喘，止咳化痰。

处方：麻杏石甘汤加味：生石膏 21g，麻黄 9g，杏仁 9g，辽沙参 30g，炙款冬花 9g，苏子 9g，桔梗 9g，炙远志 9g，炒枣仁 21g，甘草 3g。2 剂，水煎服。

医嘱：注意保暖，禁忌烟酒及辛辣、生冷、咸、甜之品。

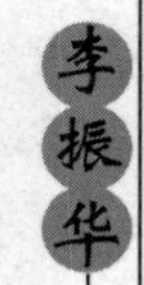

二诊：1970 年 6 月 8 日。喘息稍轻，服药有效，加葶苈子 9g 以增泻肺平喘之效。5 剂，水煎服。

三诊：1970 年 6 月 13 日。哮喘已轻，可不服西药。表邪已去其大半，肺失宣肃、肺气上逆之病机得以缓解，然病久邪痼已深，应循其所治，继以上方清肺解表，因久病气阴亏虚，可加枸杞子、五味子、炙甘草等益气养阴。

处方：麻杏石甘汤加味：麻黄 9g，杏仁 9g，生石膏 15g，辽沙参 30g，苏子 9g，桔梗 9g，炙远志 9g，炒枣仁 15g，枸杞子 15g，五味子 9g，炙款冬花 9g，炙桑白皮 12g，炙甘草 3g。5 剂，水煎服。

四诊：1970 年 6 月 18 日。胸闷气喘较前好转。表邪尽去，然肺之气阴亏虚仍未改善，心之血脉不畅，故胸闷气喘仍存。治应复肺之气阴亏虚为要，去辛散之麻黄，大寒之石膏，加党参、麦冬，配合原方中五味子、枸杞子等补益之药

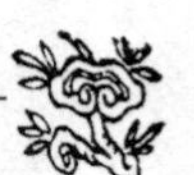
共奏健脾益肺补肾之功。

处方：生脉散加味：党参15g，麦冬12g，五味子9g，熟地15g，枸杞子12g，炙远志9g，炒枣仁15g，炙麻黄9g，炙桑白皮12g，苏子9g，枳壳9g，炙甘草3g。5剂，水煎服。

五诊：1970年6月23日。已能平卧安睡，下午喘息已轻。改用生麻黄、生石膏加强泻肺平喘之效。

处方：生脉散合麻杏石甘汤加味：党参15g，麦冬12g，五味子9g，熟地15g，枸杞子12g，炙远志9g，炒枣仁15g，麻黄9g，炙桑白皮12g，苏子9g，枳壳9g，炙甘草3g，生石膏24g。5剂，水煎服。

六诊：1970年6月28日。昨天未喘，今早轻微喘促，食欲不佳，苔薄白，脉细数。肺中顽痰未去，故咳喘时愈时发，肺病久而及脾，脾失健运，故食欲不佳，上方加厚朴以行气燥湿，开胃消食。

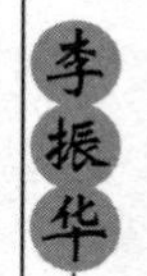

处方：生脉散合麻杏石甘汤加味：党参15g，麦冬12g，五味子9g，熟地15g，枸杞子12g，炙远志9g，炒枣仁15g，麻黄6g，炙桑白皮12g，苏子9g，枳壳9g，炙甘草3g，生石膏15g，厚朴9g，焦三仙各12g。5剂，水煎服。

七诊：1970年7月3日。昨晚发作喘息十几分钟，较前减轻，舌苔薄白，脉沉细无力。为肺脾肾俱虚之象，恐苏子辛温易伤阴，枳壳破气易伤正，故去之，加山药、杏仁、胡桃仁益肺健脾补肾。

处方：生脉散合麻杏石甘汤加味：党参15g，麦冬12g，五味子9g，熟地15g，枸杞子12g，炙远志9g，炒枣仁15g，麻黄6g，炙桑白皮12g，炙甘草3g，山药21g，杏仁9g，生石膏15g，厚朴9g，胡桃仁15g。5剂，水煎服。

八诊：1970年7月8日。咳喘较前又轻，药已中的，效

不更方，继服5剂。

九诊：1970年7月13日。隔了一天喘息未发，脉象较前有力，精神可。气阴得补，心肺得益，脾肾得健，肺气肃降，血脉通畅，故喘息气短之症皆得缓解，续服上方以巩固疗效。

处方：生脉散合麻杏石甘汤加味：党参15g，麦冬12g，五味子9g，熟地15g，枸杞子12g，炙远志9g，炒枣仁15g，麻黄6g，炙桑白皮12g，炙甘草3g，山药21g，杏仁9g，生石膏15g，厚朴9g，胡桃仁15g。以巩固疗效。

【按语】本例咳喘日久，久咳伤肺，则肺之气阴亏虚，加之外邪反复侵袭，咳喘时愈时发，肺脏由虚入损，故症由初时冬季复发至现今四季均可犯病。肺脏虚损，气机不畅，久则累及于心，导致心脉不畅，则症见心悸，气喘不能平卧。方中麻黄解表散寒平喘；生石膏清泄肺热；杏仁、炙款冬花助麻黄以宣肺止咳平喘；苏子、桔梗宣通肺气降逆排痰；辽沙参清肺养阴；远志、炒枣仁宁心安神。诸药合用，可使肺气肃降，咳喘自平。待表证解，咳喘平，则以复肺之气阴为要，酌加补益之药党参、麦冬、五味子、熟地、枸杞子、生山药等以健脾补肾益肺。

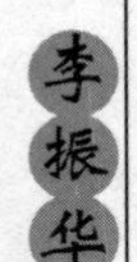

四、麻杏石甘汤合泻白散加味治疗肺胀

病例4

连某，女，19岁，于1980年6月16日初诊。

主诉：时常咳吐白黏痰，伴胸闷等症4年余。

病史：4年前因出疹受凉而患病，现症见咳嗽，闷气，吐痰，心悸，头晕，夜不能寐，端坐呼吸，咳吐黏痰，发热，自汗盗汗，痰中带血，食欲不振。舌质红，苔黄腻，脉象细

弱而数。查体：两肺布满哮鸣音，桶形胸，肋间隙增宽。心动过速；肝大，右胁下4cm，有压疼；脾大，左胁肋下5cm，有压疼。

中医诊断：肺胀（痰热壅阻，肺失宣肃，心神不宁）。

西医诊断：慢性气管炎并发肺气肿（肺部感染合并心衰）。

治法：清肺平喘，止咳化痰，养阴安神。

处方：麻杏石甘汤合泻白散加味：麻黄9g，生石膏30g，杏仁9g，辽沙参15g，生桑白皮9g，地骨皮15g，炙紫菀9g，炙款冬花9g，苏子9g，炙远志9g，瓜蒌仁15g，枸杞子30g，桔梗9g，橘红9g，白茅根30g。2剂，水煎服。

医嘱：防寒保暖，忌烟酒及辛辣、生冷、咸、甜之品。

二诊：1980年6月18日。步行前来就诊，哮喘基本停止，夜间已能平卧，但睡眠差，饮食较前增加，痰量较前减少，痰中已无血丝，余症减轻。苔薄白微腻，脉沉细稍数。听诊哮鸣音减少，为肺热得以清泄，痰湿得化，风寒外驱，肺得宣肃之象。久病肺气阴虚，顽痰难祛，故舌苔微腻，脉沉细稍数，上方加炒枣仁12g，合炙远志、橘红理气安神化痰。2剂，水煎服。

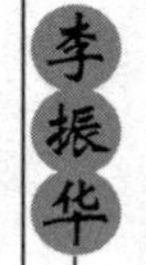

三诊：1980年6月20日。哮喘继续减轻，哮鸣音消失，昨日黎明之时喘促稍作，晨起吐少量黄痰，今日未喘，精神饮食好转，苔薄白稍腻，脉弦。痰黄提示肺热未清，去辛温之橘红，加用枳壳加强调气之力。

处方：麻杏石甘汤加味：麻黄9g，生石膏30g，杏仁9g，辽沙参15g，生桑白皮9g，地骨皮15g，炙紫菀9g，炙款冬花9g，苏子9g，炙远志9g，瓜蒌仁15g，枸杞子30g，桔梗9g，枳壳9g，白茅根30g，炒枣仁12g。2剂，水煎服。

【按语】本例咳喘因出疹受凉发病，风寒内侵于肺，肺失清肃，故见胸闷，咳嗽，吐痰等症；久病肺气肺阴俱虚，故见发热自汗盗汗，痰中带血等症；肺脏久病累及于心，故症见心悸，夜不能寐，端坐呼吸。方中麻黄解表散寒平喘；生石膏清泄肺热；杏仁、炙紫菀、炙款冬花助麻黄以宣肺止咳平喘；苏子、桔梗宣通肺气，降逆排痰；辽沙参、桑叶清肺养阴安神；橘红、远志理气安神化痰；枸杞子补肾益肺；地骨皮滋阴清热；白茅根利尿消肿。诸药合用，可使风寒除，肺热清，肺气肃降，咳喘自平。再据脉症拟方，以复肺之气阴。惜山区农民，未再来诊。

胃 痛

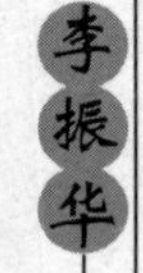

胃痛又称胃脘痛，是以上腹胃脘部近心窝处常发生疼痛为主症。其常见病因有寒邪客胃、饮食伤胃、肝气犯胃、脾胃虚弱等。其病变脏腑关键在胃，肝脾起重要作用，与胆肾也有一定关系。常见于西医的慢性浅表性胃炎，慢性萎缩性胃炎，胃溃疡，十二指肠溃疡，胃痉挛，胃下垂等疾病。临证中，李老常以香砂六君子汤及经验方香砂温中汤、萎胃方等方药治疗，疗效颇佳。

一、以香砂温中汤加减治疗胃痛（慢性浅表性胃炎）

病例 1

王某，女，20 岁，学生。于 2005 年 1 月 20 日来诊。

主诉：间断性胃脘疼痛 3 余年。

病史：患者自述间断性胃脘疼痛已 3 余年，疼痛时自服西药以求缓解。近两个月来疼痛频繁，程度日益加重，每因饮食不温、学习紧张而痛发。2004 年 12 月 3 日经河南中医学院第一附属医院胃镜确诊为浅表性胃炎。现胃脘疼痛，间有刺痛，疼处喜暖，腹胀，嘈杂，食后胀甚，嗳气，少食，大便溏薄，身倦乏力。形体消瘦，精神疲惫，舌体稍胖大，质稍暗红，苔薄白，脉弦细。

中医诊断：胃痛（脾胃虚寒，气血瘀滞）。

西医诊断：慢性浅表性胃炎。

治法：温中散寒、行气活瘀。

处方：（李老经验方）：香砂温中汤加减：党参 15g，白术 12g，茯苓 18g，桂枝 10g，干姜 10g，陈皮 10g，旱半夏 10g，木香 10g，砂仁 8g，郁金 12g，刘寄奴 15g，元胡 10g，川芎 10g，炙甘草 5g。7 剂，水煎服。

医嘱：忌食生冷及不易消化食物。

二诊：2005 年 1 月 27 日。胃痛已止，饮食增加，余症均减。舌体稍胖大，舌质稍暗红，苔薄白，脉弦。患者脾胃已渐纳运，虚寒已渐蠲出，气血已渐疏达。唯时有嗳气，大便时溏，仍需健运脾胃，降逆顺气，利湿止泻之法，以上方加柿蒂 15 g，车前子 15g，泽泻 10g。10 剂，水煎服。

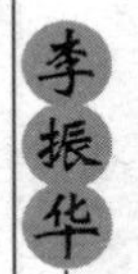

三诊：2005 年 2 月 6 日。未再胃痛，纳食已正常，余症均消。舌体稍胖大，质稍暗红，苔薄白，脉弦。脾胃已健，虚寒已蠲出，气血已疏达，仍需健运脾胃。上方 7 剂继服，巩固疗效。

3 个月后随访，胃痛等症未发。

【按语】本病因常饮食不温，学习紧张，而致脾胃虚寒，水湿内盛，气血瘀滞，胃失温养，而致上述诸种病证。李老

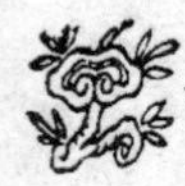

以经验方香砂温中汤加减，方中以党参、白术、茯苓、桂枝、干姜、炙甘草温胃散寒，补益中气；陈皮、旱半夏、砂仁、木香降气燥湿，解胃之滞；郁金、元胡、川芎、刘寄奴活血行气，通络止痛。在对本案病机分析及立法用药上，李老认为：① 其脾胃虚寒为本，湿盛、气滞、血瘀为标，故治疗时立足于健脾益气，使脾气健运则湿可去、气可行、瘀可化；同时也考虑到化湿、行气、活瘀药物的应用，亦有利于健脾。② 由于胃腑以通为贵，脾以健运为常，故本案治疗采用通补、运补、行补的原则，以顺脾胃的之性，使脾胃功能得以尽快恢复。

二、以香砂温中汤加减治疗胃痛（十二指肠球部溃疡）

病例 2

王某，女，42 岁。于 2006 年 4 月 22 日来诊。

主诉：胃胀痛 4 年余。

病史：患者自述于 4 年前无明显原因出现胃胀、胃痛、烧心等症，在某医院诊断为十二指肠球部溃疡，曾服中药及西药胃康灵、阿莫西林等药治疗，效果不佳。后反复发作，时轻时重。现症见胃脘胀痛，痛不可按，饥饿和情绪波动时尤甚，烧心泛酸，纳差，恶食生冷，胃中有凉感，体倦乏力，大便时干不爽，时色黑。舌体稍胖大，质稍淡，苔稍白腻，脉弦。

中医诊断：胃脘痛（脾胃虚寒，肝胃不和）。

西医诊断：十二指肠球部溃疡。

治法：温中健脾，疏肝和胃，活血止血。

处方（李老经验方）：香砂温中汤加减：白术 10g，茯苓 12g，桂枝 5g，白芍 12g，高良姜 10g，白蔻仁 10g，陈皮

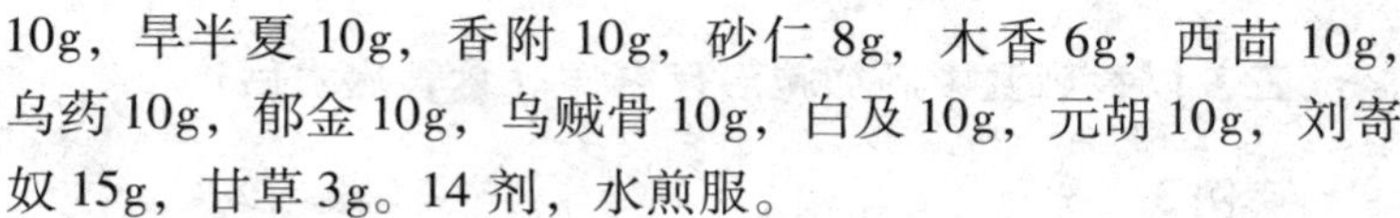

10g，旱半夏10g，香附10g，砂仁8g，木香6g，西茴10g，乌药10g，郁金10g，乌贼骨10g，白及10g，元胡10g，刘寄奴15g，甘草3g。14剂，水煎服。

医嘱：饮食宜清淡，忌食生冷辛辣食物；保持情志舒畅。

二诊：2006年5月8日。胃已基本不痛，胀亦减轻，已不烧心泛酸，胃脘恶寒减轻，可见肝气渐疏，肝胃渐和，脾阳渐复；仍食欲不佳，是脾胃气虚，纳运失司未复。上方去高良姜、郁金、西茴，加党参12g、焦三仙各10g以健脾开胃。14剂，水煎服。

三诊：2006年5月26日。胃痛胃胀等症基本消失，尚有乏力，胃中稍有凉感，可见脾胃虚寒日久未复，再予上方15剂，水煎服。

【按语】本案患者就诊之时，所诉为胃胀痛所苦，病发作多时，痛不可按，且便干、黑便时见，若不详究细审，便断为久病入络，气滞血瘀之证，而重用厚朴、桃红之辈，以速求气开血活为要，则害人也速矣。李老详审其所苦，细切其脉象，感其虽有胃痛，按之为甚，大便有燥结之实，然其纳差、乏力、胃有凉感、舌淡体胖等症，则由胃病日久，脾胃虚寒所致。可见其本皆在脾虚中寒，胃胀、烧心、脉弦等症当为脾虚肝郁所致，黑便乃寒凝血瘀，血不循经而外溢。治当温中健脾，理气暖胃为主；疏肝解郁，活血止血为辅。取香砂温中汤加减治之，方中白术、茯苓健脾益气；合桂枝、芍药寓小建中汤意以温中缓急；高良姜、白蔻仁暖胃散寒；陈皮、旱半夏、木香、砂仁理气和胃；郁金、西茴、乌药疏肝理气；乌贼骨、白及收敛止血；元胡、刘寄奴活血止痛。如此方可消补兼施，标本兼治而愈其病。

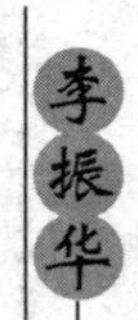

三、以香砂温中汤加减治疗胃痛（食管癌术后）

病例 3

曹某，男，50 岁，农民。于 2006 年 4 月 8 日来诊。

主诉：胃痛 1 月余。

病史：患者自述 5 年前即患胃病，胃镜检查确诊为食道癌，遂进行手术，切除食管约 10cm，胃上提至胸腔。于 1 个月前无明显原因出现胸腔胃部及后背疼痛，进食后加重，口干，嗳气频作，胸脘满闷，时有头晕，乏力，胃怕凉，纳差，不敢食凉物，夜寐尚可，大便稍溏。舌质淡，体胖大，苔白腻，脉弦细。

中医诊断：胃痛（肝脾失调，脾虚为主）。

西医诊断：食管癌术后。

治法：健脾疏肝，理气和胃。

处方：香砂温中汤加减：白术 10g，茯苓 12g，陈皮 10g，旱半夏 10g，香附 10g，砂仁 14g，厚朴 10g，桂枝 9g，白芍 12g，西茴 10g，乌药 10g，木香 6g，郁金 10g，甘松 10g，丁香 6g，柿蒂 15g，白蔻仁 10g，甘草 3g。20 剂，水煎服。

医嘱：饮食宜清淡，忌食辛辣生冷食物。

二诊：2006 年 5 月 20 日。症状减轻，自行停药，致使胃脘隐痛，胃胀，泛酸，大便溏泻，可见虽脾虚渐复，因未能巩固治疗，病邪未能尽去，仍有肝脾失调之象，但以脾虚湿盛之象为著，去降逆止嗳之丁香、柿蒂，减理气和胃调中之砂仁、桂枝之量，去温中化湿之白蔻仁，加燥湿之苍术和健脾利湿之泽泻、炒薏苡仁；因有泛酸，再加乌贼骨制酸。

处方：香砂温中汤加减：白术 10g，茯苓 12g，陈皮 10g，旱半夏 10g，香附 10g，砂仁 8g，厚朴 10g，桂枝 5g，白芍

12g，西茴10g，乌药10g，木香6g，郁金10g，苍术10g，泽泻18g，炒薏苡仁30g，甘松10g，乌贼骨10g，甘草3g。20剂，水煎服。

胃痛消失、嗳气、泛酸消失，饮食好转，大便正常。2个月后追访，症状消失，未再复发。

【按语】本案特点：① 脏腑同调，脾胃并治。李老认为，本案证属肝脾失调，脾虚为主，理应健脾疏肝为治，然病见嗳气、泛酸等胃失和降诸症，故理脾之时，亦当治胃。脾胃一脏一腑，以膜相连，表里相属，治脾调胃，当分则分，宜合则合。本案虽病位在胃，然证由脾虚肝郁所致，故当脾胃并调，方不失根本之治。② 病势有机转，用药宜进退。李老认为，疾病演变因治疗当否，调养宜失，而机转各异，或势若千钧，或缠绵难愈，故用药宜因之而有进退。本案初诊服药效著，而擅自停药，致使治疗延搁，病症未能尽愈，日久反致病势缠绵，然因前药效彰，脾虚渐复，故调中之剂宜退而施之；水湿内盛，则可进而治之，以辛香温燥之苍术，甘淡性寒之泽泻、炒薏苡仁利湿燥湿并用，使湿邪速去，便溏等症自止。

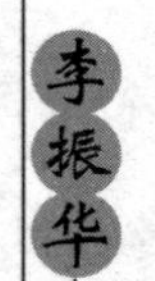

四、以香砂温中汤加味治疗胃痛（慢性浅表性胃炎；十二指肠炎）

病例4

白某，女，56岁，会计。于2005年7月19日初诊。

主诉：胃痛3个月，伴腹痛，大便干结。

病史：胃痛3个月伴腹痛，阵发性剧痛每次持续十几秒。5月20日腹部平片提示为“不完全肠梗阻”。平素大便干结，2~3日一行，经常自服大黄等泻下药物。近两日胃痛，伴腹痛、泛酸。2005年6月4日胃镜示：慢性浅表性胃炎；十二指肠炎。现症见胃痛伴腹痛，大便干结，泛酸，近两日纳食可。舌质暗红，体胖大，苔稍白腻，脉弦。

中医诊断：胃痛（脾胃虚弱）。

西医诊断：慢性胃炎，十二指肠炎。

治法：温中和胃，润肠通便。

处方：香砂温中汤加味：土炒白术10g，茯苓12g，陈皮10g，旱半夏10g，香附10g，砂仁6g，厚朴20g，西茴10g，乌药10g，桂枝5g，白芍10g，枳壳10g，木香6g，郁金10g，沉香3g，刘寄奴15g，元胡10g，萝卜种15g，火麻仁18g，郁李仁15g，草决明15g，甘草3g。14剂，水煎服。

医嘱：规律饮食，忌食酸、辣、甜、硬食物，养成定时排便习惯。

二诊：2005年8月3日。大便正常，食后稍有胃痛。舌质淡，苔白稍腻，脉弦。上方去萝卜种，加火麻仁18g，郁李仁15g。14剂，水煎服。

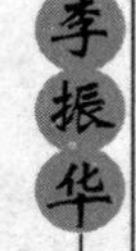

胃痛、腹痛等症消失。

【按语】患者年近花甲，平时便秘且常服大黄，致伤脾胃，脾气虚弱，胃络失和，而致脘腹疼痛，大便干结，泛酸等症。李老据其便秘但无腹满腹胀，舌黄燥等热象，结合舌体胖大，苔白腻，脉象细弦等，辨证为脾胃气虚为本之虚实夹杂症。对于便秘李老十分重视其辨证，反对一味使用清热泻下之剂，图一时之效而妄伤脾胃之气。而以香砂温中方为主以温中和胃，使脾胃运化得健，气机调畅，通则不痛，兼以甘润之麻仁、郁李仁、草决明等使肠润便通，气机调顺，通则不痛；脾胃健，气血和，标本兼治则痼疾痊愈。

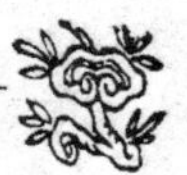

五、以香砂六君子汤合柴胡疏肝散加减治疗胃痛（慢性浅表性胃炎）

病例 5

周某，女，22 岁，商场职工。于 1991 年 9 月 25 日来诊。

主诉：胃脘疼痛 3 月余。

病史：患者自幼时上学起，即常因饮食不当或受凉时引起胃痛，大多用胃友之类药物治疗。1985 年以来，由于不能按时饮食，胃痛经常发作，吐酸水，平时服西药雷尼替丁可缓解症状。曾做胃镜示：慢性浅表性胃炎。3 个月前复又胃痛，服西药无效，转而改用中药治疗，病情时轻时重，而心情也益加烦躁。现胃脘胀满疼痛，痛连两胁，恶食凉食，嗳气，泛吐酸水。望之体形偏瘦，面色萎黄，舌体偏大，质淡红，苔薄白，脉弦细。

中医诊断：胃痛（肝胃不和，脾气亏虚）。

西医诊断：慢性浅表性胃炎。

治法：疏肝健脾，和胃止痛。

处方：香砂六君子汤合柴胡疏肝散：白术 10g，茯苓 15g，陈皮 10g，旱半夏 10g，香附 10g，砂仁 8g，西茴 10g，枳壳 10g，柴胡 6g，青皮 10g，甘草 3g。12 剂，水煎服。

医嘱：① 注意饮食，少食辛辣、油腻之品；② 调节情志，戒郁怒。

二诊：1991 年 10 月 10 日。胃痛胃胀大减，两胁已不觉疼痛，吐酸已止，但胃仍恶寒。舌质淡红，苔薄白，脉细弱。

处方：四君子汤合理中汤加味：党参 10g，白术 10g，茯苓 15g，陈皮 10g，香附 10g，砂仁 8g，乌药 10g，厚朴 10g，干姜 10g，甘草 3g。10 剂，水煎服。

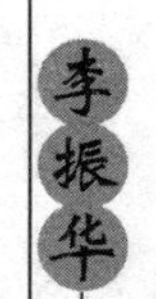

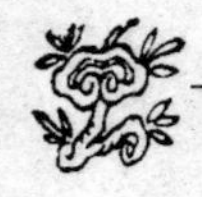

胃痛胀消失，饮食、二便正常，舌淡红，苔薄白，脉细。

【按语】患者少年时即因饮食不节，已伤脾胃，故饮食不当或感受寒凉时易致胃痛。脾胃虚弱，运化失常，气机郁遏，肝气不得疏泄而复又乘胃，以致脾虚肝郁，肝胃不和。治疗当以疏肝健脾，和胃止痛为法。李老以香砂六君子汤合柴胡疏肝散化裁。方中白术、茯苓、甘草健脾益气；柴胡、香附、青皮、西茴、枳壳疏肝理气；陈皮、旱半夏、砂仁和胃降逆。药后，肝气疏，脾气健，胃气和，则胁痛止，胃痛胀满减，但胃仍恶寒；李老认为患者病发已久，脉不弦而细弱，说明疾病的病机已发生转化，由初诊时的肝胃不和为主，转化为脾虚中寒为主，治宜采用健脾益气，温中和胃之法。方取四君子汤以党参、白术、茯苓、甘草健脾益气，合理中汤以干姜加砂仁、陈皮、厚朴温中降气和胃，再加香附、乌药疏肝理气以治之而获良效。

六、以归脾汤加减治疗胃痛，便血（胃出血）

病例 6

黄某，女，50 岁。于 1992 年 2 月 20 日来诊。

主诉：胃脘疼痛 7 日，黑便 3 日。

病史：胃痛反复发作已逾 10 年，曾服多种中西药物，病情时轻时重。7 日前胃脘出现疼痛，痛时喜暖喜按，口淡不渴，畏寒怯冷，3 日前忽下黑便，状如柏油，体倦乏力，动则气短，少气懒言，不欲饮食，脘腹胀满，大便溏薄，夜寐不安，形体消瘦，面色苍白。舌质淡，苔薄白，脉细弱。

中医诊断：① 胃痛（脾胃虚寒）；② 便血（脾不统血）。

西医诊断：胃痛，便血待查。

治法：健脾益气，补脾摄血。

处方：归脾汤加减：黄芪 30g，党参 30g，白术 10g，茯苓 15g，当归 10g，龙眼肉 10g，炒枣仁 15g，灶心土 30g，阿胶 15g（烊化），炙甘草 6g，元胡 10g，乌药 10g，黑地榆 10g，升麻 6g，当归 10g。5 剂，水煎服。

医嘱：忌食辛辣油腻食物，注意观察大便颜色，若病情未能控制则急诊入院治疗。

二诊：1992 年 2 月 26 日。精神好转，大便见黄，胃痛转轻。舌淡，苔薄白，脉细弱。原方再服 5 剂。

三诊：1992 年 3 月 5 日。上方又进 5 剂，大便完全变黄，胃痛大减，精神饮食均佳。舌淡红，苔薄白，脉稍大，仍无力。

处方：补中益气汤加减：黄芪 20g，党参 20g，白术 10g，茯苓 15g，陈皮 10g，枳壳 10g，白扁豆 10g，山药 30g，升麻 6g，柴胡 6g，当归 10g，炒麦芽 10g，甘草 3g。15 剂，水煎服。

四诊：1992 年 3 月 26 日。胃痛已消失，饮食增加，大便色黄。舌淡红，苔薄白，脉象和缓。改服补中益气丸、归脾丸调理善后，巩固疗效。

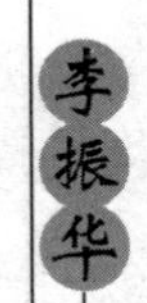

【按语】本案由于久病不已，损伤中气，脾虚失运，寒滞中焦，而见胃痛，痛时喜暖喜按；素体脾虚，气血乏源，则见形体消瘦，面色苍白，神疲乏力，少气懒言，动则气短，纳差腹胀，大便溏薄；脾主统血，脾气虚弱，统摄无权，血不归经，则见黑便如柏油，治当健脾益气，补脾摄血。方用归脾汤加减。药用黄芪补脾益气摄血；龙眼肉补脾气养心血；党参、白术、茯苓甘温补气；当归滋养营血；炒枣仁宁心安神；灶心土温中收敛止血；阿胶滋阴养血止血；元胡活血止痛；乌药行气散寒；黑地榆凉血止血；升麻引清气上行，升举阳气；炙甘草补脾益气兼能调和诸药。药后诸症大减，惟

脾胃气虚症状未愈，故加山药健脾益气；白扁豆健脾渗湿；炒麦芽健脾和胃；陈皮理气和胃；诸药合用，则清阳得升，元气内充，诸症悉愈。正如《成方必读》曰："气壮则能摄血，血自归经，而诸症悉除矣。"

七、以沙参养胃汤加减治疗胃痛（胃窦炎）

病例 7

曹某，男，53 岁，汽车司机。于1993 年5 月31 日来诊。

主诉：胃痛 10 年余，加重 2 年。

病史：患者胃痛 10 年有余，近两年来发作频繁，病势加重。年初曾胃镜检查，诊断为"胃窦炎"，经用西药治疗，未见好转。现胃脘胀满疼痛，形体消瘦，面色不华，心烦急躁，舌质红，苔薄腻，脉弦细。

胃镜提示：慢性胃窦炎。

中医诊断：胃痛（肝胃不和，胃阴不足）。

西医诊断：慢性胃窦炎。

治法：滋阴养胃，疏肝理气，和胃止痛。

处方（李老经验方）：沙参养胃汤加减：辽沙参 15g，麦冬 10g，生地 10g，当归 10g，石斛 10g，白芍 15g，枳壳 10g，陈皮 10g，元胡 10g，砂仁 10g，焦三仙各 12g，甘草 3g。12 剂，水煎服。

医嘱：① 忌食辛辣、油腻，服清淡食物，宜少食多餐；② 保持心情舒畅。

二诊：1993 年 6 月 15 日。胃脘疼痛偶有发作，痛势较前减轻，食欲有所增加，吃硬食仍觉不适，下肢无力。舌淡红，苔薄白，脉弦细。

处方（李老经验方）：香砂温中汤加味：白术 10g，茯苓

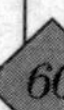

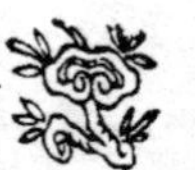

15g，山药 20g，白扁豆 10g，辽沙参 15g，白芍 15g，元胡 10g，枳壳 10g，香附 10g，砂仁 10g，焦三仙各 12g，鸡内金 10g，甘草 3g。12 剂，水煎服。

三诊：1993 年 6 月 28 日。胃脘疼痛及诸症基本消失。饮食转为正常。舌质淡红，苔薄白，脉缓。

处方：香砂六君子丸，每服 6g，每日 3 次，温开水送服。

3 个月后追访，胃痛未再发作。

【按语】患者胃痛日久，导致肝郁气滞，郁而化热，热伤阴津，气机不利，脾不健运，胃失和降，故见胃脘胀满疼痛，纳少便干；阴津不足，不能上承，故见口干咽燥，舌红。辨证总属肝胃不和，胃阴不足。治当疏肝和胃，滋阴养胃，理气止痛。李老用自拟沙参养胃汤加减治之。方中辽沙参、麦冬、生地、石斛养阴生津益胃；当归、白芍养阴柔肝；枳壳、陈皮、砂仁、元胡理气和胃止痛；焦三仙和胃消食；甘草调和诸药。患者服药后，胃阴得养，肝气得舒，胃气和降，故胃痛减轻，食欲增加，舌红转淡。由于阴津来源于脾胃的化生，脾主为胃行其津液，故继而重在调补脾胃。用健脾益气养胃，疏肝理气法治疗而使胃痛等症基本消失。李老诊治胃病，注重肝、脾、胃三脏，治胃必治脾，治脾胃必疏肝，分清主次，疏肝、健脾、和胃，三脏腑同治，而收到良好疗效。病症已愈，为防止复发，改汤剂为香砂六君子丸继服一段时日，巩固疗效。

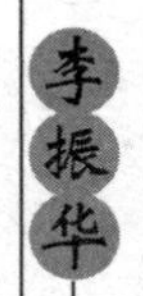

八、以清热愈溃汤加减治疗胃痛（胃溃疡）

病例 8

常某，男，32 岁。于 1993 年 3 月 6 日来诊。

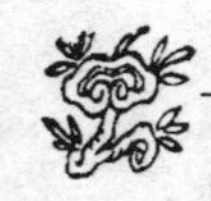

主诉：间断性胃痛6年余。

病史：自述间断性胃痛6年余，长期交替服用复方胃友，西咪替丁，乐得胃，雷尼替丁，胃仙－U，胃必治，法莫替丁等西药，病情时轻时重。经多次胃镜、钡餐检查均提示为胃溃疡。现胃脘灼热疼痛，痛处拒按，时时连及两胁，嗳气，口干口苦，心烦急躁，嘈杂泛酸，便干色黑。舌质暗红，苔薄黄，脉弦数。

中医诊断：胃痛（肝胃郁热，瘀血阻络）。

西医诊断：胃溃疡。

处方（李老经验方）：清热愈溃汤加减：辽沙参15g，麦冬12g，石斛10g，白芍15g，元胡10g，香附10g，知母12g，竹茹12g，甘松10g，刘寄奴12g，黄连5g，吴茱萸3g，白及10g，生地榆12g，甘草3g。9剂，水煎服。

二诊：1993年3月16日。胃脘灼痛，口干口苦，嗳气，心烦易怒大减，嘈杂泛酸，便干色黑消失，感食欲不振，上方去麦冬、黄连、吴茱萸，加山药20g、茯苓12g、陈皮10g，以健脾和胃。15剂，水煎服。

三诊：1993年4月2日。诸症消失，精神、纳食均好，二便正常，去辽沙参、竹茹，加太子参15g、桃仁10g，以增健脾益气、活瘀通络之功，从本论治。

处方：清热愈溃汤加减：石斛10g，白芍15g，元胡10g，香附10g，知母12g，甘松10g，刘寄奴12g，白及10g，生地榆12g，山药20g，茯苓12g，陈皮10g，太子参15g，桃仁10g，甘草3g。42剂，水煎服。

胃痛等症消失，经钡餐检查提示：胃溃疡愈合。

【按语】《医学心传》载："痰火煎熬……妨碍升降，故胃脘疼痛，吞酸嗳气，嘈杂恶心。"本例胃病日久，脾胃虚

弱，复因情志不遂，肝郁化热犯胃，致肝胃郁热，则见胃脘灼热疼痛，嘈杂口苦，心烦易怒；肝郁日久，血流滞涩，胃络受阻则胃痛拒按，连及两胁；瘀伤脉络，血不循经，破络外溢则大便色黑；舌质暗红，苔薄黄，脉弦数属郁热络阻。方中以辽沙参、麦冬、石斛、知母养阴益胃，生津润燥；白芍、甘草养阴柔肝，缓急止痛；香附、甘松疏肝开郁，止痛醒脾；元胡、川芎、刘寄奴活血通络，散瘀止痛，气顺瘀散，胃络通畅，其痛可止；黄连与竹茹同用善治胃热，与吴茱萸相伍为左金丸，以辛开苦降，降逆制酸；白及、生地榆凉血收敛止血。诸药相配，使郁热得解，阴液得充，胃腑得通，络瘀得化而痊愈。

九、以理脾愈疡汤加减治疗胃痛（十二指肠球部溃疡）

病例 9

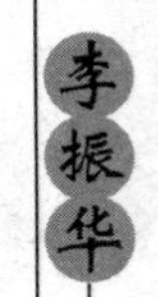

王某，男，34 岁。于 1972 年 11 月 18 日来诊。

主诉：时常胃脘隐痛 8 年余。

病史：患者自述间断性胃脘隐痛 8 年余，每于春秋季节疼痛加剧。现症见胃脘隐痛，饥饿时痛甚，得食痛减，痛处喜暖喜按，腹胀嗳气，时时泛吐清水，身倦乏力，手足欠温，大便如柏油状，日行 2~3 次，面色萎黄，形体消瘦。舌质淡暗，苔薄白，脉沉细。

多次钡餐检查均提示十二指肠球部溃疡。

中医诊断：胃脘痛（脾胃虚寒，气血瘀滞）。

西医诊断：十二指肠球部溃疡。

治法：温中健脾，理气活血。

处方（李老经验方）：理脾愈疡汤加减：党参 15g，白术 10g，茯苓 15g，桂枝 6g，白芍 12g，砂仁 8g，厚朴 10g，甘松10g，刘寄奴15g，乌贼骨10g，元胡10g，黑地榆12g，三七粉3g（冲服），炙甘草6g，大枣3枚，生姜10g。3剂，水煎服。

二诊：1972年11月21日。胃痛明显减轻，柏油样便消失，食后仍腹胀嗳气，方中去三七粉、黑地榆，加丁香5g、柿蒂15g，继服9剂。

三诊：1972年11月30日。胃痛、腹胀、嗳气、泛吐清水等症消失，大便正常。李老认为症状虽得控制，仍应继续服药，以初诊方中各药量增加2倍，共研细末，每服6g，每日3次，于饭前温开水冲服，以善后治疗。

患者又服散剂月余，精神、饮食均好，无明显不适，经钡餐检查提示：十二指肠球部溃疡愈合。两年后随访未再复发。

【按语】 依据脉症，本案为中阳不振，虚寒凝滞，气血不畅而成溃疡。李老治疗此证常以小建中汤合四君子汤为基础方加减化裁而成理脾愈疡汤。方中党参、白术、茯苓、炙甘草益气健脾；桂枝、白芍、生姜、大枣配炙甘草调和营卫，温中补虚，缓急止痛；砂仁、厚朴、甘松、刘寄奴、元胡疏肝和胃，活瘀止痛；乌贼骨生肌敛疮，制酸止痛。诸药合用，共奏健脾温中，活血止痛，生肌愈疡之效。

十、以愈疡活血汤加减治疗胃痛，便血（慢性胃炎，胃溃疡）

病例10

王某，女，43岁。于1992年5月5日来诊。

主诉：胃痛时常发作3年余，近日大便色黑。

病史：3年来胃痛经常发作，胃镜提示慢性胃炎、胃溃

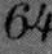

疡。西药对症治疗，病情时轻时重。最近胃痛复发，痛如刀割，不能进食，食后疼痛更甚，伴泛吐酸水，头晕肢冷，面色不华，神疲懒言，四肢欠温，近日大便色黑，状如柏油。舌质淡，有瘀点，苔厚，脉细涩。

中医诊断：① 胃痛（脾胃虚寒，胃失温养）；② 便血（瘀阻胃络，血溢脉外）。

西医诊断：① 慢性胃炎；② 胃溃疡。

治法：活血补血止血。

处方（李老经验方）：愈疡活血汤加减：黄芪20g，当归10g，白芍15g，赤芍10g，桃仁10g，丹参20g，川楝子10g，元胡10g，阿胶12g，侧柏叶炭12g，地榆炭12g，甘草3g。5剂，水煎服。

医嘱：注意饮食，忌食辛辣油腻之物。

二诊：1992年5月10日。痛缓能食，黑便已止。舌淡红，苔薄白，脉细。

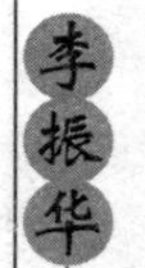

处方：四君子汤合当归补血汤加味：黄芪20g，党参10g，白术10g，茯苓15g，当归10g，生地15g，白芍15g，赤芍10g，丹参20g，元胡10g，香附10g，砂仁10g，阿胶10g，川芎10g，甘草6g。5剂，水煎服。

三诊：1992年5月16日。胃痛渐止，大便转黄，纳食正常，头昏、神疲、畏寒肢冷均减轻。舌淡红，苔薄白，脉细。

处方：四君子汤合当归补血汤加味：黄芪20g，党参10g，白术10g，茯苓15g，当归12g，白芍15g，丹参20g，山药20g，阿胶10g，川芎10g，炙甘草6g。5剂，水煎服。

四诊：1992年5月22日。头晕肢冷明显转轻。舌淡红，苔薄白，脉细。可见瘀血渐祛，但病久气血两伤，故用益气

补血之人参健脾丸、当归补血膏以调理善后，巩固疗效。

处方：① 人参健脾丸，每丸 6g，每服 1 丸，每日 2 次。② 当归补血膏，每服 10ml，每日 2 次。

上药服用半月后，胃痛消失，大便颜色复常，纳谷正常，诸症消失。半年后随访，未再复发。

【按语】本病属中医学“胃脘痛”范畴。由胃病日久，久病入络，气滞血瘀而致。正如《临证指南医案·胃脘痛》曰：“初为气结在经，久则血伤入络。”则见痛如刀割，食后更甚；疼痛日久，损伤胃络，血不循经而下溢，故见黑便；瘀血阻胃，胃失和降，则见呕吐酸水；舌有瘀点，脉涩，属胃络瘀阻之证，本当活血化瘀，理气止痛，然患者久病体虚，脾胃虚弱，不耐重剂攻伐，治宜健脾活血补血。药用黄芪、当归、赤芍、桃仁、丹参温中活血化瘀；生地凉血清热，合当归又能养阴润燥，使祛瘀而不伤阴血；白芍缓急止痛；川楝子疏肝活络；元胡活血止痛；血瘀日久，新血不得速生而致血虚，故用阿胶补血养血；侧柏叶炭、地榆炭以止血；甘草调和诸药。胃痛日久，迁延不愈，久则损耗元气，致使中气不足，运化无力；故二诊加党参、白术、茯苓补中益气，健脾养胃；血瘀必兼气滞，则加香附、砂仁理气行脾，使脾胃斡旋，升降有序，胃痛渐愈。三诊胃气仍虚，去理气之品而加山药，易甘草为炙甘草以增强健脾益气之力。病久气血两伤，故四诊用益气补血之成药以调理善后，巩固疗效。

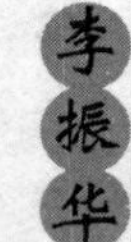

十一、以胃苓汤加减治疗胃痛、痰饮、痞满（胃潴留）

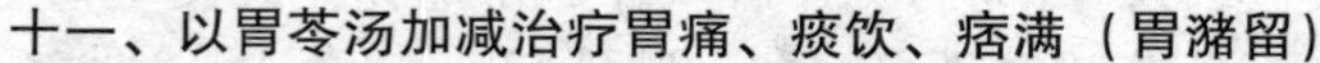

病例 11

曾某，男，35 岁。于 1991 年 5 月 20 日来诊。

主诉：胃脘痞胀，动作则胃内水响有声月余。

病史：年前曾因胃脘痞胀，经某医学院诊为“胃内水液潴留”，用中西药治疗，病情好转，但未痊愈。近因饮食不当，致胃脘痞痛，喜暖喜按，偶吐清水，动则胃内水响有声，食少纳呆，神疲乏力，心悸气短，头晕目眩，形寒肢冷，四肢欠温，大便时干时溏，小便短少。舌体胖，舌质淡，苔白滑稍腻，脉弦滑。

中医诊断：① 胃痛（脾虚饮停）；②痰饮（饮留胃脘）；③ 痞满（脾胃虚寒）。

西医诊断：胃潴留。

治法：健脾燥湿，温化痰饮。

处方：胃苓汤加减：苍术 30g，茯苓 15g，枳实 10g，厚朴 10g，陈皮 10g，旱半夏 10g，干姜 6g，桂枝 6g，白术 10g，生山药 20g，甘草 3g。3 剂，水煎服。

医嘱：忌食生冷油腻之品。

二诊：胃中响声增大，痛稍加重，倦怠不适，舌淡胖，苔白滑，脉弦滑，此为邪正交争，上方加红参 6g 鼓舞正气，以助健脾之力，继服 5 剂。

三诊：胃中水流响声已到肠间，疼痛减轻，腹痛加重，大便微溏，矢气频转，小便不多，舌脉无改变。当温运下焦，助膀胱气化，使邪从小便而出。原方加猪苓、椒目。

处方：胃苓汤加减：红参 6g，苍术 10g，茯苓 15g，厚朴 10g，陈皮 10g，干姜 6g，猪苓 10g，椒目 10g，桂枝 6g，白术 10g，生山药 20g，甘草 3g。10 剂，水煎服。

四诊：小便增多，大便通爽，脘腹胀痛俱止，眩晕等症悉除，食量显著增加，精神转好，舌淡红，苔薄白，脉和缓，恐其阳气未复，水气复起，当以丸药巩固。

处方：香砂养胃丸，每服 6g，日 3 次，温开水送服。

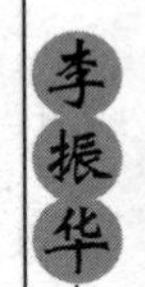

症状消失，食量增加，精神状态好转。

【按语】本例乃脾胃素虚，复因饮食不慎，脾阳失运，水湿不行，聚为痰饮，停于胃脘，气机不畅，而为本虚标实之证。由于脾胃虚寒，阳气不运，气机郁滞，故神疲乏力，食少纳呆，胃脘痞胀，隐隐作痛，得暖得按稍舒；脾阳不振，不能温养四末，故见畏寒肢冷；脾虚失运，水饮不化，留于胃肠，故胃脘水响有声；清阳不升，浊阴上犯，则呕吐清水；饮邪上泛，则头晕目眩；水气凌心则心悸，舌淡胖，苔白滑，脉弦滑，皆为脾虚饮停肝郁之象。治疗中以苍术、陈皮、旱半夏、茯苓、白术、枳实、厚朴等燥湿化痰行气以去标实之邪，兼具健脾和胃之功；桂枝、椒目、干姜温运脾阳，散寒止痛；红参、山药补脾益气以助运化；诸药相合，共奏补脾、运脾、健脾之功，且温化痰饮，标本兼顾，使邪祛正安，诸症获愈。

十二、以左金丸、柴胡疏肝散加减治疗胃痛（胃窦炎）

病例 12

张某，男，40 岁。于 1992 年 2 月 20 日来诊。

主诉：胃痛年余，加重半月。

病史：去年初开始胃痛，吞酸嘈杂，纳呆消瘦，大便偏干，小便略黄，胃镜提示胃窦炎，曾住院治疗，病情得到控制而出院。后又多次复发，用药后症状可暂时缓解。半月前，胃痛突然加重而就诊。查患者形体偏瘦，面色萎黄，心烦急躁，干呕，舌红，苔黄，脉弦。胃镜提示：胃窦炎。

中医诊断：胃痛（肝火犯胃）。

西医诊断：胃窦炎。

治法：清肝泻火，和胃止痛。

处方：左金丸合柴胡疏肝散加减：姜黄连 10g，吴茱萸 5g，柴胡 6g，白芍 15g，青皮 10g，川楝子 10g，枳实 10g，龙胆草 10g，栀子 10g，黄芩 10g，知母 10g，竹茹 10g，甘草 3g。12 剂，水煎服。

医嘱：① 调畅情志；② 忌食辛辣刺激食物。

二诊：1992 年 2 月 26 日。胃痛明显减轻，口苦口干消失，食欲增加，精神好转。舌淡红，苔黄，脉弦。上方继服 5 剂。

三诊：1992 年 3 月 5 日。胃痛基本消失，胃纳复常。舌淡红，苔薄白，脉缓。口服舒肝丸合香砂养胃丸善后。

胃痛痊愈，诸症消失。半年后追访，胃痛未再发作。

【按语】患者胃病已久，致脾虚失运，土壅木郁，肝郁化火，横乘犯胃，故胃脘灼痛，痛连胁肋，烦躁易怒；肝胆相表里，肝热则胆火上乘，故见口苦，咽干；舌红苔黄，脉弦，皆肝郁化火犯胃之象。胃痛虽病在胃，但与肝密切相关，治胃病必须密切联系于肝，是李老治胃病的重要观点。本例宜肝胃同治，清肝泄火，和胃止痛。以左金丸合柴胡疏肝散加减治之。方中用姜黄连、吴茱萸辛开苦降，降逆制酸；柴胡、白芍、青皮、川楝子疏肝解郁；龙胆草、栀子、黄芩、知母清肝泄火；枳实、竹茹、甘草降逆和胃止呕。需指出的是：方首李老用左金丸，重用黄连以泄热，佐以吴茱萸以散郁。李老用左金丸，一般是二者相等量，若热重则重用黄连，少用吴茱萸，寒重则重用吴茱萸，少用黄连为其用药特点。

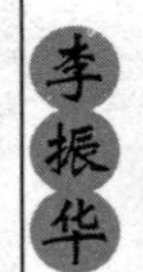

痞满

痞满亦谓胃痞，以胃脘部痞塞，满闷不舒为主症，并有按之柔软，压之不痛的一类病证。病变部位在胃脘，病变脏腑涉及脾胃，与肝气疏达与否关系密切；病机关键是中焦气机阻滞，升降失职。结合现代医学来看，可见于慢性萎缩性胃炎、胃下垂等多种疾病。

一、以香砂温中汤加味治疗胃痞，胃痛（糜烂性胃炎，幽门螺杆菌阳性）

病例 1

刘某，男，43 岁。于 2005 年 7 月 19 日来诊。

主诉：胃胀，胃痛 2 年。

病史：两年前因心情不畅始发胃脘胀满，餐后明显，伴胃脘隐痛，烧心、泛酸，遇冷加重。食欲可，但食后即胀。2003 年 6 月 4 日胃镜示：浅表性胃炎。曾口服得必泰、摩罗丹、贝络纳等药物，症状减轻即停服。此后症状时有反复，2005 年 6 月 17 日再一次做胃镜示：糜烂性胃炎；HP：阳性。现症见食后胃脘胀满，时有胃脘隐痛，嘈杂，烧心，泛酸，欲食且惧食，食后胃不适加重。舌质淡红，苔白厚腻，脉弦细。

2005 年 6 月 17 日胃镜提示：糜烂性胃炎，HP：阳性。

中医诊断：胃痞，胃痛（肝郁脾虚，胃失和降）。

西医诊断：糜烂性胃炎。

治法：疏肝解郁，健脾和胃。

处方：香砂温中汤加味：香附10g，砂仁6g，厚朴20g，西茴10g，乌药10g，桂枝5g，白芍10g，郁金10g，土炒白术10g，茯苓12g，陈皮10g，旱半夏10g，枳壳10g，木香6g，沉香3g，甘草3g，白蔻仁10g，佛手10g，萝卜种15g，刘寄奴15g，瓦楞子15g。21剂，水煎服。

医嘱：禁酒忌辣，按时进餐，勿食生冷，调畅情志。

二诊：2005年8月9日。胃脘胀痛基本缓解，但饭后泛酸，食欲不振，舌质淡红、苔白厚腻，脉弦细。

处方：香砂温中汤加味：香附10g，砂仁6g，厚朴20g，西茴10g，乌药10g，桂枝5g，白芍10g，土炒白术10g，茯苓12g，陈皮10g，旱半夏10g，枳壳10g，木香6g，郁金10g，沉香3g，甘草3g，吴茱萸6g，黄连4g，白蔻仁10g，甘草10g。21剂，水煎服。

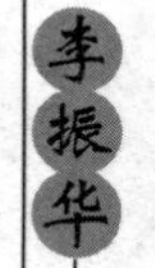

三诊：2005年8月30日。病情明显减轻，饮食稍有增多，饮食不当即有胃脘胀痛。近一周自觉气短。舌质淡红，舌体稍胖大，苔白腻，脉弦。

处方：香砂温中汤加味：土炒白术10g，茯苓12g，陈皮10g，旱半夏10g，香附10g，砂仁6g，厚朴20g，西茴10g，乌药10g，桂枝5g，白芍10g，枳壳10g，木香6g，郁金10g，沉香3g，甘草3g，吴茱萸6g，黄连4g，太子参12g，甘松10g。21剂，水煎服。

胃胀、胃痛等症消失而痊愈。

【按语】李老临证时，紧扣病人主要症状，详细询问发病原因、病程时间、伴随症状及舌脉象，初步拟定其为肝胃不和之胃痞病，虽病症餐后明显，舌苔显现白厚腻，但从望诊看病人面色正常，且舌体并不胖大，食欲尚好，大便正常，认为患者虽有脾虚，但并不以脾虚为主要矛盾，其发病由情志因素所致，究其症、脉、舌，辨证为肝气郁滞，胃失和降，治疗当以调理肝胃，但李老治疗时仍于健脾，因本证病程二年，脾虚渐现，如方中土白术、茯苓等应用，说明治胃亦不离健脾，只有脾气健运，则胃降胃和。可见李老治病重视整体观，在疏肝和胃基础上加以健脾而病愈。此乃李老治疗胃病的辨治思维特点：脾宜健，胃宜和，肝宜疏的具体运用。

二、以香砂温中汤加减治疗胃痞（重度慢性萎缩性胃炎伴肠上皮化生）

病例 2

王某，女，62 岁。于 1992 年 8 月 20 日来诊。

主诉：胃脘胀满半年，近期加重。

病史：平素胃中不适，饮食稍有不慎即满闷、撑胀、隐痛。平素喜食热饮，身体困乏，大便时干时溏。断续服用过酵母片，胃舒平，多酶片，大黄苏打片，三九胃泰等药。半个月前因饮食不慎致胃中胀满，饮食大减，嗳气频作，肠鸣便溏，矢气较多，乏力。由于服用西药效果不显，特请李老中药治疗。现症见：胃脘撑胀，满闷，不知饥，不欲食，日进食半斤左右，恶食生冷凉食，食后嗳气频繁，肠鸣辘辘，夜寐欠佳，大便溏薄，小便清长。舌质淡，舌体稍大，边有齿痕，苔薄白，脉沉细无力。

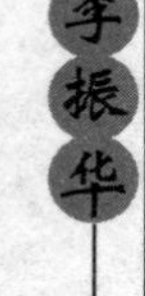

1992 年 8 月 18 日河南医学院二附院胃镜提示：慢性红斑渗出性胃炎。胃窦部活检：重度慢性萎缩性胃炎伴肠上皮化生。

中医诊断：胃痞（脾胃气虚）。

西医诊断：① 慢性红斑渗出性胃炎；② 重度慢性萎缩

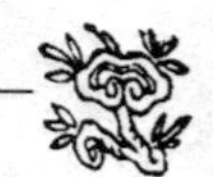

性胃炎伴肠上皮化生。

治法：益气健脾，温中和胃。

处方：香砂温中汤加减：党参12g，白术10g，茯苓15g，陈皮10g，旱半夏10g，香附10g，砂仁8g，厚朴10g，乌药10g枳壳10g，焦三仙各12g，丹参15g，赤芍12g，甘草3g。15剂，水煎服。

医嘱：忌食生冷等刺激性食物。

二诊：1992年9月5日。胃脘胀满减轻，食欲较前转佳，嗳气明显减少，睡眠较差，舌体稍大，边有齿痕，苔薄白，脉沉细无力。患者脾胃功能渐恢复，继予益气健脾、疏肝和胃药以资化源，同时酌加夜交藤以安心神。

处方：香砂温中汤加减：党参10g，白术10g，茯苓15g，橘红10g，旱半夏10g，香附10g，砂仁8g，厚朴10g，乌药10g，枳壳10g，郁金10g，薏苡仁30g，夜交藤30g，焦三仙各12g，甘草3g。18剂，水煎服。

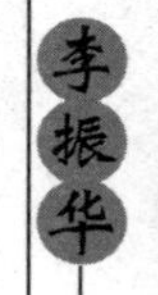

三诊：诸症减轻，胃部不撑不痛，食欲尚可，但稍多食即胀满，夜寐多梦易醒。舌淡，苔薄白，脉沉细。

处方：香砂温中汤加减：党参10g，白术10g，茯苓15g，橘红10g，旱半夏10g，香附10g，砂仁8g，厚朴10g，乌药10g，夜交藤30g，炒枣仁15g，龙骨15g，焦三仙各12g，甘草3g。7剂，水煎服。

四诊：1992年9月30日。胃部无不适感觉，夜寐差。舌体胖大，边有齿痕，苔薄白，脉沉细无力。

处方：香砂温中汤加减：红参6g，白术10g，茯苓15g，橘红10g，旱半夏10g，香附10g，砂仁10g，厚朴10g，乌药10g，桂枝6g，赤芍15，川芎10g，高良姜10g，炒枣仁15g，节菖蒲10g，远志10g，夜交藤30g，甘草3g。42剂，水

煎服。

五诊：1992 年 11 月 2 日。胃脘基本不满不痛，体质较前明显好转，睡眠仍不佳，舌淡，苔薄白，脉沉细。

处方：香砂温中汤加减：红参6g（先煎），白术10g，茯苓15g，橘红 10g，旱半夏 10g，香附 10g，砂仁 8g，厚朴 10g，炒枣仁 15g，川芎 10g，知母 12g，丹参 15g，桃仁 10g，夜交藤 30g，乌药 10g，甘草 3g。27 剂，水煎服。

六诊：1992 年 11 月 30 日。胃部不适症状基本消失，偶于饮食不慎诱发，睡眠时间较短，时觉气短。舌淡，苔薄，脉细缓。

处方：香砂温中汤加减：红参6g（先煎），白术10g，茯苓15g，橘红 10g，旱半夏 10g，香附 10g，砂仁 8g，厚朴 10g，炒枣仁 15g，川芎 10g，丹参 15g，桃仁 10g，夜交藤 30g，乌药 10g，枳壳 10g，元胡 10g，山楂 15g。20 剂，水煎服。

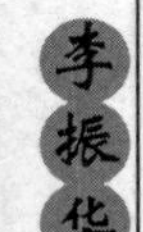

七诊：1992 年 12 月 20 日。胃镜复查示：食道、贲门正常，胃底可见散在陈旧性出血点，幽门开闭情况良好，诊为浅表性胃炎。活检肠化消失，萎缩性胃炎消除。拟用下方巩固疗效。

处方：香砂温中汤加减：红参6g（先煎），白术10g，茯苓15g，橘红 10g，旱半夏 10g，香附 10g，砂仁 8g，厚朴 10g，炒枣仁 15g，知母 12g，桃仁 10g，桂枝 6g，赤芍 12g，夜交藤 30g，山楂 15g，甘草 3g。10 剂，水煎服。

胃脘不适症状基本消失，精神好。随访半年，病未复发。

【按语】本案乃为素体脾胃虚弱，导致土壅木郁，复因饮食不慎致中虚更甚，一则斡旋无力，二则不能纳谷磨食，气失运转，清气不升，浊阴不降，痞塞于中，气虚痞满作矣。

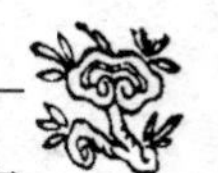

辨属胃痞，治以扶持中气为主，行气为辅，方中以党参、白术、茯苓、甘草益气健脾，陈皮、砂仁、香附、枳壳、焦三仙等疏肝和胃降气，以循“愈疏痞愈作，宜服补中微兼疏通”之意，气虚日久则易致血脉瘀滞，胃膜失养，故以丹参、赤芍化瘀生新，和畅气血。诸药相合，中气健运，斡旋有力，升降复常，气机畅达，痞满自愈。

三、以香砂六君子汤加味治疗胃痞（慢性浅表－萎缩性胃炎）

病例3

张某，女，43岁，银行职员。于1985年9月21日来诊。

主诉：胃脘胀满反复发作4年。

病史：患者因工作繁忙，饮食无规律，加之情志不畅，致胃胀反复发作已4年余。经服多种西药、中成药仅取一时之效。胃镜检查提示：慢性浅表－萎缩性胃炎。现胃脘脘腹胀满，隐痛时作，连及两胁，每日勉强进食100g左右，食不知味，常因劳累及情志不畅而加重，疲乏无力。面色萎黄，形体消瘦。舌质淡，体胖大边有齿痕，苔薄白而润，脉弦细无力。

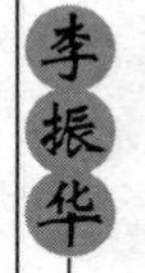

中医诊断：胃痞（脾虚肝郁胃滞）。

西医诊断：慢性浅表－萎缩性胃炎。

治法：健脾益气，疏肝和胃。

处方：香砂六君子汤加味：党参15g，白术20g，茯苓15g，陈皮10g，旱半夏10g，木香10g，砂仁6g，香附12g，枳壳10g，川芎10g，甘草5g。10剂，水煎服。

二诊：1985年9月30日。胃脘及两胁胀满减轻，隐痛发作间隔时间延长，食量增加。舌体胖大，边有齿痕，舌质淡，苔薄白而润，脉细弦。脾有健运之机，肝有疏理之象，胃有通降之况，脾肝胃同治，补疏通并行，病机已有好转。效不更方，继服20剂。

三诊：1985年10月15日。诸症明显减轻，纳食知味。食量增至每日250g左右，体重较初诊时增加2kg，3天前因生气致病情有所反复。舌质淡红，体胖大，苔薄白，脉细。据症分析，患者脾肝胃之虚滞病机已大为改善，惟其病程较久，且情志所伤之病因明显，上方加量：党参20g，香附18g，以增健脾益气、疏肝理气之力。

上方加减调治3个月，患者胃痛、脘胁胀满未发作，诸证悉平。胃镜复查：慢性浅表性胃炎。

【按语】本患者饮食所伤，损及脾胃，脾虚运化失司，胃弱失其和降，则致胃痛、䐜胀、纳差等症；脾虚日久或情志所伤，必殃及肝脏，使肝脏疏泄失常，则胀痛连及两胁；气虚血亏，形体失养，则消瘦乏力，面色萎黄；舌脉均为脾虚肝郁之象。其证总属脾虚、肝郁、胃滞。治以香砂六君子汤加味，药以参、术、苓、草，取四君子汤义补中益气、健脾善胃，立足补虚；辅以陈皮、旱半夏、枳壳助胃之降，行胃之滞；木香、砂仁助脾之运，疏脾之郁；香附、川芎一为气中血药，一为血中气药，以理气和血，疏肝解郁，取治肝亦可安胃。诸药相合，共奏健脾益气、疏肝解郁、和胃降逆之功，药证相符，则取效彰著。李老认为，本病因胃窦部黏膜萎缩，亦称癌前病变，属重病难治之证。方药有效，亦需有方有守。同时需坚持服药。据李老近20年研治此病观察，凡坚持服药，均未出现癌变。一般需服药半年左右可以治愈。

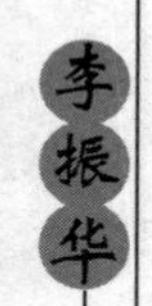

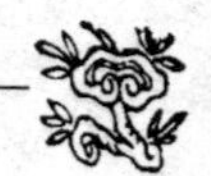

四、以萎胃方加减治疗胃痞（慢性萎缩性胃炎）

病例4

承某，女，69岁。于2005年6月18日来诊。

主诉：胃脘胀满、发凉40余年，加重20天。

病史：40年前无明显诱因，出现胃脘部胀满、发凉，未予正规治疗。6年前于河南中医学院第一附属医院查胃镜提示：萎缩性胃炎，HP（+）。两年前在郑州市中心医院作胃镜提示：萎缩性胃炎，HP（-）。期间按萎缩性胃炎间断服用中、西药物，效果不佳。20天前无明显诱因，觉胃脘部胀满、发凉症状加重。稍食生冷之物或情志不畅时加重，下腹部胀满，便秘，3~4日一行，伴四肢麻木。面色萎黄，舌体稍胖大，舌质稍红，苔稍白腻，脉弦。

中医诊断：胃痞（脾虚肝郁）。

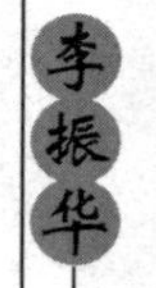

西医诊断：慢性萎缩性胃炎。

治法：益气健脾，疏肝和胃。

处方（李老经验方）：萎胃方加减：太子参12g，白术10g，茯苓12g，陈皮10g，旱半夏10g，香附10g，砂仁10g，刘寄奴15g，厚朴10g，桂枝5g，白芍10g，西茴10g，乌药10g，木香6g，郁金10g，甘草3g，沉香3g，焦三仙各12g，火麻仁18g。14剂，水煎服。

医嘱：调畅情志。清淡饮食，忌食辛辣、油腻、生冷之物。

二诊：2005年7月5日。胃脘满胀好转，大便不调（时成形，时不成形），食欲较前好转。舌体胖大，舌质淡，无苔，脉滑细。上方去太子参、火麻仁，加党参12g。14剂，水煎服。

三诊：2005 年 7 月 19 日。胃脘胀满及大便秘结症状较前减轻，腹部发凉消失，纳食可。自诉进凉食物或多食，可出现腹胀，便秘。舌体胖大，舌质淡，苔稍白腻，脉弦细。上方去焦三仙，14 剂，水煎服。

四诊：2005 年 8 月 8 日。症状减轻，胃胀基本消失，纳差，大便 1～2 日一次，眠可。舌体胖大，舌质淡，苔稍白腻，脉弦细。

处方：萎胃方加减：党参 12g，白术 10g，茯苓 12g，陈皮 10g，旱半夏 10g，香附 10g，砂仁 10g，刘寄奴 15g，厚朴 10g，桂枝 5g，白芍 10g，西茴 10g，乌药 10g，木香 6g，郁金 10g，甘草 3g，沉香 3g，火麻仁 15g，郁李仁 15g。15 剂，水煎服。

五诊：2005 年 8 月 25 日。胃胀减轻，下午稍甚。纳差，多食即感不适，大便尚可，睡眠可。舌体稍胖大，舌质稍红，少苔，脉弦细。上方去火麻仁，加干姜 5g、升麻 6g。7 剂，水煎服。

患者胃脘部胀满、发凉消失，饮食可，二便调。停药半年后追访未再复发。

【按语】本患者长期患病，素体脾胃虚弱。脾虚健运失职，气机不利，故见胃脘胀满；气血运行不畅，失于濡养温润，则觉胃部寒凉。由于平素多情志不畅，思则气结，悲忧则气郁，而致气机逆乱，升降失职。肝郁气滞，横逆犯脾，肝脾不和，气机郁滞则致便秘等症。四诊合参，辨证为脾虚肝郁，胃失和降。药用太子参、白术、茯苓、甘草益气健脾；陈皮、旱半夏、香附、砂仁兼化痰湿，理气止痛；刘寄奴醒脾开胃，行气止痛。郁金配白芍可达疏肝柔肝，行气缓急止痛；西茴、乌药、木香、沉香、厚朴配桂枝可温中行气止痛。

患者年老体虚，排便不畅，配火麻仁、郁李仁、焦三仙以消食化积，润肠通便。全方共收疏肝理气，健脾消痞之功。

五、以沙参养胃汤加减治疗胃痞（慢性浅表性胃炎）

病例 5

周某，女，24 岁，电台技术员。于 2006 年 4 月 11 日来诊。

主诉：胃脘胀满，纳呆，食欲不振 6 年。

病史：患者自幼挑食，6 年前出现纳呆、食欲不振，无饥饿感，喜进稀饭，胃脘胀满，时有泛酸，经中西医治疗效不佳。现症见形体消瘦，无食欲，不知饥，纳少，胃脘胀闷，伴有泛酸，晨起脐下腹部隐隐作痛，持续 20 分钟，可自行缓解，睡眠及二便尚可。舌质红，舌苔薄而少津，脉细弦。

中医诊断：胃痞（胃阴虚兼脾气虚）。

西医诊断：慢性浅表性胃炎。

治法：养阴和胃，理气消胀。

处方（李老经验方）：沙参养胃汤加减：辽沙参 15g，麦冬 12g，石斛 15g，知母 12g，花粉 12g，郁金 10g，乌药 10g，鸡内金 10g，陈皮 10g，焦三仙各 12g，萝卜种 15g，甘草 3g。7 剂，水煎服。

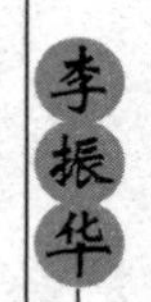

医嘱：饮食清淡，忌辛辣。

二诊：2006 年 4 月 20 日。胃胀、泛酸等症减轻，早晨脐腹部隐痛消失，舌质稍红，脉细弦。胃阴虚之象渐复；但仍无食欲，不知饥，大便溏，乃为脾胃虚弱，肝胃不和所致。去滋阴之花粉、石斛；加太子参、白术、枳壳以增强健脾理气和胃之力。

处方：沙参养胃汤加减：辽沙参 15g，麦冬 12g，知母

12g，郁金10g，乌药10g，鸡内金10g，陈皮10g，焦三仙各12g，萝卜种15g，太子参15g，白术15g，枳壳10g，甘草3g。7剂，水煎服。

三诊：2006年4月28日。胃胀、泛酸及便溏等症消失，食欲好转，已知饥饿，饭量增加，舌体正常，舌苔白，脉沉缓。仍以上方加木香6g，继服7剂。

【按语】本病幼年胃弱，失于调治，出现食欲不振，食少纳呆，时而泛酸，舌质红，苔薄少津，脉弦细等。其要点属胃虚日久，土壅木郁，肝郁化热，耗阴导致肝胃阴虚之证。故治宜养阴和胃，理气消胀法。胃阴虚日久则伤脾，理气药香燥易伤阴，因而在沙参养胃汤养胃阴的基础上，用郁金、乌药、萝卜种等理气而不燥之药，在胃阴渐复时，再加太子参、白术、枳壳等健脾理气和胃之品。阴虚胃病，临床相对少见，香燥行气消胀之品宜慎用之。沙参养胃汤为李老自拟治疗慢性胃炎胃阴虚证之常用验方，用之临床效果显著。

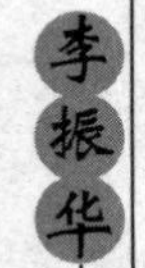

六、以香砂六君子汤加味治疗痞满（慢性萎缩性胃炎）

病例6

王某，男，54岁。于1987年4月3日来诊。

主诉：反复胃满腹胀10年余。

病史：10年前，因情志不畅出现胃满腹胀，以后常因饮食失宜或情志不畅而加重。1986年4月经纤维胃镜检查及病理活检示：萎缩性胃炎伴轻度肠上皮化生，诊为萎缩性胃炎。几年来经常出现胃满腹胀，时轻时重，喜温喜按，饮食减少，食后胀满，下午及夜间尤甚，大便溏，日行1~2次，四肢倦怠乏力，形体消瘦，面色无华，皮肤干燥。舌质淡，苔薄白，舌体胖大，边有齿痕，脉弦细无力。

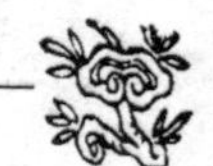

中医诊断：痞满（脾胃气虚，肝气郁滞）。

西医诊断：慢性萎缩性胃炎。

治法：温中健脾，疏肝解郁。

处方：香砂六君子汤加味：党参 12g，白术 10g，茯苓 10g，陈皮 10g，旱半夏 10g，香附 10g，砂仁 8g，厚朴 10g，乌药 19g，丁香 5g，干姜 10g，山楂 15g，神曲 12g，麦芽 12g，甘草 3g。25 剂，水煎服。

医嘱：忌食辛辣、油腻、生冷食物。

二诊：1987 年 5 月 5 日。胃满腹胀减轻，饮食增加，精神好转，大便正常。舌质淡红，舌体胖大，脉细弦。上方去丁香，加川芎 8g，党参增量为 15g，继服 25 剂。

上方共服 80 余剂，饮食正常，诸症消失，体重增加 2kg。纤维胃镜及胃黏膜病理活检示：慢性浅表性胃炎。

【按语】本病患者因饮食所伤和情志失调，而致肝胃不和，胃失和降，脾失健运，久之脾虚失运，气机不利，故见胃满腹胀，时轻时重，喜温喜按。脾胃气虚，故见形体消瘦，面色无华，精神倦怠；舌淡，苔薄白，舌体胖大，边有齿痕，脉弦细无力等皆为脾虚之象。治当温中健脾，疏肝解郁。方用香砂六君子汤加味，药以党参、白术、茯苓、甘草益气健脾和胃；香附、乌药疏肝理气；陈皮、旱半夏、砂仁调中和胃；厚朴、干姜、丁香益气健脾，温中和胃；山楂、神曲、麦芽消食和胃；二诊诸症渐愈，故去辛燥之丁香，加川芎以行气活血。诸药合用，使脾土敦厚，胃气和降，肝气条达，则痞满自愈。

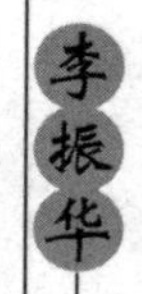

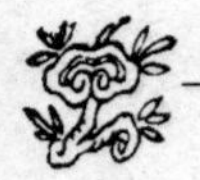

腹痛

腹痛是指胃脘以下、耻骨毛际以上部位发生疼痛为主症的病证。多因感受外邪、饮食不节、情志失调、阳气素虚，致气血阻滞，脉络痹阻，“不通则痛”；经脉失养，“不荣则痛”。《仁斋直指方》将腹痛分寒热、死血、食积、痰饮、虫积等几类，以寒、热、虚、实为辨证纲领。临床常见有寒邪内阻、湿热壅滞、饮食积滞、肝郁气滞、瘀血内停、中虚脏寒等证型，治疗当以“通”为治则，实则攻之，虚则补之，热者寒之，滞者通之，随病机变化，灵活遣方用药。

一、虚寒之腹痛，当从脾胃入手，立温中健脾之法，用温中汤温中健脾

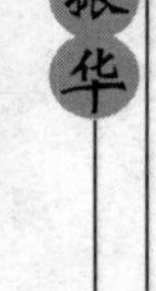

病例1

张某，男，41岁。于1992年3月9日来诊。

主诉：腹痛5日。

病史：5日前不明原因出现脐腹隐隐作痛，绵绵不断，喜热喜按，得温得按痛减，两天后出现大便稀溏，日行2~3次，饮食减少，食后腹胀。面色萎黄，形体消瘦，身倦神疲，短气乏力。舌体胖大，舌质淡红，苔白稍腻，脉沉细无力。

中医诊断：腹痛（脾胃虚寒证）。

西医诊断：慢性肠炎。

治法：益气健脾，温中和胃。

处方（李老经验方）：温中汤加减：党参10g，白术10g，茯苓15g，泽泻10g，桂枝6g，白芍15g，砂仁8g，薏苡仁

30g，煨肉豆蔻10g，诃子肉10g，炙甘草6g，干姜10g，生姜3片，大枣5枚为引。5剂，水煎服。

医嘱：忌食生冷、油腻之品。

二诊：1992年3月16日。痛减泻止，食欲较前好转，腹中仍胀，身困无力，舌体胖大，舌淡，苔白，脉沉细。湿邪渐祛，脾胃运化渐复，但气滞腹胀仍在，故原方去补气收涩之药，加以理气和胃之品，使气行胃和而胀消。

处方（李老经验方）：香砂温中汤加减：白术10g，茯苓15g，橘红10g，砂仁8g，香附10g，厚朴10g，枳壳10g，乌药10g，焦三仙各12g，炙甘草6g，干姜10g。5剂，水煎服。

三诊：1992年3月23日。各种症状消失，食欲转好，腹中不胀，体力和精神较前明显好转，舌淡，苔薄白，脉沉缓。病已初愈，当以丸药巩固之。

处方：香砂养胃丸。每服6g，日3次。

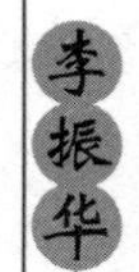

【按语】患者系脾胃虚弱，中阳不振，脉络不和，不通则痛，故见腹痛绵绵不休。寒得温散则痛减，虚痛得按则痛缓，故喜热喜按；中焦虚寒，脾失运化，水湿内停，故见大便溏泻。脾胃虚寒，运化无力则饮食减少、食后腹胀。面色萎黄，形体消瘦，神疲乏力，舌体胖大，苔白，脉沉细无力，均为中焦虚寒之象，为脾胃虚寒型腹痛。治以益气健脾、温中和胃而止痛止泻。一诊方用党参、白术、桂枝、干姜健脾温中；泽泻、茯苓、薏苡仁健脾祛湿，煨肉豆蔻、诃子肉收涩止泻。诸药合用共奏益气健脾，温中和胃而止痛止泻。二诊痛减泄止，食欲转好，脾气仍虚，以白术、茯苓、甘草健脾益气；乌药、干姜温运脾气，橘红、香附、砂仁、厚朴、枳壳行气止痛。本验案腹痛部位在脐腹，李老认为治当从脾胃着手，因病属虚寒，故立温中健脾之法。

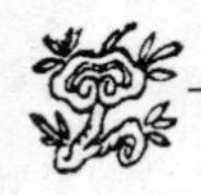

二、寒湿困脾之腹痛腹泻，当温中散寒以止痛，健脾利湿以止泻

病例2

郭某，女，58岁。于1992年8月11日来诊。

主诉：脐腹疼痛2月余。

病史：6月初因贪食生冷，致腹痛泄泻，日行2~3次，住某医院诊断为急性肠炎，给予西药对症治疗。现已两月余，病情时轻时重，未能彻底根治。现脐腹疼痛，痛时即泻，日行2~3次，脘腹闷胀，精神倦怠，肢体困乏，食欲欠佳，面色萎黄。舌淡红，苔白腻，脉沉细。

中医诊断：① 腹痛；② 泄泻（寒湿困脾）。

西医诊断：慢性结肠炎。

治法：健脾利湿，温中散寒。

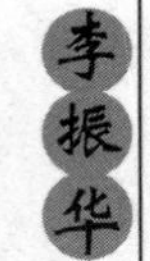

处方：四君子汤加味：党参10g，白术10g，茯苓15g，泽泻10g，肉桂10g，炮姜10g，吴茱萸6g，厚朴10g，砂仁8g，焦三仙各12g，甘草3g，薏苡仁30g。5剂，水煎服。

医嘱：忌食生冷油腻，宜清淡富于营养。

二诊：1992年8月16日。痛泻均止。舌淡红，苔薄白，脉缓。

处方：桂附理中丸，每服6g，日3次。

随访半年，病未复发。

【按语】患者因过食生冷，寒湿伤脾，中阳受遏，脾运失司，胃失受纳，故脘腹闷胀，食欲不佳。脏腑气机不利，经脉失养而致脐腹疼痛；寒湿困脾故肢体困倦。脾虚化源不足，故见形瘦，面色无华，舌脉均为寒湿困脾，脾虚失运之证。治以健脾利湿、温中散寒，药以党参、白术、茯苓益气

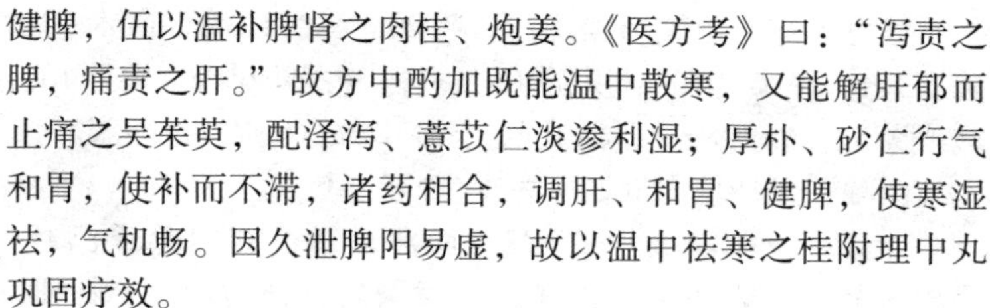

健脾，伍以温补脾肾之肉桂、炮姜。《医方考》曰：“泻责之脾，痛责之肝。”故方中酌加既能温中散寒，又能解肝郁而止痛之吴茱萸，配泽泻、薏苡仁淡渗利湿；厚朴、砂仁行气和胃，使补而不滞，诸药相合，调肝、和胃、健脾，使寒湿祛，气机畅。因久泄脾阳易虚，故以温中祛寒之桂附理中丸巩固疗效。

腹　胀

腹胀属脾胃病常见病证，脾虚气陷清阳不升，出现脘腹胀满，食后尤甚，甚则久坐努责而致脱肛，用补中益气，升举清阳法常收佳效。

腹胀脾虚气陷证，用补中益气汤加减治疗

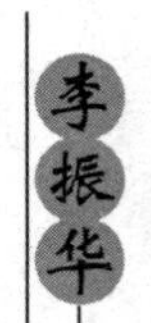

病例

徐某，女，32 岁。于 1991 年 9 月 12 日来诊。

主诉：腹部胀满，大便不爽 10 余年。

病史：1980 年初因脘腹胀满，大便不爽，久坐努责，肛门重坠，到某医院检查，诊断为肠结核，采用对症疗法，病情时轻时重，一直没能根治。现脘腹胀满，食后尤甚，大便不爽，肛门下坠。形体消瘦，面色萎黄，神疲乏力，纳食日减。舌淡红，苔薄白，脉沉迟。

中医诊断：腹胀（脾虚气陷）。

西医诊断：肠结核。

治法：补中益气，升举清阳。

处方：补中益气汤加减：黄芪20g，党参10g，白术10g，陈皮10g，旱半夏10g，枳壳10g，木香6g，升麻6g，沉香10g，炮姜炭5g，砂仁8g，厚朴10g，炙甘草5g。5剂，水煎服。

医嘱：保持情志舒畅，忌食生冷油腻。

二诊：1991年9月29日。腹胀已消，肛门坠重已减，食欲渐振，唯大便三日不通，舌质淡红，苔薄白，脉沉细。清气初升，阴血尚亏，肠腑失于濡润，适当加入温润之品。

处方：补中益气汤加减：黄芪20g，党参10g，白术10g，陈皮10g，旱半夏10g，枳壳10g，厚朴10g，升麻6g，砂仁8g，炮姜炭5g，黑芝麻10g，肉苁蓉10g，炙甘草5g。5剂，水煎服。

三诊：1991年10月6日。大便通畅，腹胀已除。近因工作繁忙，劳累过度，腹胀又作，头晕且痛，食欲尚佳，舌淡苔薄，脉沉细。治当益气升清，健脾助运。

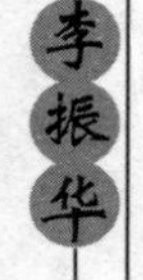

处方：补中益气汤加减：黄芪20g，党参10g，白术10g，陈皮10g，升麻6g，白术10g，炮姜10g，厚朴10g，砂仁6g，枳壳10g，细辛5g，柴胡10g，天麻10g，炙甘草6g。5剂，水煎服。

四诊：1991年10月15日。胀减痛消，大便通畅，食欲转佳，舌淡苔薄，脉缓，改用补中益气丸（浓缩）3盒，每服8粒，日3次，以巩固疗效。

【按语】该患者素体气虚，久病脾胃损伤致脾运失健，胃纳失司，脾虚气陷，清阳不升而致诸症。治以补中益气，升举清阳。首剂取黄芪、党参、白术、炙甘草健脾益气；陈皮、旱半夏、枳壳、木香、沉香以行气除胀；升麻升举清阳；炮姜炭以温中散寒；砂仁、厚朴行气消积；诸药合用，则气行湿化，清阳得升则腹胀及肛门重坠消减，二诊大便三日不通，乃用黑芝麻、肉苁蓉润肠通便。后因劳累过度，出现病情反复，兼见头痛眩晕，故方中配以柴胡、细辛、天麻以消头痛眩晕之苦，继服补中益气丸以巩固疗效。

呕 吐

呕吐是指胃失和降，气逆于上，胃中之物从口吐出的病证。虽病位在胃，但与肝脾密切相关。依其病机，临床分虚呕、实呕两大类。治疗时，在辨证论治基础上配合和胃降逆法。

一、温中散寒，疏肝和胃治呕吐

病例 1

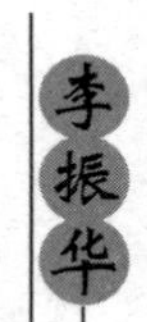

董某，男，43 岁。于 1992 年 10 月 19 日来诊。

主诉：胃痛 5 日，昨起恶心呕吐。

病史：胃脘疼痛已多年，时轻时重，经当地医院诊为慢性胃炎，病发时服维生素 U、普鲁苯辛等药物对症治疗。此次胃痛已 5 日，服西药无效，疼痛不减，晨起忽增呕吐，时时泛恶，吐出水液稀涎，口苦而黏，大便溏而不爽，嗳气酸腐，形体消瘦，面色少华。舌质紫暗，苔白腻，脉弦细。

中医诊断：呕吐（肝胃不和，中虚寒盛）。

治法：温中散寒，疏肝和胃。

处方：附子理中汤、六君子汤合左金丸加减：陈皮 10g，旱半夏 10g，苏梗 10g，枳实 10g，制附子 6g，干姜 10g，吴茱萸 5g，黄连 6g，槟榔 10g，茯苓 15g，白术 10g，丁香 5g，

甘草3g。5剂，水煎服。

医嘱：忌食生冷、油腻食品。

二诊：1992年10月15日。呕吐止，仍有腹胀，大便不畅，得矢气较舒，舌淡红，苔薄白稍腻，脉沉细。

处方：香砂温中汤加减：白术10g，茯苓15g，陈皮10g，旱半夏10g，香附10g，砂仁8g，厚朴10g，枳壳10g，焦三仙各12g，乌药10g，西茴10g，木香6g，甘草3g。

三诊：1992年11月9日。上方药连服20余剂，诸证消失，食欲转佳，精神恢复，胃痛、呕吐未犯。

【按语】本例由于久病胃痛，脾胃虚寒，土壅木郁，复因饮食所伤，胃失和降而致呕吐。时时泛恶，呕吐，吐出水液稀涎，嗳气酸腐为肝胃不和，木郁作酸；胃失和降，肝气上逆则口苦；便溏不爽，形体消瘦，面白无华，苔白腻属脾虚征象。急则治标，故首方重在散寒消食而止呕，用制附子、干姜、陈皮、旱半夏、丁香温中和胃，降逆止呕；苏梗、枳实、槟榔降气消食导滞；佐以黄连、吴茱萸辛开苦降而和中，白术、茯苓健运脾胃。药后肝胃气降，痰食得消，呕吐则止，然患者脾胃素弱，健运失职，仍有腹胀，大便不畅，矢气较舒，形瘦神疲，面白无华，舌淡苔白，脉沉细，故继用健脾行气助运之法以治本，药取白术、茯苓、甘草、陈皮、旱半夏、砂仁健脾和胃；香附、厚朴、枳壳、木香、西茴、乌药疏肝行气；焦三仙助胃纳食。药后肝气条达，脾气健运，纳化功能恢复，则胃痛呕吐痊愈，饮食增加，诸症消失。

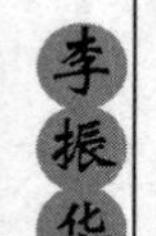

二、芳香化浊，清热降逆治呕吐

病例2

王某，男，47岁。于1991年7月12日来诊。

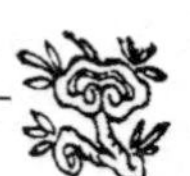

主诉：恶心呕吐2月余。

病史："五一"节后，突然出现恶心呕吐，嗳气泛酸，头晕不适，经钡餐透视，脑部拍片检查，未发现异常病变，遂按神经性呕吐以西药治疗，服药多日，效果不佳，特转中医治疗。现仍恶心呕吐，嗳气频繁，头晕乏力，动则气短，纳谷不香，口黏无味，厌食油腻，睡眠尚可，二便通畅。舌质红，苔黄腻，脉弦滑。

中医诊断：呕吐（湿热阻胃，湿盛于热）。

西医诊断：神经性呕吐。

治法：芳香化浊，清热降逆。

处方：温胆汤加味：白术10g，茯苓15g，陈皮10g，旱半夏10g，苍术10g，厚朴10g，枳壳10g，竹茹10g，藿香10g，佩兰10g，焦三仙各12g，甘草3g。5剂，水煎服。

二诊：1991年7月17日。呕吐已止，恶心好转，气短减轻，大便一日一行，小便黄。舌质稍红，舌根苔黄，脉滑。

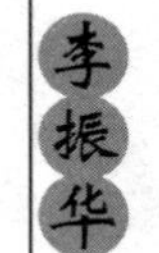

处方：香砂温中汤加减：白术10g，茯苓15g，陈皮10g，旱半夏10g，砂仁8g，藿香10g，佩兰10g，竹茹10g，黄芩10g，焦三仙各12g，甘草3g。5剂，水煎服。

三诊：1991年7月23日。各种症状消失，二便正常。舌淡苔薄白，脉缓和有力。

处方：香砂养胃丸，每服6g，每日3次。

【按语】本例呕吐属于肝胃不和，湿热阻滞脾胃所致。脾主运化水湿而又恶湿。"五一"之后，湿热转盛，犯及于脾，阻滞气机，胃失和降而致呕吐。治宜芳化湿浊，和胃降逆止呕。方中用白术、茯苓、苍术、厚朴健脾化湿；陈皮、旱半夏、砂仁、藿香、佩兰化湿和胃止呕；枳壳、黄芩、竹茹降气清热，和胃止呕；焦三仙和胃助消化；甘草调和诸药。

全方用之使湿热除，肝气疏，胃气降，呕吐止。

三、健脾理气，和中降逆止呕吐

病例3

黄某，女，24岁。于1992年1月9日来诊。

主诉：恶心呕吐5日。

病史：近四五天来，恶心、呕吐，不欲饮食，食入即吐，只有进食酸味食品时呕吐稍轻，头晕思睡，周身倦怠无力，表情痛苦。舌体胖大，边有齿痕，舌质淡红，苔薄白，脉滑。平时无其他不适，停经已近两个月。

中医诊断：妊娠恶阻（胃虚气逆）。

西医诊断：妊娠反应。

治法：健脾理气，降逆止呕。

处方：香砂六君子汤加味：党参10g，白术10g，茯苓15g，陈皮10g，旱半夏10g，藿香10g，砂仁6g，苏梗10g，广木香6g，黄芩10g，甘草3g，生姜3片。水煎服。

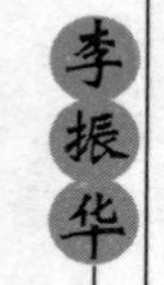

医嘱：① 忌食生冷辛辣食物；② 注意休息。

上方服用7剂，呕吐痊愈。

【按语】本例显系妊娠恶阻。患者已婚停经、脉滑，喜食酸食，显系妊娠，其恶心呕吐为妊娠反应所致。观其体倦神疲思睡，舌体胖大，边有齿痕，可知其呕吐乃由脾胃虚弱所致。脾胃虚弱，复因妊娠以后，气血聚于胞宫以养胎，冲脉之气上逆，胃失和降故致呕吐。治宜健脾和中，降逆止呕。用香砂六君子汤加味，方中党参、白术、茯苓、甘草健脾益气；陈皮、旱半夏、木香、砂仁理气和中止呕；藿香、苏梗芳香和胃，降逆止呕；黄芩、生姜为安胎止呕圣药。诸药合用，脾气健运，胃气和降，呕吐自止。

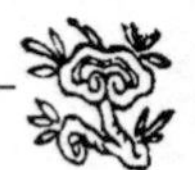

四、豁痰降逆，疏肝和胃治呕吐

病例 4

张某，男，40 岁，于 1979 年 9 月 3 日初诊。

主诉：呕吐已 10 余天。

病史：近 10 余天来，每于饭后即呕，吐出胃内未消化食物，经某医院诊为神经性呕吐，经治疗，效不佳。现腹胀食少，胸闷短气，食后即吐，吐出不消化食物，疲倦乏力。舌苔腻微黄，脉弦。

中医诊断：呕吐（痰气内阻，肝胃不和）。

治法：豁痰降逆，疏肝和胃。

处方：二陈汤合丁香柿蒂汤加减：白术 9g，茯苓 15g，旱半夏 9g，陈皮 12g，香附 9g，白蔻仁 6g，竹茹 12g，西茴 9g，吴茱萸 5g，丁香 5g，柿蒂 12g，代赭石 15g，佛手 9g，广木香 6g，生姜 6g，甘草 3g。6 剂，水煎服。

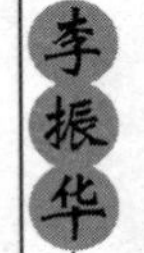

二诊：9 月 9 日。呕吐已止，但仍感疲倦乏力，脉象较前和缓，舌质淡红，苔薄白，为中气不足之象，法当益气健脾。上方加党参 15g。又服 5 剂。精神恢复，食欲正常，诸症消失，未再复发。

【按语】据脉症分析，本例系痰饮内停，肝气犯胃，胃气上逆而呕。由于胃失和降，湿阻气机，有化热征象，故呕吐兼见舌苔微黄。方中白术、茯苓、旱半夏、陈皮、生姜、甘草、柿蒂豁痰健脾，和胃止呕；香附、广木香、佛手、白蔻仁、吴茱萸、丁香、西茴芳香化浊，理气降逆。祛湿当以温药和之，故用辛苦温热之丁香、柿蒂、西茴、吴茱萸。化热则用甘苦寒之竹茹、代赭石。总之扶正祛邪，以祛邪为主；寒温并用，以温为主。相辅相成，故收效较著。

呃 逆

呃逆是指气逆上冲，喉间呃呃连声，不能自主为主要表现特征的病证，由胃气上逆动膈而成。病机上有寒热虚实之分，同时与肝胃关系功能失调密切相关，治疗上当在辨证论治基础上配合降逆止呃之法。

一、肝气犯胃，胃气上逆之呃逆，用理气和胃，降逆止呃法

病例 1

杨某，女，48 岁。于 1992 年 4 月 20 日来诊。

主诉：呃逆连声，不能自主，反复发作 1 年余。

病史：素有胃气痛，每逢生气时则呃逆不断，如此已一年有余。现呃逆连声，不能自主，胸中满闷，有时胃脘隐痛胀满，甚则恶心呕吐，胃纳滞呆，二便正常。舌质淡红，苔薄白微腻，脉弦细。

中医诊断：呃逆（肝胃不和）。

西医诊断：膈肌痉挛。

治法：疏肝和胃，降逆止呃。

处方：六君子汤合丁香柿蒂汤加减：白术 10g，茯苓 15g，旱半夏 10g，陈皮 10g，枳实 10g，降香 10g，竹茹 10g，枇杷叶 10g，丁香 5g，柿蒂 15g，代赭石 20g，甘草 3g，生姜 3 片为引。6 剂，水煎服。

医嘱：忌食生冷，油腻。

二诊：1992 年 4 月 26 日。现呃逆偶尔发作，胃痛已止，食欲转佳，舌淡红，苔薄白，脉缓和有力。药已中病，原方继服。

三诊：1992 年 4 月 30 日。上药又进 3 剂，呃逆止，胃痛消，食欲转好，食量增加。舌淡红，苔薄白，脉和缓有力。改用丸药，巩固疗效。

处方：香砂养胃丸，每服 6g，日 3 次。

【按语】 本例呃逆，为肝气犯胃所致。患者每逢生气则呃逆连声不断，属肝郁犯胃，胃失和降。胸中满闷，胃脘痞满，恶心呕吐，亦属胃失和降，气滞不畅之象。治宜疏肝和胃，降逆止呃。方用白术、茯苓健脾和胃，以御肝乘；降香、竹茹、杷叶、丁香、柿蒂、代赭石降逆止呃并止呕。服药后气机得舒，胃气和降，呃逆自止。

二、胃中寒凝，胃气上逆之呃逆，用温胃散寒，降逆止呃法

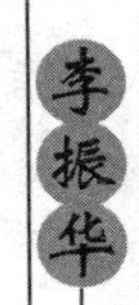

病例 2

王某，男，38 岁。于 1992 年 4 月 3 日来诊。

主诉：近月呃声连连。

病史：上月某日食凉菜较多，觉脘腹微痞不舒，继则呃逆连声不止，大便微溏，曾到当地医院检查，诊断为膈肌痉挛，服西药时减轻，过后则呃逆连声如前。现脘腹痞满不舒，呃声连连不休，遇寒加重，遇热稍缓解，畏寒怕冷，手足欠温，喜热食，口不渴，大便微溏，形体偏瘦，面色少华。舌质淡红，苔薄白，脉迟而无力。

中医诊断：呃逆（胃中寒冷）。

西医诊断：膈肌痉挛。

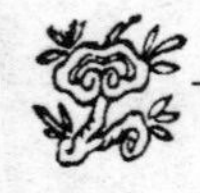
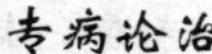

治法：温胃散寒，降逆止呃。

处方：丁香柿蒂汤、理中汤合良附丸加减：丁香5g，柿蒂15g，党参10g，白术10g，茯苓15g，陈皮10g，白蔻仁10g，高良姜10g，香附10g，乌药10g，西茴10g，甘草6g，生姜3片为引。3剂，水煎服。

医嘱：忌食生冷、油腻食物。

二诊：1992年4月7日。呃止，脘腹痞满不舒亦有缓解，食欲增加。舌淡红，苔薄白，脉迟。改以丸药温中培土，以巩固疗效。

方药：桂附理中丸，每服1粒，每日3次。

【按语】本例呃逆因过食凉物，寒遏胃阳，胃失和降，治宜温胃散寒，降逆止呃。用丁香柿蒂汤，理中汤，良附丸合方加减治之。方中高良姜、香附温胃散寒；丁香、柿蒂、陈皮、白豆蔻降逆止呃；党参、白术、茯苓、炙甘草健脾益气；乌药、西茴温里散寒。药证相符，则数剂而愈。

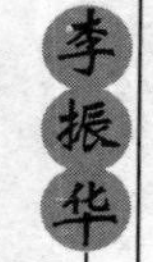

噎　膈

噎嗝是以吞咽食物哽噎不顺，甚则食物不能下咽，食入即吐为主要表现的病证，其成因多由痰气、血瘀阻于食道，使食道狭窄以致不通所致。本例患者属食道狭窄所致噎嗝，属痰瘀阻滞，治用化痰行瘀，活血降逆法，用二陈汤合旋覆代赭汤加白术、沉香健脾和胃降气；加丹参、郁金、桃仁、红花等活血化瘀以治之。

噎嗝痰瘀中阻证，治用化痰行瘀，活血降逆法治之

病例

卞某，男，57岁。于1992年9月10日来诊。

主诉：胸痛、吞咽不畅20余天。

病史：素有胃病史，常在食后胃脘疼痛约半小时左右，曾在当地医院检查，诊为慢性胃炎，用西药对症治疗，病情时轻时重，一直未曾根治，上月中旬，忽然当胸而痛，进食哽噎不畅，近日病情加重，吞咽困难，仅能进稀汤，患者不愿做胃镜更惧手术，特转中医诊治。患者形体偏瘦，面色萎黄，神疲乏力。舌质偏红，苔黄，脉弦细。

中医诊断：噎膈（痰瘀中阻）。

治法：化痰行瘀，活血降逆。

处方：二陈汤合旋覆代赭汤加减：白术10g，陈皮10g，旱半夏10g，茯苓15g，丹参20g，桃仁10g，红花10g，沉香5g，旋覆花10g，代赭石20g，枳实10g，郁金10g，黄连5g，干姜10g，甘草3g。5剂，水煎服。

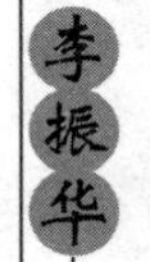

医嘱：忌食生冷油腻。

二诊：1992年9月16日。心口疼痛明显减轻，自觉咽食物较前顺利，药已中病，当守方再用。上药继服15剂。

三诊：1992年10月4日。胸部不痛，吞咽较前顺利，每餐能进点软馒头，说明药证相符，且已中病。虽然症状减轻，然痰瘀阻滞病机非数日可以改变，现辨证仍有痰瘀中阻，继用化痰行瘀，活血降逆法治疗。由于噎膈病在食道，属胃气所主，欲求根治，还须从脾胃着眼治之，故复诊在化痰活瘀的同时，还当以健脾培土法为主治疗，李老改用香砂六君子汤加味以健脾温中，理气降逆，加川贝母、郁金、桃仁化痰祛瘀。

处方：香砂六君子汤加味：党参10g，白术10g，茯苓15g，陈皮10g，旱半夏10g，砂仁8g，香附10g，厚朴10g，

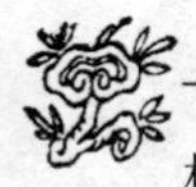

枳壳10g，川贝母10g，郁金10g，桃仁10g，甘草3g。20剂，水煎服。

四诊：1992年10月28日。诸症基本消失。本病脾虚为本，继以健脾理气、化痰祛瘀为法，香砂六君子汤加瓜蒌、薤白理气祛痰，三棱、莪术活血祛瘀，继续服药，巩固疗效。

处方：香砂六君子汤加味：党参10g，白术10g，茯苓15g，陈皮10g，香附10g，砂仁8g，厚朴10g，枳壳10g，郁金10g，瓜蒌10g，薤白10g，三棱10g，莪术10g，甘草3g。15剂，水煎服。

6个月后追访，噎膈症状消失，未再复发。

【按语】噎指吞咽哽噎不顺，进食不畅；膈指饮食不下格拒不通。本证表现为吞咽困难，能进稀粥，哽噎不顺，当为噎证，乃痰瘀阻滞食道所致。由于患者素有胃病，久病脾虚肝郁，气滞血瘀，瘀血内阻，脾失健运，湿蕴生痰，痰瘀阻滞，随肝气上逆，乃致吞咽困难，哽噎不畅，发为噎证。本着急则重在治标，以化痰行瘀、活血降逆为主，减轻时重在治本的原则，主以健脾温中，和胃降逆，佐以理气祛痰、活血祛瘀法治之而愈。所用药物：党参、白术、茯苓、甘草健脾补中，调理脾胃；郁金、陈皮、半夏、川贝母、瓜蒌行气化痰；丹参、桃仁、红花、三棱、莪术活血祛瘀；沉香、代赭石沉降逆气，畅食道；黄连、干姜寒温并用理中焦。诸药合用，脾胃调和，痰瘀得除，肝胃之气下降，进食顺畅而愈。

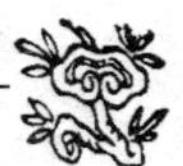

纳　差

纳差属于中医脾胃病范畴，表现为食欲不振，不思茶饭或食之无味，常伴有体重减轻，起因多为饮食所伤，湿浊中阻，情志不遂，思虑伤脾，脾胃受损，运化失职，致食欲减退，食而无味。

健脾理气，和胃调中，消食助运，使胃纳得复，饮食正常

病例

张某，男，3岁。于2005年7月16日来诊。

代诉：纳差不思食1年余。

病史：患儿近1年余纳差，不思饮食，腹胀，大便不干。家长曾予以山楂丸、酵母片、健胃消食片等药物治疗，收效甚微，现症见：面色微黄，形体稍瘦，不思饮食，每日进食不足50g，择食，大小便正常，指纹紫红。舌质淡红，苔薄白，脉细弱。

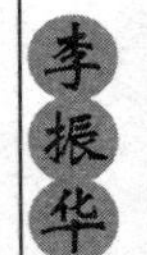

中医诊断：纳差（脾失健运）。

西医诊断：消化不良。

治法：健脾和胃消食。

处方：香砂温中汤加减：白术3g，苍术3g，茯苓4g，砂仁2g，枳实3g，桂枝1g，厚朴3g，吴茱萸1g，鸡内金3g，甘草1g。7剂，水煎服。

医嘱：饮食规律，停饮各种饮料。

二诊：2005年7月24日。食欲增加，腹胀减轻。舌质

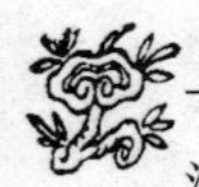

淡红，苔稍白腻，脉细。由于胃主纳，脾主运，纳运相协，脾主为胃行其津液，脾气健运则胃纳功能恢复，故食欲渐增。“胃为多气多血之府”，病久食积较重，故酌加归肝、胃经之穿山甲消积化食。舌苔稍白腻乃因脾运失健，湿浊内生，以碍脾胃运化，故酌加白蔻仁芳香化湿、行气温中，调和脾胃。

处方：香砂温中汤加减：白术3g，苍术3g，茯苓4g，白蔻仁3g，厚朴4g，桂枝1g，吴茱萸1g，砂仁2g，鸡内金3g，穿山甲3g，甘草1g。7剂，水煎服。

症状消失，食欲增强，饮食较前增加。半年后随访，患儿饮食正常。

【按语】本例为3岁小儿，食欲差，每日进食不足50g，择食，且伴有面色微黄，形体稍瘦等症，当辨为脾失健运之纳差。人体的精神气血都由饮食五味所资生，《素问·至真要大论》曰：“夫五味入胃，各归所喜……甘先入脾……”，“脾胃为后天之本”。脾气通于口，脾不和则口不能知五味，故食欲不佳，治疗当予健脾和胃之剂，酌加行气消食之品，以加强运脾作用。欲健脾者，旨在运脾，故用鸡内金使健中有消，具有运脾、醒脾作用，并酌加归肝、胃经之穿山甲消食化积。综观本例，健脾、运脾、醒脾共用而治脾调胃消积，则诸症渐愈。

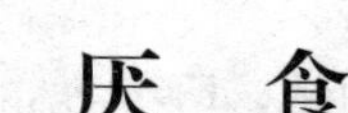

厌食

厌食是指食欲减退或消失，原因多为饮食不节、痰湿内蕴，脾胃虚弱，虫积食滞，胃阴不足等，治以健脾和胃，促

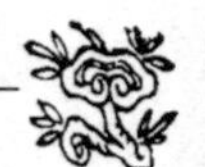

进脾胃运化功能为本，针对不同病因，对症施治。

温肾健脾，以助运化

病例

郭某，男，58岁。于2005年7月16日来诊。

主诉：食而无味，不知饥饿6月余。

病史：6个月前无明显诱因出现饮食无味，不知饥饿，先后服用人参鹿茸片等效果不佳。在郑州市某医院确诊为“浅表性胃炎”，未予正规治疗。现纳差，饮食无味，不知饥饿，形寒怕冷，小便清长，大便溏薄，面色萎黄。舌体胖大，舌质稍暗红，苔白厚腻，脉濡滑。

中医诊断：厌食（脾肾阳虚）。

西医诊断：浅表性胃炎。

治法：温肾健脾，助阳化气。

处方：白术10g，茯苓15g，炒薏苡仁30g，泽泻15g，苍术10g，厚朴10g，吴茱萸5g，补骨脂10g，桂枝6g，白芍12g，乌药10g，焦三仙各12g，甘草3g。14剂，水煎服。

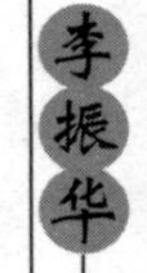

医嘱：清淡饮食，忌食生冷、辛辣油腻食物，戒烟酒；保持心情舒畅，适度体育锻炼。

二诊：2005年8月6日。自觉稍有饥饿感，胃胀消失。纳差稍有好转，大便溏薄，日行1次，形寒怕冷。舌体稍胖大，舌质稍暗红，苔稍白腻，脉虚滑。上方继服14剂。

三诊：2005年8月20日。纳差又有好转，有饥饿感，形寒怕冷症状消失，大便不成形，日1次。舌体胖大，舌质暗红，苔稍白腻，脉弦。

处方（李老经验方）：香砂温中汤加减：太子参12g，白术10g，茯苓12g，陈皮10g，旱半夏10g，香附10g，砂仁

10g，刘寄奴15g，厚朴10g，桂枝5g，白芍10g，西茴10g，乌药10g，木香6g，郁金10g，白蔻仁10g，佛手10g，泽泻15g，炒薏苡仁25g，甘草3g。7剂，水煎服。

四诊：2005年9月3日。厌食有明显好转，饥饿感增强，味觉有所改善。舌体稍胖大，舌质稍淡，苔稍白腻，脉弦滑。上方去白蔻仁、佛手，加萝卜种18g、青皮10g。14剂，水煎服。

五诊：2005年9月17日。饮食较前明显好转，有饥饿感，但近日凉食后病情稍有反复。胃脘觉凉，双下肢发凉。舌体稍胖大，舌质稍淡，苔稍白腻，脉弦细。上方加焦三仙各12g。20剂，水煎服。

六诊：2005年10月10日。腰部及双下肢发凉，纳寐尚可，大便稍溏。舌体胖大，舌质红，苔正常，脉弦细。

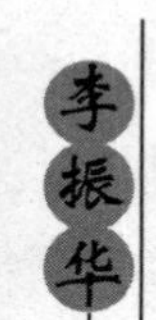

处方：香砂温中汤加减：太子参12g，白术10g，茯苓12g，陈皮10g，旱半夏10g，香附10g，砂仁10g，刘寄奴15g，厚朴10g，桂枝5g，白芍10g，西茴10g，乌药10g，木香6g，郁金10g，泽泻15g，炒薏苡仁25g，吴茱萸5g，龙齿15g，甘草3g。15剂，水煎服。

患者饮食佳，腰部及双下肢无发凉症状消失，纳寐可，大便正常。停药半年后追访患者，病未复发。

【按语】 厌食一病以不思饮食或欲食而食不多为主症，多由脾胃虚弱，或痰湿阻滞中焦，气机升降失司，运化失常而致。其病位在脾胃，但亦与肝、肾等脏腑密切相关。本例因脾运失常为主，故有纳差，饮食无味，不知饥饿之症；脾损日久及肾，阳气耗伤，则形寒怕冷，大便溏薄，辨证为脾肾阳虚之证。药用白术、茯苓、炒薏苡仁、泽泻、桂枝、焦三仙以温阳健脾，助运利湿，消食和胃；苍术、乌药与厚朴

以达燥湿、健脾、行气之效；吴茱萸、补骨脂温肾健脾，助阳止泻且止呕；白芍合甘草调和肝脾。诸药合用，共奏温肾健脾，助阳化气之效，在此基础上，依其病机灵活辨证用药而使病愈。

胃 缓

胃缓是指长期饮食失节或七情内伤，或劳倦过度，导致中气下陷，升降失常，导致胃脘痞满，辘辘有声，嗳气不舒等脾胃虚弱为特征的病证。胃缓的记载首见于《内经》，如《灵枢·本脏》曰："脾应肉……肉䐃不坚者胃缓。"西医的胃下垂，各种慢性病中所出现的胃肠功能障碍可有类似胃缓的症状。

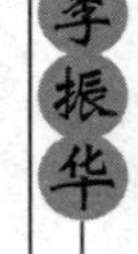

补气健脾，和胃助运，以治胃缓

病例

方某，男，56岁。于1992年6月4日来诊。

主诉：腹胀纳差，心下痞闷半年余。

病史：1991年底，天冷食凉致腹胀纳差，心下痞闷，食后加重，腹部有下坠感，经某医院钡餐检查提示胃下垂，服用中西药治疗半年余，未见明显好转。现形体消瘦，面色萎黄，腹胀食后加重，腹部有下垂感，振动时可有水声，神疲纳差，进食生冷则不舒，口淡不渴，背后恶风。舌淡红，苔薄而滑，脉沉细而弦。

中医诊断：胃缓（中气下陷，水饮内停）。

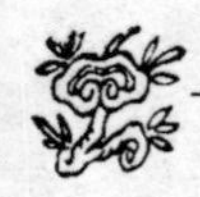

西医诊断：胃下垂。

治法：健脾升阳，温化寒饮。

处方：补中益气汤加减：黄芪20g，党参12g，茯苓30g，白术10g，陈皮10g，枳壳20g，升麻5g，旱半夏10g，柴胡6g，佛手10g，炙甘草6g，炒萝卜子10g，桂枝6g，肉桂10g。5剂，水煎服。

医嘱：忌食生冷和刺激性食物。

二诊：1992年6月10日。诸症明显减轻，食欲增加。舌淡，苔薄白，脉弦细。说明脾运渐复，寒饮得化，效不更方，继服上方。15剂，水煎服。

三诊：1992年6月25日。背部恶风已除，余症大减，唯腹部仍有轻度下坠感，食后稍有不舒。舌淡红，苔薄白，脉弦。

处方：补中益气汤加减：黄芪20g，党参12g，肉桂5g，白芍15g，升麻8g，茯苓15g，白术15g，枳壳10g，香附10g，厚朴10g，砂仁8g，焦三仙各12g，甘草3g。60剂，水煎服。

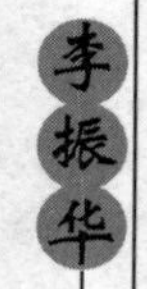

四诊：1992年8月30日。上药连用两月余，饮食佳，体重增，诸症消。舌淡红，苔薄白，脉和缓有力。病已初愈，当以丸药巩固之。

处方：香砂养胃丸，每服6g，日3次。

【按语】本例天冷食凉，致使寒邪客于中焦，累及脾阳，脾失健运，水湿内停，聚而为饮，留于肠胃之间，阻遏气机，升降失常，故见腹胀，食后加重，腹部有下垂感，伴有振水声，神疲纳差；饮为阴邪，阳气不展，故见进食生冷则不舒，口淡不渴，背部恶风；脾胃阳虚，气血化源不足，故见形体消瘦，面色萎黄，神疲乏力，脉象沉细，当属饮邪中伤脾阳，

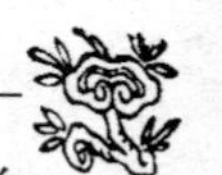

中气下陷之胃缓。故治以黄芪、党参、茯苓、白术、甘草益气健脾；加入陈皮、旱半夏取二陈汤意以化痰湿；枳壳、佛手、炒萝卜子行气导滞；李老认为升阳之本在于实脾，实脾在于温阳益气，故以肉桂、桂枝温运脾阳，柴胡、升麻协参芪斡旋中州，升发阳气，诸药相合，使脾胃阳充，纳化有常，升降相因，弛张之筋肉得以温养，下降之内脏得以升提，则胃缓诸症自愈。

嗳　气

嗳气是脾胃疾病的常见症状，指气从胃中上逆，出而有声，其声沉长，乃胃气上逆所致，其因多为肝胃不和，脾胃虚弱，或饮食停滞等造成。治用健脾疏肝，和胃降逆法。以香砂温中汤加丁香、柿蒂，尤其是大黄炭用于顽固嗳气，是李老独特治疗经验。

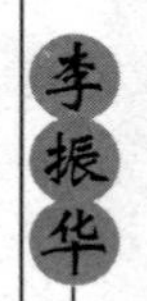

嗳气日久，顽固不止加用大黄炭治疗

病例

胡某，女，40 岁。于 2005 年 7 月 30 日来诊。

主诉：嗳气频作 4 年，胃痛时发 1 年余。

病史：患者长期在外打工，饮食无规律，于 2001 年出现嗳气，经中西药物治疗效果不佳。2004 年 4 月出现胃痛，脘腹痞满，嗳气加重，食后更甚，近半年内又出现头晕。现嗳气频作，食后更甚，胃脘隐痛，脘腹胀满，头晕，饮食减少，二便正常。舌质淡，体胖大，苔白腻，脉弦细。

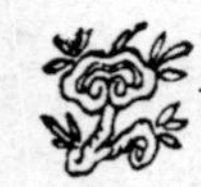

2005年7月20日彩超提示：慢性胆囊炎；胃镜示：慢性胃炎。

中医诊断：嗳气（脾胃气虚，肝胃不和）。

西医诊断：慢性胆囊炎，慢性胃炎。

治法：健脾疏肝，和胃降逆。

处方：香砂温中汤加味：白术10g，茯苓15g，陈皮10g，旱半夏10g，香附10g，砂仁8g，厚朴10g，木香6g，桂枝6g，白芍12g，西茴10g，乌药10g，丁香5g，柿蒂15g，萝卜种18g，白蔻仁10g，佛手12g，大黄炭12g，甘草3g。10剂，水煎服。

医嘱：情志舒畅；饮食清淡，定时少食多餐；勿使过劳。

二诊：2005年8月9日。嗳气明显减轻，胃痛胀满亦减，食后仍有胀痛不舒，头晕减轻，饮食增加。方证相符，脾气日趋健运，肝气亦舒，胃气和降，效不更方。仍以健脾疏肝，和胃降逆法，上方加吴茱萸5g、枳实10g以加强温中和胃降逆之力。10剂，水煎服。

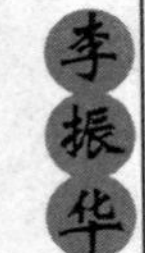

三诊：2005年8月23日。嗳气已止，胃痛基本消失，停药后近两日仍有轻微胃痛，食欲增加。舌质淡，舌体略胖大，苔薄白稍腻，脉弦细。脾虚尚未完全复健，改用香砂六君子丸每服6g，日3次，温开水送服以巩固疗效。

【按语】本例嗳气，由于饮食劳倦损伤脾胃，土壅木郁，肝气犯胃，肝胃不和，胃气上逆所致。肝气上逆，胃失和降则嗳气不止；脾失健运则胃脘隐痛，饮食减少，脘腹痞胀；肝郁气逆上冲则头晕；舌体胖大，舌淡，苔白腻，脉弦为脾虚湿蕴肝郁征象。治以健脾疏肝，理气和胃，温中降逆法。李老自拟香砂温中汤加味，药用白术、茯苓、陈皮、旱半夏、砂仁、厚朴、木香、桂枝、白芍、甘草健脾温中，和胃降逆；

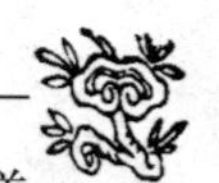

香附、西茴、乌药疏肝理气；加丁香、柿蒂、大黄炭以降逆止嗳；萝卜种下气消胀除满；白蔻仁、佛手芳化湿浊。李老治疗嗳气日久，顽固不愈用大黄炭，认为久病多寒、多积、多瘀，大黄虽以泄热为主，但配以大热之吴茱萸和辛温之桂枝、丁香，“反其气而取其味也”，且大黄炒炭存味，亦减其苦寒之性，本例嗳气久治未愈，故用消散结滞，配热药以荡涤寒积而治愈多年之痼疾。

泄 泻

泄泻是以排便次数增多，粪便稀薄或完谷不化，甚则如水样的一种病证。主要由湿盛与脾胃功能失调所致，是一种常见的脾胃病证，一年四季均可发生，但以夏秋季节较多见。可见于西医的多种疾病，如急慢性肠炎，肠易激综合征，吸收不良综合征等。李老常以健脾、温肾、散寒、化湿、理气、固肠等法取效。

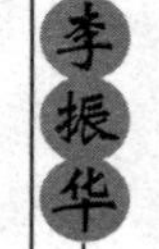

一、以结肠炎方加减治疗五更泄（慢性结肠炎）

病例1

郭某，男，33岁。于2005年6月7日来诊。

主诉：大便溏薄、次数增多6月余。

病史：半年来每日大便3~4次，食少神疲，有轻度腹痛，便后疼痛稍缓解。曾在外院服药治疗，效不佳。现大便次数增多，日3~4次，晨起必泄泻一次，粪质溏薄，甚或有黏液，食少神疲，腹部微痛，泻后则安。舌质稍淡红，体稍

胖大，苔稍薄白，脉细数。

中医诊断：五更泄（脾肾阳虚）。

西医诊断：慢性结肠炎。

治法：温肾健脾，固肠止泻。

处方（李老经验方）：结肠炎方加减：制附子 10g，炮姜 6g，厚朴 10g，泽泻 15g，炒薏苡仁 30g，乌贼骨 10g，五味子 10g，砂仁 6g，白术 10g，茯苓 15g，猪苓 10g，桂枝 6g，苍术 10g，吴茱萸 5g，补骨脂 10g，煨肉豆蔻 10g，赤石脂 20g，干姜 10g，诃子肉 10g，甘草 3g。15 剂，水煎服。

医嘱：饮食清淡，忌食生冷辛辣。

二诊：2005 年 6 月 22 日。大便次数基本正常，也无明显腹痛；大便先干后溏，偶带黏液。舌体稍胖大，苔稍薄白，脉弦细。上方去干姜，继服 15 剂。

三诊：2005 年 7 月 7 日。自觉病情明显好转，大便日一次，先干后溏，偶带黏液，饮食稍差，腹部怕凉。舌体稍胖大，舌质稍红，苔稍薄白，脉弦细数。上方加车前子 18g。15 剂，水煎服。

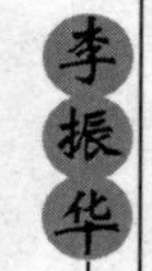

大便正常，余症均消而痊愈。

【按语】 泄泻之证多责之于脾虚湿盛。《景岳全书·泄泻》载："肾为胃关，开窍于二阴，所以二便之开闭，皆肾脏之所主，今肾中阳气不足，则命门火衰……阴气盛极，即令人洞泄不止也。"本例大便次数增多，且每于晨起腹泻一次，此际阳气未振，阴寒较盛，肾中阳气虚衰，脾胃失于温养，运化失常，水谷不化精微，湿浊内生，混杂而下发生泄泻；脾虚气血生化乏源，故神疲；泻后则腑气通利，故泻后则安。舌淡、苔白、脉沉细均为脾肾阳虚之象。治宜温补脾肾，固涩止泻，药用制附子、炮姜温肾暖脾；砂仁、薏苡仁

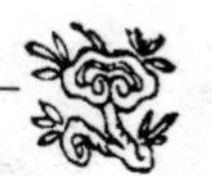

健脾化湿；厚朴、苍术运脾化湿；补骨脂温肾固涩；吴茱萸、肉豆蔻温中散寒；五味子、乌贼骨、诃子肉、赤石脂涩肠止泻；因“利小便可以实大便”，故以五苓散（猪苓、泽泻、白术、茯苓、桂枝）分利小便，湿去泻必止。然病久非短时可复，故需长期守方，务使肾阳得温，脾运得健，湿浊得化，则泄泻可愈。

二、以自拟四神汤加味治疗五更泻（慢性结肠炎）

病例 2

赵某，男，48 岁。于 1989 年 10 月 5 日来诊。

主诉：泄泻 5 年余。

病史：1984 年夏季出现泄泻，服黄连素等西药泄止。此后腹泻间断复发，时轻时重，每因饮食不当，或劳累过度则泄泻加重。经某医院结肠镜检查，诊断为慢性结肠炎，今年夏季以来持续泄泻，每日 3~5 次，每日晨起脐下疼痛肠鸣即泻，食少，四肢乏力，精神倦怠，健忘。

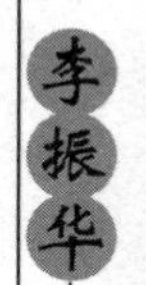

中医诊断：五更泻（脾肾阳虚）。

西医诊断：慢性结肠炎。

治疗：温肾健脾，收涩止泻。

处方：四神汤加味：党参 12g，白术 10g，茯苓 18g，泽泻 12g，桂枝 6g，白芍 12g，砂仁 8g，补骨脂 10g，吴茱萸 5g，煨肉豆蔻 10g，五味子 10g，诃子肉 12g，炒薏苡仁 30g，炙甘草 6g。12 剂，水煎服。

二诊：1989 年 10 月 20 日。黎明时脐下不痛，大便急迫症状减轻，每日大便 2 次成形，食欲增加，精神好转。上方继服 12 剂。

三诊：1989 年 11 月 15 日。大便日 1~2 次，诸症基本消

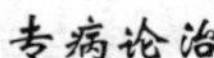

失，嘱服附子理中丸以巩固疗效。

处方：附子理中丸3盒，每服5g，日3次。

3个月后随访未见复发。

【按语】本病系脾肾阳虚，命门火衰，阴寒内盛，故于阳气未复，阴气盛极之黎明肠鸣腹泻。方中煨肉豆蔻、吴茱萸、五味子、补骨脂为四神丸原方，具有温肾，暖脾，止泻之功。据多年临床观察，四神丸药力较缓，故配以白术、茯苓、炙甘草以增强益气健脾，利湿止泻之力；桂枝、白芍协调肝脾，温中止痛；诃子肉配五味子可增收涩之力；砂仁调中行气，使补而不滞，与四神丸相辅相成。本方一般服10剂左右，黎明泻便可缓解。如腹泻下坠，脱肛不收，气短汗出等气虚下陷者，可加黄芪、柴胡、升麻等益气升阳之品；四肢欠温者，可加制附子。

三、以藿香正气散加减治疗泄泻（急性肠炎）

病例3

安某，女，64岁。于1993年1月18日来诊。

主诉：午后发冷发烧、纳呆腹泻6日。

病史：患者因感受风寒，发冷发烧，胃脘胀满，头痛，腹泻，按感冒治疗数日无效。现腹泻纳呆，口中无味，大便日行2~3次，每日下午发冷发烧，体温在37.5℃左右，胃胀疼痛，头痛头重，肢体酸困，精神萎靡，面色萎黄。舌体稍大，边有齿痕，舌质淡红，苔薄白，中部稍厚，脉沉细。

中医诊断：泄泻（寒湿困脾）。

西医诊断：急性肠炎。

治法：散寒除湿，理气和中。

处方：藿香正气散加减：藿香10g，砂仁8g，陈皮10g，

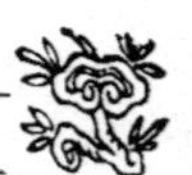

白术 10g，旱半夏 10g，厚朴 10g，茯苓 15g，泽泻 10g，薏苡仁 30g，焦三仙各 12g，甘草 3g，生姜 3 片为引。5 剂，水煎服。

医嘱：适寒暖，忌食生冷油腻。

二诊：1993 年 1 月 23 日。发冷发烧、胃胀满疼痛、头痛头重症状基本消失，腹泻已止，唯胃纳欠佳，不知饥、不欲食，气短乏力。舌淡红，苔薄白，脉沉细无力。

处方：补中益气汤加减：黄芪 20g，党参 10g，白术 10g，陈皮 10g，升麻 10g，柴胡 6g，厚朴 10g，枳壳 10g，茯苓 15g，干姜 10g，焦三仙各 12g，甘草 3g，砂仁 8g。10 剂，水煎服。

症状消失，精神转好，饮食恢复正常。

【按语】患者素体脾胃虚弱，复感寒湿之邪，致脾胃升降功能失司，清浊不分，并走大肠，故见胃脘胀满疼痛、肠鸣、腹泻；湿浊重着黏滞，上蒙清窍，外滞四末，清阳不展，故见头痛头重、肢体酸困；寒湿困表、阳气不足则午后发冷发热；舌体稍大，边有齿痕，舌质淡红，苔薄白，中部稍厚，脉沉细无力为脾胃虚弱，寒湿内盛之象。治以解表散寒、芳香化湿法；以外解风寒，内化湿浊之藿香，配伍陈皮、旱半夏、白术、茯苓以健脾化湿；泽泻、薏苡仁以利湿止泻，同时以厚朴、砂仁行气和胃；诸药相合，共奏良效。由于患者年老脾胃虚弱，中气亏虚，本“泄泻之本，无不由脾胃”，“损者益之”之义，故以补中益气汤益气升清、健脾止泻以善其后。

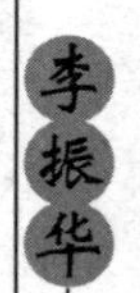

四、以四君子汤加减治疗泄泻（慢性结肠炎）

病例 4

丁某，男，36 岁。于 1992 年 9 月 17 日来诊。

主诉：腹泻1年余。

病史：患者自述1991年麦收时因酷暑汗出过多，口渴难耐，暴饮冷水，旋即大便泄泻，伴腹痛腹胀，不思饮食。一年多来虽服多种抗生素及中药，但病情时轻时重，每因进食寒凉、油腻或不易消化之品则症状加重。现每日晨时大便溏泻，日3~4次，腹胀，纳差，少腹坠痛，肠鸣，身倦乏力，形寒怕冷。舌质淡，体胖大，边有齿痕，苔薄白，脉沉细无力。

肠镜检查：肠黏膜充血水肿，提示慢性结肠炎。

中医诊断：泄泻（脾肾阳虚，寒湿内蕴）。

西医诊断：慢性结肠炎。

治法：健脾温肾，温化寒湿。

处方：四君子汤加减：党参15g，白术12g，茯苓20g，煨肉豆蔻10g，诃子肉10g，桂枝5g，枳壳10g，制附子12g，甘草3g，生姜3片。12剂，水煎服。

医嘱：忌食生冷、油腻及不易消化食品，勿劳累。

二诊：1992年9月30日。大便成形，腹胀消失，纳食如常，为脾肾得以温养，腐熟水谷之能基本复常，体内寒湿已去大半。然仍有少腹下坠，身倦乏力之症，为脾肺气虚，中气下陷尚未复原，再加黄芪30g以补气生阳。24剂，水煎服。

诸症消失，精神好，面色红润，体重增加，大便正常。

【按语】 本案初因饮冷伤及肠胃，久而误治，致使湿盛困脾，脾失健运，正如《景岳全书》所说："脾弱者，因虚所以易泻，因泻所以愈虚。"脾虚泄泻日久及肾，使之"关门不固，则气随泻去，气去则阳衰，阳衰则寒从中生"（《景岳全书》），其愈泻则其愈伤阳愈衰，形成寒湿内蕴，脾肾阳虚之候。方中党参、白术、茯苓、泽泻健脾益气，利水渗湿；枳壳理气调中；桂枝温经通阳；制附子、煨肉豆蔻、诃子肉、生姜温肾助阳，涩肠止泻；甘草和中。诸药共奏健脾温肾，利水渗湿，调理胃肠，培土胜湿之功；使脾健寒去，湿浊得化，脾胃肠道功能复常而泄泻自止。

五、以补中益气汤加减治疗泄泻（慢性结肠炎）

病例5

许某，女，54岁。于1992年4月23日来诊。

主诉：泄泻反复发作3年余，肛门下坠1年。

病史：反复泄泻3年余，近1年来，腹泻频繁，甚则水泻无度，肛门下坠，伴有发热，体温持续在38℃～38.5℃之间，经某医院结肠镜检查，诊断为慢性结肠炎，功能性低热。曾用中西药物治疗，未见明显效果。现腹泻，每日4～5次，体温38.5℃，腹胀隐痛喜按，渴不多饮，食欲欠佳，神疲乏力，气短懒言。舌淡红，苔白腻微黄，脉稍数。

中医诊断：泄泻（脾气虚弱）。

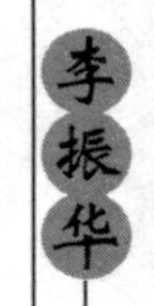

西医诊断：① 慢性结肠炎；② 功能性低热。

治法：健脾止泻，甘温除热。

处方：补中益气汤加减：党参15g，黄芪20g，白术12g，茯苓15g，升麻6g，柴胡6g，木香6g，砂仁8g，葛根12g，黄连5g，焦三仙各12g，甘草3g。7剂，水煎服。

医嘱：忌食生冷、油腻等物。

二诊：1992年4月30日。泄泻减轻，大便日3～4次，体温降至38℃。舌微红，苔黄稍腻，脉稍数。药已中病，原方继服。

三诊：1992年6月2日。上药连服月余，大便稍成形，日行2～3次，体温降至37.5℃左右，腹痛口渴诸症明显减轻，胃纳渐增，精神好转。舌淡红，苔薄白，脉沉细。因脾

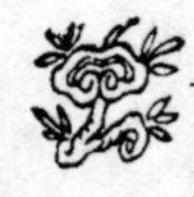

虚日久，故继予补中益气汤加减以培土益气，甘温除热而根除诸疾。

处方：补中益气汤加减：党参15g，黄芪20g，白术15g，陈皮10g，升麻6g，柴胡6g，当归10g，木香6g，砂仁8g，焦三仙各12g，茯苓15g，薏苡仁20g，甘草3g。20剂，水煎服。后随访病已痊愈。

【按语】此案属脾虚致泻，气虚发热，如景岳谓“气本属阳，阳气不足，则寒从中生，寒从中生则阳无所依，而浮散于外，是即虚火假热之谓也”。遵东垣“唯当以甘温之剂，补其中，升其阳，甘寒以泻其火则愈”之法，方中党参、黄芪、白术、甘草益气健脾；柴胡、升麻升举下陷之清阳以止泻；甘凉之葛根解热生津并具升阳止泻之功；其中木香、黄连相配为名方香连丸，以调气坚肠止泻；焦三仙和胃消食使补而不滞；砂仁化湿行气且醒脾和胃。综观全程，补脾益气，升举清阳，甘温除热之时，不忘酌加运脾醒脾和胃之剂，使补而不滞，而获良效。

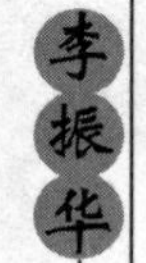

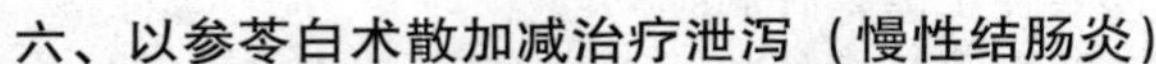
六、以参苓白术散加减治疗泄泻（慢性结肠炎）

病例6

钟某，女，52岁。于1991年9月26日来诊。

主诉：腹泻时愈时发2年余。

病史：1989年6~7月出现腹泻，大便日行3~5次，夹有不消化食物，脘腹胀满不舒，时有嗳气，在某医院作钡剂灌肠检查，诊断为“慢性结肠炎”。经服土霉素、四环素治疗，腹泻虽减，但腹胀纳呆不去，现仍溏便，日行2~3次，有不消化食物，脘腹胀满，偶有嗳气，面色㿠白，纳呆神疲，四肢困重，下肢有时浮肿，以劳累后为甚。舌淡多津，苔白，

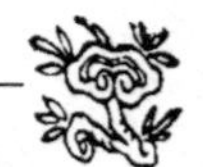

根部微腻，脉濡。

中医诊断：泄泻（脾虚湿阻）。

西医诊断：慢性结肠炎。

治法：健脾益气，和胃化湿。

处方：参苓白术散加减：党参12g，白术10g，茯苓15g，白扁豆10g，山药15g，陈皮10g，旱半夏10g，薏苡仁20g，砂仁8g，藿香10g，白芍12g，甘草3g，焦三仙各12g，木香6g。6剂，水煎服。

医嘱：忌食生冷、油腻、不易消化食物。

二诊：1991年10月4日。脘腹胀满不舒大减，大便日行1~2次。舌淡红，白苔转薄，脉仍濡。患者症状改善，仍以健脾化湿为法。

处方：参苓白术散加减：党参12g，白术10g，茯苓15g，旱半夏10g，陈皮10g，厚朴10g，白扁豆10g，山药15g，薏苡仁20g，砂仁8g，木香6g，焦三仙各12g，甘草3g。10剂，水煎服。

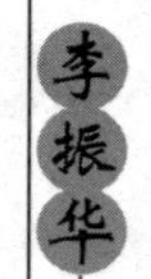

三诊：1991年10月17日。腹泻已止，大便正常，唯稍有饮食不宜则腹泻复发。舌淡红，苔薄白，脉和缓。药已奏效，脾虚渐复，因其久泻脾虚，湿滞易停，继服上药以培补脾胃，巩固疗效。

处方：参苓白术散加减：党参12g，白术10g，茯苓15g，旱半夏10g，陈皮10g，白扁豆10g，山药15g，薏苡仁20g，砂仁8g，木香6g，焦三仙各12g，甘草3g。10剂，水煎服。

诸症消失，随访半年无复发。

【按语】腹泻的发生当责之于脾胃功能障碍。本案以脾胃气虚为主。泄泻日久，脾胃虚弱，脾虚不能运化水谷精微，胃虚不能腐熟水谷，水湿内停、清浊不分，故见腹胀纳呆、

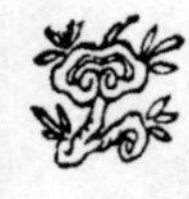

大便溏泻，日行数次，夹有不消化食物；脾主运化、主四肢，湿浊中阻、阳气不能通达四肢，则四肢困重，下肢有时浮肿；脾胃虚弱、气血生源不足，故面色㿠白，神疲乏力。舌淡多津、苔根微腻、脉象濡，均为脾虚湿困之象。如《景岳全书·泄泻》曰："泄泻之本，无不由于脾胃。"本案治以健脾益气，和胃化湿法。药用党参、白术健脾益气；茯苓、白扁豆、山药、薏苡仁健脾渗湿；陈皮、旱半夏、木香化湿理气；藿香辛温散寒，化浊祛湿；焦三仙消食和胃。诸药合用，相辅相成，使脾胃健，湿邪除而病愈。

七、以香砂温中汤加减治疗泄泻（急性胃肠炎）

病例 7

朱某，男，42 岁，工人。于 2006 年 5 月 3 日来诊。

主诉：腹泻 1 周余。

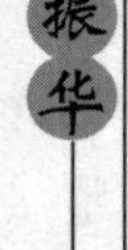

病史：患者自述于 1 周前因过食生冷食物后出现腹泻，服西药黄连素稍好转，3 天前因饮酒又腹泻，再服黄连素复减轻。1 天前又因食油腻及劳累后症状加重。现症见：腹泻，便质稀薄，色淡黄，日 2~4 次，腹部隐隐作痛，喜温喜按，体倦乏力，纳差，睡眠尚可。舌质淡，舌体胖大，边有齿痕，苔稍白腻，脉濡缓。

中医诊断：泄泻（脾虚寒湿）。

西医诊断：急性胃肠炎。

治法：健脾温中，祛湿止泻。

处方：香砂温中汤加减：白术 10g，茯苓 12g，陈皮 10g，旱半夏 10g，香附 10g，砂仁 12g，厚朴 10g，桂枝 10g，白芍 12g，西茴 10g，乌药 10g，木香 6g，郁金 10g，苍术 10g，泽泻 15g，猪苓 10g，吴茱萸 6g，生姜 5 片，甘草 3g，大枣 5

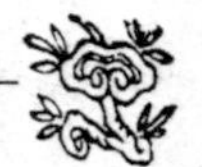

枚。10 剂，水煎服。

医嘱：饮食宜清淡，忌食辛辣、生冷食物。

二诊：2006 年 5 月 13 日。腹部已不痛，大便次数减少、稍成形，乏力困倦减轻，食欲好转，小便色淡黄。舌体稍胖大，苔稍白腻，脉濡。上方继服 10 剂。

腹泻、腹痛消失，大便成形，食欲、精神好转。1 个月后随访，症状消失，未再复发。

【按语】审证详辨轻重缓急，用药细究性味归经。本案病由过食生冷，脾胃损伤，脾胃虚寒，水湿内盛所致，当以健脾温中，祛湿止泻为法。李老用药，尤为精妙，以苦温之苍术燥湿健脾；以甘淡之茯苓、猪苓、泽泻利水渗湿。药虽平平，然用法颇具心验。渗利择猪苓不选薏苡仁，缘自病由脾虚寒湿而起，薏苡仁虽甘淡可渗，然性属微寒且入脾胃经，脾胃虚寒，用之则愈甚；猪苓性甘淡可渗可利，且禀性平和，又入肾与膀胱经，与甘淡寒之泽泻共用，可使湿随小便而去，为防其性过寒，乃以辛热之吴茱萸为佐，助阳止泻。诸药合用，则温补不助湿，渗利不伤脾，药证和合，病得尽愈。

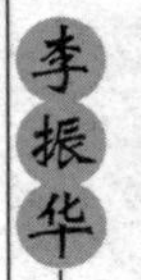

八、以四神丸合胃苓汤加减治疗五更泻（慢性结肠炎）

病例 8

安某，女，30 岁，营业员。于 2006 年 4 月 15 日来诊。

主诉：大便溏泻 3 年余，加重 2 月余。

病史：患者自述于 3 年前因服预防非典药物后引起大便溏，每日清晨五六点时即欲排便，有时排泄不畅，腹胀，反胃，恶心，大便时夹杂黏液，无血液，腹部怕凉，不易上火，但有时口苦，不能吃硬食及肉食，左下腹胀痛，纳差，面色无华。舌质稍淡，舌体稍胖大，苔稍白腻，脉细弦。

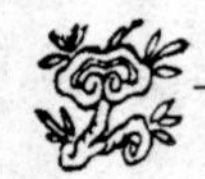

结肠镜检查：慢性结肠炎。

中医诊断：五更泻（脾肾阳虚）。

西医诊断：慢性结肠炎。

治法：温补脾肾，收涩利湿。

处方：四神丸合胃苓汤加减：补骨脂 10g，肉豆蔻 10g，诃子肉 12g，白术 10g，茯苓 15g，猪苓 10g，泽泻 15g，桂枝 6g，苍术 10g，陈皮 10g，厚朴 10g，吴茱萸 6g，五味子 10g，炒薏苡仁 25g，泽泻 15g，乌药 10g，制附子 10g，炮姜 6g，甘草 3g。14 剂，水煎服。

医嘱：饮食宜清淡，忌食生冷油腻。

二诊：2006 年 5 月 2 日。腹胀减轻、反胃、恶心、口苦消失，可见湿阻气滞之象渐解；但大便仍溏泄不止，可见脾肾阳虚仍著；欲泻而不爽，泻后有不尽感，兼夹黏液，乃为虚中夹实之象；近两天出现嗳气，乃胃失和降之象。舌体稍胖大，苔稍白腻，脉弦，脾肾阳虚之象仍著，故易苦温之炮姜为辛热之干姜，以增强温补脾肾之力。14 剂，水煎服。

三诊：2006 年 5 月 18 日。排便渐顺，且已无黏液，可见实邪已去；腹部怕凉减轻，为脾肾阳虚渐复，去大辛大热之干姜，加乌贼骨 10g 以增收敛之力。

四诊：2006 年 6 月 4 日。大便稍成形，次数已近正常，仍怕冷，可见虽正气渐复，脾肾阳虚之象仍未尽。加制附子量以增温肾暖脾之功。

处方：白术 10g，茯苓 15g，猪苓 10g，泽泻 15g，桂枝 6g，苍术 10g，陈皮 10g，厚朴 10g，吴茱萸 6g，五味子 10g，补骨脂 10g，肉豆蔻 10g，诃子肉 12g，薏苡仁 15g，制附子 12g，乌药 10g，甘草 3g。15 剂，水煎服。

大便正常，诸症消失而痊愈。

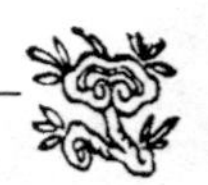

【**按语**】五更泻不同于一般泄泻，即每天将近黎明时，必定时腹泻，故亦称鸡鸣泻。且迁延日久，甚至数年不愈，病较难治。西医称此病为慢性结肠炎，大便带有脓血者多为溃疡性结肠炎。五更泄之病理主要为脾胃气虚甚则阳虚。李老治此病，初遵古方，用四神丸有效，但易反复，且对便有脓血者无效。后经多年临床思考，将四神丸和胃苓汤和用，则效果显著，且易根治，同时注意随症加药。如少腹痛者加乌药；下坠者加升麻；大便泄甚而稀者，加炒薏苡仁、诃子肉、赤石脂、车前子；大便有白黏液者加干姜；畏寒怕冷，脾肾阳虚重者加制附子。溃疡性结肠炎，便溏色黄者加木香、黄连、白头翁、乌贼骨；大便血多者重用黑地榆、生地炭；脓多者重用干姜等。本病系慢性病，宜有防有守，服药时间较长，本病案即按上述方法治愈。

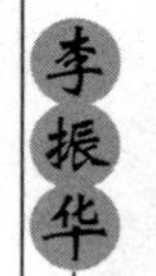

痢疾

痢疾是以腹痛、里急后重，下痢赤白脓血为主症的一种疾病。临床常见有湿热痢、疫毒痢、寒湿痢、虚寒痢、阴虚痢、休息痢、噤口痢等，每型痢疾都有其治疗特点。对于虚寒湿痢治当健脾益气，温中祛寒，燥湿止痢。在用药上，除用一般健脾燥湿，理气收涩之药外，重点在用桂枝、吴茱萸、炮姜等辛温大热及调气行血之品，因“调气则后重自除”，“行血则便脓自愈”。

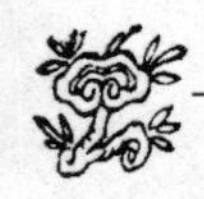

一、虚寒湿之久痢，治疗重在健脾温肾，调气行血

病例1

张某，女，35岁，工人。于2005年9月10日来诊。

主诉：大便次数增多，便中夹杂黏液脓血时常发作已10年。

病史：患者于10年前无明显诱因出现大便次数增多，呈黏液状并夹杂有脓血，曾用柳氮磺胺吡啶等西药治疗，病情可得控制，但停药后即复发。病情反复不愈，曾被诊为慢性溃疡性结肠炎。现大便次数增多，每日晨起即大便，日4~5次，不成形，夹有脓血黏液，有里急后重感，脐周与下腹疼痛，腹部发凉，手足欠温，饮食减少，睡眠尚可，面色苍白。舌质淡，舌体胖大，边有齿痕，苔白腻，脉沉细。

结肠镜示：慢性溃疡性结肠炎。

中医诊断：痢疾（脾肾阳虚，气血瘀滞）。

西医诊断：慢性溃疡性结肠炎。

治法：健脾温肾，调气行血。

处方（李老经验方）：结肠炎方加味：白术10g，茯苓15g，泽泻18g，猪苓10g，桂枝6g，苍术10g，厚朴10g，陈皮10g，干姜10g，制附子10g，吴茱萸6g，五味子10g，炒薏苡仁30g，枳壳15 g，木香12g，当归12g，三七粉2g（冲服），甘草3g。14剂，水煎服。

医嘱：忌食生冷油腻。

二诊：2005年9月24日。大便次数减少，日2~3次，黏液脓血便稍有减少，腹部发凉、腹痛减轻，饮食增加。舌质淡，舌体胖大，边有齿痕，苔白腻，脉沉细。病情好转，药已见效，仍用上方加炮姜炭5g、黑地榆10g以增温中止血

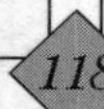

之力。21 剂，水煎服。

三诊：2005 年 10 月 16 日。大便每日 1 次，黏液脓血便及里急后重感基本消失。腹部发凉减轻，饮食增加，仍有腹痛。舌质淡，体稍胖大，边有齿痕，苔薄白，脉沉细。上方去枳壳、当归、炮姜炭、黑地榆，加元胡 15g、炒白芍 15g。以活瘀缓急止痛。21 剂，水煎服。

四诊：2005 年 11 月 7 日。脓血便、里急后重感消失，大便日 1 次成形。腹不痛，诸证基本消失。由于本病为难治之病，尚需继续调治。

患者以上方加减调治 3 个月而停服药物，随访半年，未再复发。

【按语】本例溃疡性结肠炎为临床难治疾病，依据脉证，其病机以脾肾阳虚为本，气滞血瘀为标。取结肠炎方（由胃苓汤合四神丸加减而成）加炒薏苡仁、甘草、干姜、制附子以温补脾肾，枳壳、木香、当归、三七粉以调气行血。李老认为：溃疡性结肠炎属中医痢疾范畴，治疗时在辨证论治基础上必须酌情加入枳壳、木香、当归、三七粉等调气行血之品，有出血时还可加黑地榆，尤其三七粉既能活瘀又可止血，有出血者必宜用之。

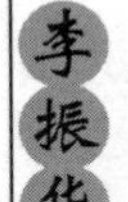

二、虚寒湿之初痢，治疗亦当温中健脾，运化寒湿

病例 2

刘某，男，50 岁。于 1991 年 10 月 15 日来诊。

主诉：大便不爽，里急后重 9 日。

病史：半月前因腹痛绵绵，痢下清稀，里急后重，在当地医院诊为菌痢。用西药治疗得以好转，但未能根治。此次已下痢八九日，大便有黏液，便之不爽，里急后重，日行4~

5 次，左下腹绵绵作痛，体重减轻，形体消瘦，倦怠懒言，食欲减少，大便稀薄，四肢欠温。舌体偏大，舌质淡，舌尖红，苔秽腻，脉沉细。

实验室检查结果：大便常规有红白细胞，但未培养出细菌。

中医诊断：痢疾（脾阳不振，寒湿内盛）。

治法：温中健脾，运化寒湿。

处方：四君子汤合理中汤加味：党参 15g，白术 10g，茯苓 15g，干姜 10g，龙眼肉 6g，陈皮 10g，薏苡仁 20g，泽泻 10g，白芍 10g，当归 10g，苍术 10g，甘草 3g。5 剂，水煎服。

医嘱：忌食生冷油腻，宜清淡易消化饮食。

二诊：1991 年 10 月 20 日。大便成形，便次、黏液均减，仍有腹胀，下坠感。舌质淡红，苔已退，脉缓而有力。

处方：四君子汤合理中汤加味：党参 10g，白术 10g，泽泻 10g，茯苓 15g，陈皮 10g，干姜 10g，桂枝 6g，薏苡仁 20g，白芍 15g，甘草 3g，焦三仙各 12g，砂仁 8g，炒萝卜子 10g，制附子 6g。5 剂，水煎服。

三诊：1991 年 10 月 26 日。大便黏液消失，日行 1~2 次，腹痛、腹胀基本消失，食欲增加。舌淡红，苔薄白，脉和缓。

处方：附子理中丸 2 盒，每服 6g，早晚各服 1 次，温开水送下。

大便黏液消失，日行 1~2 次，腹痛、腹胀消失，食欲增加。半年后随访，未有复发。

【按语】中医认为：痢疾乃肠澼之属，多因外感暑湿、疫毒时邪，内伤饮食生冷，损伤肠胃而成。本证属寒湿蕴结

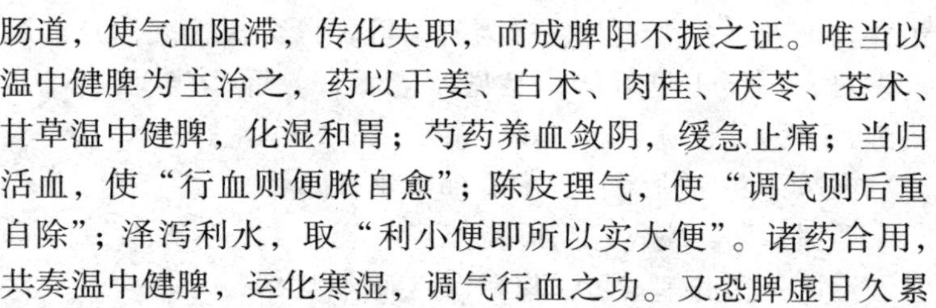

肠道，使气血阻滞，传化失职，而成脾阳不振之证。唯当以温中健脾为主治之，药以干姜、白术、肉桂、茯苓、苍术、甘草温中健脾，化湿和胃；芍药养血敛阴，缓急止痛；当归活血，使“行血则便脓自愈”；陈皮理气，使“调气则后重自除”；泽泻利水，取“利小便即所以实大便”。诸药合用，共奏温中健脾，运化寒湿，调气行血之功。又恐脾虚日久累及于肾，故二诊加制附子以温肾阳。三诊脾阳渐复，恐泻痢日久，中气不足，故嘱继服附子理中丸调理善后。

胁　痛

胁痛是以一侧或两侧胁肋疼痛为主证的一种病证。其发病主要责之于肝胆，且与脾、胃、肾相关。病机以气滞、血瘀、湿热、阴虚等多见，并常表现为虚实错杂的证候。胁痛可见于西医的多种疾病，如急性肝炎，慢性肝炎，急性胆囊炎，慢性胆囊炎，肋间神经痛等病。

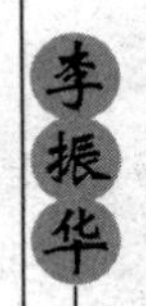

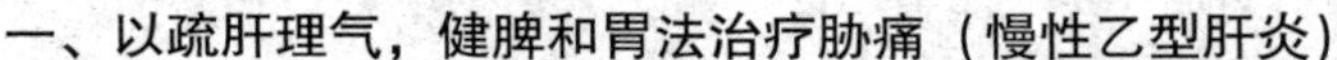

一、以疏肝理气，健脾和胃法治疗胁痛（慢性乙型肝炎）

病例 1

郭某，男，26 岁。于 1992 年 6 月 16 日来诊。

主诉：胁肋胀闷隐痛半年余。

病史：去年岁末患急性传染性黄疸型肝炎，时有目黄、周身皮肤发黄、尿黄，遂入当地医院住院治疗，经中西药治疗，黄退尿清而病愈出院。春节过后复出现胸胁胀闷，有时隐痛，游走不定，有时口苦口干，恶食油腻，腹胀，嗳气，纳差，便溏，在当地医院诊为乙型肝炎，再次入院治疗，服药多日，病情不见好转，又见体倦懒言。舌体胖大，舌边、尖红，苔薄黄，脉弦。

中医诊断：胁痛（脾虚肝郁，兼有郁热）。

西医诊断：慢性乙型肝炎。

治法：疏肝理气，健脾和胃，兼清郁热。

处方：逍遥散加减：当归 10g，白芍 15g，白术 10g，茯苓 15g，柴胡 6g，香附 10g，郁金 10g，青皮 10g，川楝子 12g，龙胆草 10g，焦三仙各 12g，甘草 3g。

二诊：1992 年 7 月 19 日。上药服 30 剂，各种症状明显减轻，腹胀已消，食欲增加，胸胁仍时痛，小便黄，睡眠不好。舌胖质红，苔薄黄，脉弦。脾虚渐复，肝郁仍著，且有化热之象，上方去焦三仙，加栀子 6g、丹参 20g，解郁泻火。

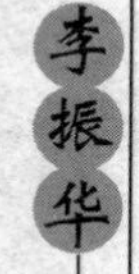

三诊：1992 年 9 月 10 日。上药服用 50 余剂，各种症状消失，唯化验检查表面抗原仍呈阳性。舌苔薄白，脉象和缓。脾虚肝郁化热之证已消，去清热之药继服疏肝理脾之品，巩固疗效，以善其后。

处方：当归 10g，白芍 15g，白术 10g，茯苓 15g，柴胡 6g，香附 10g，郁金 10g，青皮 10g，川楝子 10g，丹参 30g，砂仁 8g，甘草 3g。

两个月后随访，一切正常。

【按语】本证属肝郁脾虚而致胁痛，当治以疏肝健脾为主，方用逍遥散加减，《医宗金鉴》认为，此方“治肝郁之病，而肝之所以郁者，一为土虚不能生木，一为血少不能养肝也。盖肝为木气，全赖土以滋培，水以灌溉”。方中“白术、茯苓助土德以生木也；当归、芍药益荣血以养肝也；柴胡一为厥阴之报使也，一以升发诸阳”，又合《内经》“木郁达之”之理。诸药合用，遂肝木曲直之性，使肝郁得解。恐肝郁日久，气郁较甚，故加香附、郁金、青皮、川楝子以增强疏肝理气之功，加龙胆草以泄郁久之热；由于肝郁犯脾，脾失健运，故用焦三仙合白术、茯苓以健脾和胃。诸药合用，则肝郁得解，脾虚得除，郁热得清，病得痊愈。

二、以舒肝理脾，理气养阴法治疗胁痛（慢性肝炎）

病例 2

姚某，男，21 岁。于 1980 年 10 月 10 来诊。

主诉：胁痛、腹胀 10 个月。

病史：患者于 1980 年元月出现腹胀、胃痛、肝区疼痛，即在北京 302 医院作肝功检查，发现谷丙转氨酶 2400U/L（正常值 20~118U/L），住院 33 天肝功恢复正常而出院。一个月后，肝功检查：谷丙转氨酶 494U/L，又出现胁痛、腹胀，在本校医院经用西药治疗两月余，肝功逐渐恢复正常。至同年 9 月，再次出现肝区疼痛，在北京 514 医院肝功检查，谷丙转氨酶为 308U/L，腹胀加重，饮食减少，口仍干苦，有时干呕，肢体倦怠，失眠梦多，头晕。舌质红，苔薄白，脉弦细。

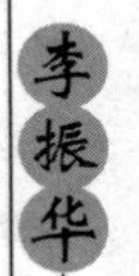

中医诊断：胁痛（肝脾失调，肝阴不足）。

西医诊断：慢性肝炎。

治法：疏肝健脾，理气养阴。

处方：逍遥散加减：当归 9g，白芍 15g，白术 9g，茯苓 15g，柴胡 6g，香附 9g，郁金 9g，川楝子 9g，萝卜种 15g，牡丹皮 9g，栀子 9g，蒸首乌 15g，焦三仙各 9g，五味子 9g，青皮 9g，甘草 3g。7 剂，水煎服。

医嘱：忌食辛辣、生冷、油腻食物。

二诊：1980年10月20日。右胁疼痛减轻，大便时干时稀，每日1~2次，腹胀减轻，口仍干苦，有时干呕，失眠梦多，头晕减轻。舌质红，少苔，脉弦细。

处方（李老经验方）：益阴舒肝汤加减：辽沙参15g，石斛15g，山药20g，茯苓15g，川楝子12g，青皮10g，牡丹皮10g，知母10g，栀子10g，乌药10g，蒸首乌15g，五味子10g，甘草3g。15剂，水煎服。

三诊：1980年11月6日。胁痛消失，腹部不胀，饮食增加，口不干苦，不干呕，精神转佳，惟疲劳时肝区不舒。舌质稍红有津，苔薄白，脉弦缓有力。肝功检查正常。

处方：益阴舒肝汤加减：辽沙参15g，石斛10g，山药24g，茯苓15g，川楝子12g，牡丹皮10g，青皮10g，枸杞子12g，蒸首乌20g，龙骨15g，香附10g，太子参15g，甘草3g。10剂，水煎服。

1980年11月26日检查：肝功正常。一年后追访，病情稳定正常。

【按语】患者病毒性肝炎近10个月，已转为慢性。其胁痛、腹胀、食少、便溏、干呕、舌红、脉弦细等，属肝郁脾虚、肝阴不足证。肝失疏泄则胁痛、头晕、脉弦；脾失健运，则腹胀、食少、便溏、干呕；失眠多梦，舌红缺津，脉弦而细则为久病肝阴不足之证。治疗当以疏肝健脾，理气养阴。方用逍遥散加减，药用当归、白芍、川楝子、青皮、柴胡、香附、郁金、白术、茯苓疏肝健脾；牡丹皮、栀子清肝热；蒸首乌、五味子养肝阴；萝卜种、焦三仙行气消食除胀。二诊胁痛腹胀减轻，肝脾失调好转。然失眠梦多，舌红缺津，脉弦而细，证候仍属肝脾失调，但已转化为以肝阴不足为主。治应滋养肝阴为主，疏肝理脾为辅。方用自拟益阴舒肝汤加

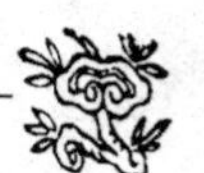

减。药以辽沙参、石斛、蒸首乌、枸杞子、五味子滋养肝阴，使肝体得养；香附、川楝子、青皮、乌药疏肝理气，使肝气得疏；牡丹皮、栀子、知母清肝养阴，使肝体得柔；山药、茯苓、太子参健脾和胃，使中气旺盛。三诊肝功恢复正常，肝脾失调、肝阴不足得以改善，则上方药物减去知母、栀子等苦寒之品，加太子参益气养阴，继服以巩固疗效。

三、以疏肝解郁，活血化瘀法治疗胁痛（肋间神经痛与丙肝）

病例3

李某，男，30岁。于2005年6月21日来诊。

主诉：间断性右胁肋疼痛3年，加重15天。

病史：7年前体检时发现患有“丙肝”，由于没有症状，未予正规治疗。3年前无明显诱因始觉右胁隐痛，在郑州市第三人民医院诊断为“丙肝”，住院治疗15天，症状消失后出院。此后间断服用中西药物治疗，常因情绪及劳累间断性出现右胁疼痛。半月前又因情绪变化，出现此症，且呈加重趋势，现右胁隐痛，饮食、睡眠可，二便尚可。面色稍黄。舌体稍胖大，边有齿痕，舌质淡，苔薄白。脉弦。

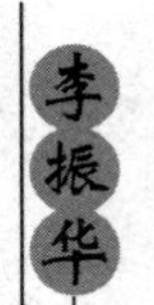

2005年6月1日20日郑州市三院检查：B超：慢性胆囊炎；肝功能：谷丙转氨酶84U/L；乙肝五项检查：全阴性；丙肝抗体：阳性。

中医诊断：胁痛（肝郁气血郁滞）。

西医诊断：① 慢性胆囊炎；② 慢性丙型肝炎。

治法：疏肝解郁，活血化瘀。

处方：逍遥散加减：当归10g，白芍10g，白术10g，茯苓15g，柴胡6g，香附10g，郁金10g，厚朴10g，青皮10g，牡丹皮10g，炒栀子10g，板蓝根12g，莪术12g，甘草3g。14剂，水煎服。

医嘱：畅情志。忌食生冷、辛辣、油腻之物。

二诊：2005年7月16日。右胁隐痛较前稍减轻，行走时隐痛症状稍明显。舌体稍胖大，舌质暗红，苔稍白腻，脉弦细。上方加川楝子12g，元胡10g，枳壳10g。14剂，水煎服。

三诊：2005年9月6日。仍觉右肋部隐痛，遇劳累或情绪变化时加重，但较前明显减轻。饮食、睡眠可，二便正常。舌体正常，舌质稍暗红，苔稍黄腻，脉弦滑。

处方：逍遥散加减：当归10g，白芍10g，白术10g，茯苓15g，柴胡6g，香附10g，郁金10g，厚朴10g，青皮10g，牡丹皮10g，炒栀子10g，板蓝根12g，蒸首乌18g，茵陈15g，甘草3g。14剂，水煎服。

四诊：2005年10月8日。右肋部隐痛消失，遇劳累或情绪变化时仍可出现。睡眠可，二便正常。舌体正常，舌质稍暗红，苔薄稍黄腻，脉弦滑。上方继服21剂。

五诊：2005年11月15日。右胁肋部疼痛消失，食欲可，二便调。舌体正常，舌质稍红，苔薄，脉弦。

处方：逍遥散加减：当归10g，白芍10g，白术10g，茯苓15g，柴胡6g，香附10g，郁金10g，青皮10g，牡丹皮10g，炒栀子10g，元胡10g，枳壳10g，五味子12g，太子参12g，板蓝根15g，蒸首乌18g，茵陈10g，甘草3g。21剂，水煎服。

【按语】本案患者平素性格内向，情志抑郁，易致肝郁气滞；患病即久，耗伤精气，气血亏虚，运行不畅，瘀阻于胁肋部位则发疼痛；肝气郁滞，故疼痛多在情绪变化时加重。

四诊合参，本病当属肝气郁滞，血行不畅。药用柴胡、香附、郁金、厚朴、青皮疏肝理气；白芍、甘草缓急止痛；当归、莪术、牡丹皮活血化瘀；白术、茯苓健脾益气；炒栀子、茵陈、板蓝根清肝除烦。药后患者右胁肋部仍不时隐痛，故加用入肝经之川楝子，配伍元胡、郁金、枳壳增加疏肝理气，活血止痛之力。又考虑到久病耗伤精血，气血不足，故三诊在原方基础上，加用太子参、蒸首乌、五味子等补气养血生津之品。患者舌红，苔稍黄腻，脉弦滑，此为湿热之象，加用茵陈清利湿热。

四、以养阴柔肝，理气止痛法治疗胁痛

病例 4

平某，女，64 岁。于 1992 年 2 月 7 日来诊。

主诉：胁痛 1 年余。

病史：1990 年下半年以来，两侧胁肋隐痛，其痛悠悠不止，伴有饮食欠佳，口干咽燥，面部烘热，心中烦热，两颧发红，视物昏花，经中西药物治疗，见效甚微。现两胁时常疼痛，绵绵不休，饮食欠佳，一日仅食 100g，且食后腹胀，偶有嗳气，经常口干舌燥，心中烦热，头晕耳鸣，视物昏花，两颧发红。舌体偏瘦，质红少苔，脉弦细稍数。

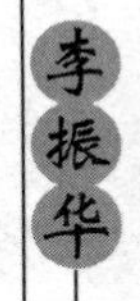

中医诊断：胁痛（肝肾不足，肝气郁滞）。

治法：滋补肝肾，理气止痛。

处方：一贯煎合逍遥散加减：生地 15g，枸杞子 10g，沙参 10g，麦冬 10g，当归 10g，柴胡 6g，白芍 15g，茯苓 15g，生白术 10g，薄荷 10g，白蒺藜 10g，女贞子 10g，甘草 3g。6 剂，水煎服。

二诊：1992 年 2 月 15 日。胁痛次数较前减少，食欲稍

增，心烦稍减，口已不干，心烦减。舌红，苔薄，脉弦细。

处方：生地 15g，辽沙参 10g，麦冬 10g，枸杞子 10g，当归 10g，白芍 15g，茯苓 15g，元胡 10g，香附 10g，白蒺藜 10g，女贞子 10g，川楝子 10g，甘草 3g，柴胡 6g，栀子仁 6g。6 剂，水煎服。

三诊：1992 年 2 月 28 日。症状明显好转，胁痛大减，食欲有所增加，心烦消失，口已不渴，视物已无昏花。舌淡红，苔薄白，脉弦。

处方：生地 15g，辽沙参 10g，麦冬 10g，枸杞子 10g，蒸首乌 10g，当归 10g，白芍 15g，柴胡 6g，元胡 10g，川楝子 10g，青皮 10g，女贞子 12g，甘草 3g。7 剂，水煎服。

四诊：1992 年 3 月 10 日。诸症消失，但因饮食不慎使食欲下降，食量减少，脘腹满闷。舌淡红，苔薄白，脉弦滑。此因饮食所伤，治宜消食和胃，方用保和丸合平胃散加减，调治脾胃。

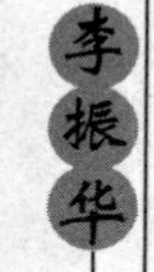

处方：白术 10g，茯苓 15g，陈皮 10g，旱半夏 10g，香附 10g，砂仁 10g，厚朴 10g，枳实 10g，焦三仙各 12g，炒萝卜子 10g，甘草 3g，生姜 3 片为引。6 剂，水煎服。

【按语】本病由于肝肾阴虚，无以濡养肝络，不荣则隐隐作痛，绵绵不休。舌红少苔，脉象弦细稍数等症，皆为肝肾不足之象。治宜滋补肝肾，理气止痛，方用一贯煎合逍遥散加减。方中生地、枸杞子、辽沙参、麦冬、当归、白芍、女贞子滋养肝肾，柔肝止痛；柴胡疏肝解郁；生白术、茯苓健脾益气；薄荷、白蒺藜疏肝解郁；甘草调和诸药。二诊、三诊加香附、川楝子、青皮以增强疏肝理气之功；元胡活血止痛；栀子仁清泄郁热；蒸首乌补肝益肾。诸药合用，共收健脾疏肝，理气止痛之效。四诊诸症悉愈，又为饮食所伤而

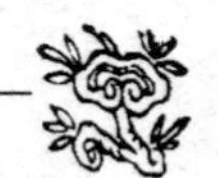

致胃气壅塞，故改用理气健脾，消食和胃之品以调和脾胃，巩固疗效。

五、以疏肝健脾，清心安神法治疗胁痛（慢性胆囊炎，慢性胃炎）

病例5

李某，女，58岁。于2005年7月30日来诊。

主诉：胁部隐痛加重半年余，伴烦躁，失眠等症。

病史：患者于20世纪60年代出现右胁痛，按压痛甚，时作时止。于80年代做B超检查诊为：① 胆囊炎；② 胆结石。胃镜示：慢性浅表性胃炎。经过治疗，胆结石已排出，但右胁隐痛不止。于2004年12月胁部隐痛加重，夜间疼痛更甚，心烦急躁，失眠多梦较甚。现右胁隐痛不适，胆区有压痛，胃脘胀满不舒，心烦急躁易怒，失眠多梦，经常夜不能寐。舌体淡胖有齿痕，舌边尖暗红，苔白稍腻，弦细数。

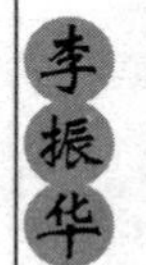

中医诊断：胁痛（肝脾失调，肝郁化热）。

西医诊断：慢性胆囊炎，慢性胃炎。

治法：疏肝健脾，清心安神。

处方（李老经验方）：脏躁方加味：白术10g，茯苓15g，橘红10g，旱半夏10g，香附10g，郁金10g，西茴10g，乌药10g，栀子15g，莲子心6g，龙齿20g，夜交藤20g，节菖蒲10g，枳壳10g，甘草3g，川楝子12g，元胡10g，青皮10g，厚朴10g。15剂，水煎服。

医嘱：畅情志，戒郁怒；忌食辛辣食物。

二诊：2005年8月14日。胁痛、烦躁失眠减轻，胃脘仍有胀痛不舒。舌体胖淡有齿痕，舌边尖暗红，苔白稍腻，脉弦细数。上方加金钱草12g。15剂，水煎服。

三诊：2005 年 9 月 10 日。胁痛基本消失，偶有心烦急躁，睡眠好转，胃脘胀痛消失，二便正常。舌质淡，体略胖大，苔白，脉弦细。上方继服 15 剂。

随访 3 个月，胁痛未再发作，夜寐正常。

【按语】患者久病胁痛，乃肝脾失调所致。近半年来由于肝郁化热，故出现烦躁失眠较甚，夜不能寐。病属肝脾失调，肝郁化热。治当疏肝健脾，清心安神，用李老自拟脏躁方加味治之，方中白术、茯苓、橘红、旱半夏、节菖蒲、枳壳、甘草健脾祛湿和胃；香附、郁金、西茴、乌药疏肝理气；栀子、莲子心、龙齿、夜交藤清心安神；合金铃子散疏肝理气，清热止痛；加青皮疏肝，厚朴行气等。二诊胁痛烦躁失眠减轻，方药对症，继用初诊方药疏肝健脾，清心安神治之，另加金钱草清热利胆。三诊虽胁痛、烦躁失眠基本消失，但仍需继续服药以巩固治疗。

积　聚

积聚是由于正气亏虚，脏腑失和，气滞血瘀，痰浊郁结腹内而致，以腹内结块，或胀或痛为主要临床特征的一类病证。积证多为血瘀，固定不移，胀痛或刺痛，病久难治；聚证多为气聚，时聚时散，攻窜胀痛。本病治疗应注意攻补之间的关系。如病例 1 为脾虚肝郁，气血瘀阻，故治疗当以疏肝健脾，理气活血。病例 2 主要为肝郁气滞，故治疗当以攻邪为主，重在疏肝解郁，行气消聚。

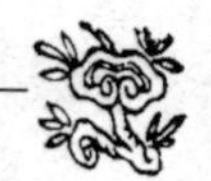

一、积证治以健脾疏肝，理气活瘀

病例 1

朱某，男，38 岁。于 1991 年 5 月 4 日来诊。

主诉：两胁胀痛 10 年，左胁下积块伴隐痛 2 年。

病史：1981 年春节期间因饮酒过量，感两胁胀痛，胸脘痞满，纳差。1981 年 4 月 25 日住入商丘市人民医院诊治。经 B 超及肝功检查确诊为：慢性肝炎。应用肝泰乐、维生素 C、维生素 E、云芝肝泰、肌苷等药物，治疗 4 个月病情好转出院。但以后每因情志不遂或饮酒过量而病情加重。1983 ~ 1988 年期间，曾服中药 400 余剂，疗效欠佳。上月 12 日在河南医学院一附院检查：肝功：血清总蛋白：61g/L；白蛋白：31g/L；球蛋白：30g/L。B 超：肝右叶缩小，肝表面不光滑，有结节状改变。脾厚：65 mm；脾静脉内径：11mm；门静脉内径：15mm；提示为肝硬化。现左胁下按之有积块，腹胀纳差，嗳气，身倦乏力，齿衄，大便溏薄，日行 2 ~ 3 次，面色晦暗，形体消瘦。舌质暗淡，舌体胖大，边见齿痕，苔白稍腻，脉弦细。

中医诊断：积证（脾虚肝郁，气血瘀阻）。

西医诊断：肝硬化。

治法：健脾疏肝，理气活瘀。

处方：逍遥散加减：当归 10g，炒白芍 15g，白术 10g，茯苓 15g，柴胡 5g，香附 10g，砂仁 8g，郁金 10g，青皮 10g，乌药 10g，穿山甲 10g，鳖甲 20g，薏苡仁 30g，泽泻 10g，焦三仙各 12g，甘草 3g。12 剂，水煎服。并配服鳖甲煎丸，每次 6g，日 3 次。

二诊：1981 年 5 月 18 日。精神转佳，腹胀纳差、嗳气减

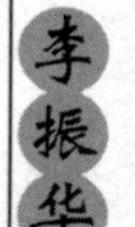

轻，乏力，偶有齿衄，舌质淡暗，体胖大，苔薄白，脉弦。上方去青皮，加玄胡索 10g，土元 10g，牡蛎 15 g。12 剂，水煎服。

三诊：1981 年 5 月 29 日。纳食增加，腹胀，嗳气大减，齿衄消失，周身较前有力。

此后又宗上方加减调治 2 个月，患者自觉诸症消失，1991 年 10 月 8 日经本县医院做 B 超复查：脾厚：43 mm。守方加减继服，以善后调治。

【按语】本病患者素有慢性肝炎，脏腑失和，气机阻滞，瘀血内停，脉络受阻，结而成块，故见胁下按之有积块；肝郁侮脾，脾气虚弱，故见面色晦暗，腹胀纳差，大便溏薄；舌质暗淡，体胖大，边见齿痕，苔白稍腻均为脾虚肝郁，气血瘀阻之证。治宜健脾疏肝，理气活瘀。方用逍遥散加减，药用当归、炒白芍养血柔肝；白术、茯苓、甘草培补脾土；柴胡、香附、青皮、乌药疏肝理气解郁；砂仁理中和胃；穿山甲、鳖甲活血祛瘀，软坚散结；薏苡仁、泽泻健脾利湿；焦三仙消食和胃；同时配服鳖甲煎丸活血化瘀，软坚消癥。二诊气滞症状稍解，血瘀症状仍存，故去青皮，加玄胡索、土元、牡蛎加强活血化瘀，软坚散结之力。诸药合用，则肝郁得疏，气血畅行，瘀散积消，病获痊愈。

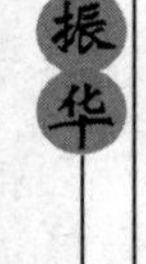

二、聚证治以疏肝解郁，理气消聚

病例 2

张某，30 岁。于 1992 年 3 月 15 日来诊。

主诉：脐两侧时痛、时有硬块年余。

病史：1991 年腊月间出现脐两侧疼痛，有时有硬块，遂到当地医院检查治疗。B 超检查无异常，妇科检查正常，即

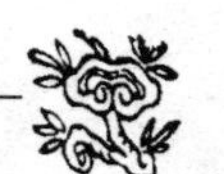

按炎症对症治疗。曾经服用西药，效果不佳，特来求治中医。现自觉脐两侧有硬块，且可游走聚散，时或疼痛，并觉上腹胀不舒，矢气后痛胀减轻，而情志不舒则加重。食欲下降，饮食减少，体倦乏力，偶尔出现头晕心悸。舌体胖，舌质淡红，苔薄白，脉弦滑。

中医诊断：① 聚证（肝郁气滞）；② 腹痛（肝郁气滞）。

西医诊断：肠功能紊乱。

治法：疏肝解郁，理气止痛。

处方：五磨饮子加减：乌药10g，沉香6g，槟榔10g，枳实10g，木香6g，柴胡6g，白芍15g，川芎10g，元胡10g，砂仁8g，香附10g，甘草3g。7剂，水煎服。

医嘱：调畅情志。

二诊：1992年3月22日。脐两侧疼痛有所减轻，仍时觉腹中硬块，食欲稍增。舌淡红，苔薄白，脉弦。

处方：五磨饮子：乌药10g，沉香6g，槟榔10g，枳实10g，柴胡6g，白芍15g，川芎10g，高良姜10g，元胡10g，砂仁8g，吴茱萸5g，焦三仙各12g，甘草3g。7剂，水煎服。

三诊：1992年3月29日。脐两侧疼痛明显转轻，食后腹中不再胀满，腹中硬块消失，精神较前好。舌淡红，苔薄白，脉沉滑。

处方：香砂和中汤加减：白术10g，茯苓15g，陈皮10g，枳实10g，香附10g，砂仁8g，乌药10g，木香6g，柴胡6g，高良姜10g，元胡10g，炒萝卜子10g，焦三仙各12g，甘草3g。7剂，水煎服。

四诊：1992年4月5日。脐两侧未再疼痛，胃脘不再作胀作痛，食欲恢复正常。舌淡红，苔薄白，脉沉缓。

处方：香砂六君子汤加减：党参10g，白术10g，茯苓

15g，陈皮 10g，香附 10g，砂仁 8g，乌药 10g，厚朴 10g，高良姜 10g，元胡 10g，焦三仙各 12g，甘草 3g。15 剂，水煎服。

【按语】《证治汇补·腹痛》：“暴触怒气，则两胁先痛而后入腹。”患者情志不畅，肝气郁滞，气结成形，腹中气聚，故见脐腹疼痛，时有硬块，气聚则痛，气散痛止；病本在肝，肝气犯胃，肝胃失和，则见胃脘胀满，痞塞不舒，饮食减少；因气滞所致，故矢气痛胀减轻，而情志不舒（肝气郁结）则痛胀加重；肝郁乘脾犯胃，脾胃虚弱，气血化源不足，则偶见头晕心悸。治以疏肝解郁，理气止痛。所谓“木郁达之”，方中以柴胡、乌药行气疏肝；槟榔、香附、枳实、川芎、元胡等行气活血止痛；木香、砂仁以理气和胃，伍柔肝止痛之白芍，诸药相合，肝胃共调，气血和利，则疼痛自除。二诊症状稍减，患者仍以肝郁气滞为主，食欲稍增，故加以焦三仙消食和胃，余药稍事加减。三诊患者脐两侧疼痛明显转轻，食后腹中不再胀满，腹中硬块消失，故去沉香、槟榔，加白术以培土制木。四诊结合症、舌、脉，诸症明显好转，脉见沉缓，故加党参加强培土之力，以巩固疗效。

口苦

引起口苦的原因很多，中医认为主要由湿热引起，与肝胆关系密切，涉及脾胃。湿热内蕴，肝胆不利，脾胃运化失职，胆汁疏泄失常，上泛于口而成口苦。《灵枢》云：“胆足少阳之脉，是动则病口苦。”故应疏肝理气，利胆化湿，健

脾和胃，使气机和调，疏泄有常，则口苦可除。

疏肝利胆，健脾化湿以消口苦

病例

杨某，女，38岁。于2005年5月16日来诊。

主诉：口苦5年。

病史：5年前无明显诱因出现口苦黏腻，偶有右胁肋不适，未做检查治疗。平素心情不畅时诸症明显。近日复觉口苦黏腻加重，胁肋不适，两腿浮肿，颜面郁胀浮肿，四肢沉重，纳食不香，大小便尚可，眠可。舌质稍红，苔稍黄腻，舌体胖大，脉弦细。

实验室检查结果：B超：脂肪肝。

中医诊断：口苦（肝郁脾虚，湿热内蕴）。

西医诊断：脂肪肝。

治法：疏肝健脾，清热祛湿。

处方：丹栀逍遥散加减：牡丹皮12g，栀子12g，当归10g，白芍12g，白术10g，茯苓15g，香附10g，郁金10g，青皮10g，柴胡6g，莪术12g，山楂15g，鸡内金10g，枳壳10g，丹参15g，菊花12g，甘草3g。14剂，水煎服。

医嘱：畅情志，加强体育锻炼，防寒保暖。

二诊：2005年6月1日。诸症好转，偶有视物模糊感。舌质稍红，苔稍薄黄，脉弦细数。上方加木贼10g，栀子加至15g，14剂，水煎服。

口苦、胁肋不适等症消失而痊愈。

【按语】“肝主条畅情志、主疏泄”，患者平素性情急躁，使肝失疏泄而气郁化热，肝胆相表里，肝气运行不畅，胆汁不循常道，上溢于口，故见口苦。《灵枢》云：“胆足少阳之

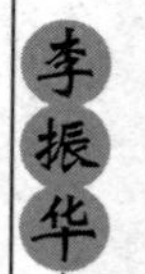

脉，是动则病口苦。”肝气运行不畅亦致右胁不适。肝木横克脾土，脾气受损，无以运化水湿，泛溢颜面则浮肿郁胀；湿性重浊下注故见两腿浮肿，四肢沉重；舌脉均为肝郁脾虚，湿热内蕴之征象。故以疏肝健脾，清热祛湿为法，药用牡丹皮、栀子清热祛湿；香附、郁金、青皮、柴胡、枳壳疏肝理气；白术、茯苓健脾利湿；当归、白芍养血柔肝；丹参、莪术活血通络；山楂、鸡内金消食和胃；菊花清利头目。二诊肝气得疏，气机调畅，脾运恢复则诸症消除。因肝开窍于目，郁热日久，熏蒸头目则出现双眼模糊，故加木贼、栀子以清肝明目，终使口苦、胁肋不适等症消失而痊愈。

胸痹

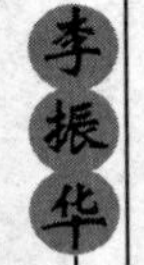

胸痹是由于正气亏虚、痰浊、气滞、血瘀、寒凝而引起的心脉闭阻不畅，以致胸部发作性憋闷、疼痛为主要表现的一种病证。轻者偶发短暂轻微的胸部沉闷或隐痛，重者疼痛剧烈或呈压榨样绞痛。常伴有心悸、气短、呼吸不畅，甚至喘促、惊恐不安、面色苍白、冷汗自出，多由劳累、饱餐、寒冷或情绪激动时诱发，也可无明显诱因或安静时发病。可见于西医的冠状动脉粥样硬化性心脏病、心肌梗死等疾病。常见病因病机有：年老体虚，饮食不当，情志失调，寒邪内侵等。李老善于从本虚标实，虚实错杂的病机中辨证取效。

一、炙甘草汤加减治疗胸痹（冠心病）

病例1

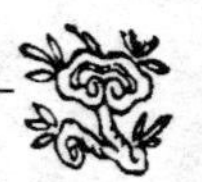

李某，男，50 岁。于 1991 年 8 月 8 日来诊。

主诉：胸闷、心悸 4 年余。

病史：1987 年始出现胸闷、心慌、气短，心电图提示：心脏后壁供血不足，后壁陈旧性梗死；窦性心动过缓，左室高电压，左心室肥大等。经湖北医学院，河南医科大学第一、第二附属医院，北京埠外医院检查初步诊断：冠心病。经治疗效不佳，病情时轻时重。现胸闷，心慌，气短，心前区不时出现阵发性疼痛，多在上午 8～9 点及下午发作。全身乏力，嗜睡，食欲尚好，二便正常。舌体胖，边有齿痕，舌质淡红，苔薄白，脉沉迟。

中医诊断：胸痹（气血双亏，心阳不振）。

西医诊断：① 冠心病；② 心律失常（窦性心动过缓）；③左心室肥大。

治法：益气养血，活血定悸。

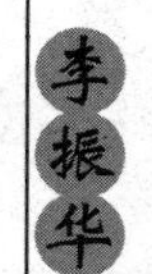

处方：炙甘草汤加减：红参 6g，麦冬 15g，生地 15g，丹参 15g，阿胶 10g，桂枝 3g，茯苓 15g，远志 10g，炒枣仁 15g，节菖蒲 9g，川芎 10g，炙甘草 6g。7 剂，水煎服。

医嘱：① 忌烟酒及食辛辣油腻之品；② 注意休息，低盐低脂饮食。

二诊：1991 年 8 月 16 日。症状明显减轻，心悸、胸闷两三天发作一次，且发作时间比以前短暂，心前区阵发性疼痛未再出现。舌质淡红，苔薄白，脉沉细无力。

处方：炙甘草汤加减：人参 8g，麦冬 15g，生地 15g，丹参 15g，阿胶 10g，桂枝 3g，白术 10g，茯苓 15g，远志 10g，炒枣仁 15g，节菖蒲 10g，陈皮 10g，炙甘草 3g，生姜 3 片为引。20 剂，水煎服。

三诊：1991 年 10 月 5 日。症状完全消失。停药后一直未再出现心悸、胸闷等。最近因饮食失当，致脘闷纳差，余无它症。舌淡红，苔薄白，脉沉缓有力。

处方：香砂养胃丸2盒，每服6g，日3次。

【按语】患者心脾两虚，气血生化乏源，血虚不能养心，气虚心阳不振，故有诸症。一诊方用炙甘草、红参、茯苓益气以补心脾；麦冬、生地、阿胶甘润以滋阴血；远志、炒枣仁、节菖蒲开窍安神；久病夹瘀，故加丹参、当归既可活血化瘀，又可养血安神；桂枝通阳复脉，与益气滋阴药相配，既可温而不燥，亦可使气血流通，脉道畅利，诸药共收益气复脉，滋阴补血功效。二诊守方加白术增强健脾之功；加陈皮健脾温中和胃，同时可防止补药腻胃；加生姜以辛温通阳。三诊因饮食失调，脘闷纳差，给予香砂养胃丸，以健脾和胃，理气消积。

二、香砂温中汤合瓜蒌薤白半夏汤加减治疗胸痹（冠心病）

病例2

孙某，男，47岁。于2005年7月9日来诊。

主诉：间断性胸闷，气短1年余。

病史：1年前，患者间断性出现胸前憋闷，气短等症状，后因心前区憋闷疼痛难忍，住入郑州大学一附院，诊断为冠心病。因心前区疼痛持续时间及程度反复加重，即行心脏支架手术。同年又因心绞痛复发，住院行第二次心脏支架手术，术后心绞痛等症状好转，血压可控制在120/80mmHg左右。近半年来又出现胸闷，气短，且有加重趋势。现症见：胸闷，气短，活动后加重，咳痰，色白量多，口干不欲多饮，饮食、二便正常。精神一般，形体肥胖，面色萎黄。舌体稍胖大，边有齿痕，舌质淡，苔薄白，脉弦滑。

中医诊断：胸痹（脾气亏虚，痰湿阻滞）。

西医诊断：冠心病。

治法：健脾化湿，通阳宣痹。

处方：香砂温中汤合瓜蒌薤白半夏汤加减：白术10g，茯苓12g，泽泻18g，白蔻仁10g，瓜蒌18g，薤白10g，檀香10g，桂枝5g，荷叶20g，节菖蒲10g，丹参18g，旱半夏10g，香附10g，砂仁10g，陈皮10g，西茴10g，木香6g，枳壳10g，厚朴10g，乌药10g，白芍10g，郁金10g，甘草3g。21剂，水煎服。

医嘱：戒烟酒，清淡饮食，忌食生冷、辛辣、油腻，食勿过饱；保持心情舒畅，避免劳累；保持大便通畅。

二诊：2005年8月6日。气短明显减轻，未出现胸前区疼痛，仍觉胸闷，乏力。现气短、乏力，活动量稍增加症状便加重。咳痰，色白量多，咽喉部不适，大便稍干。舌体稍胖大，舌质稍淡，苔稍白腻，左脉沉细，右脉弦滑。上药加川芎10g，以助丹参活血之力；加草决明10g，润肠通便。30剂，水煎服。

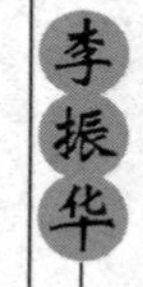

三诊：2005年9月24日。服上方后效佳，胸部不适消失。劳累后稍有气短，饮食可，夜尿多，眠可。舌体稍胖大，舌质稍淡，苔稍白腻，脉稍弦。去荷叶、薤白、草决明，加红参10g、佛手10g、丝瓜络12g，以增强益气、行气、通络之效。继服21剂以巩固疗效。

患者胸闷，气短，咳嗽等症消失，停药半年后追访，病未再发。

【按语】本例素体肥胖，加之长期嗜好烟酒，伤及脾胃，脾失健运，聚湿生痰。痰湿阻滞，闭阻心脉，则致气短，心前区憋闷；痰湿阻滞，体内水液运行不畅，津液不能上承，故口干不欲多饮。舌体胖大，有齿痕，苔白腻，脉弦滑，亦为痰湿之象。病久心气受伤，脏腑功能失调，病证常于活动后加重。脉症合参，病属胸痹，为痰湿阻滞之证。药用瓜蒌、薤白、檀香、桂枝通阳散结，行气止痛；白术、茯苓、泽泻、甘草健脾益气；陈皮、香附、西茴、乌药、木香、厚朴、枳壳行气疏肝；白蔻仁、旱半夏、荷叶、砂仁、节菖蒲化湿醒脾；郁金配白芍可疏肝，柔肝，行气缓急而止痛；久病多瘀，故配丹参以活血止痛。全方共收健脾化痰祛湿，行气疏肝通阳，活瘀散结止痛之功，起到标本兼治的目的。本证的整个治疗过程，以“健脾化湿，通阳宣痹”为核心治则遣药组方而收良效。

三、生脉散加味治疗胸痹（冠心病）

病例 3

杨某，女，63 岁。于 2005 年 9 月 24 日来诊。

主诉：胸闷，胸痛，气短 2 年余。

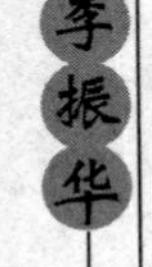

病史：患者 2 年前于饭后散步时出现胸闷不适，稍事休息后缓解，以后症状逐渐加重，在一次感冒后出现心前区绞痛不适，曾在新乡市二院住院诊断为：冠心病。治疗后症状有所缓解，并在第二次住院治疗时做心脏介入手术，安放一支架。现心前区绞痛，胸闷气短，尤其在饱餐后、大便时、劳累后胸痛加重，汗出乏力，头晕，头胀，头痛，口苦，口干鼻干，两目干涩，不欲饮水，失眠多梦易醒，易感冒，面色无华。舌质暗红，边有齿痕，苔白，脉沉弦细。

实验室检查：胆固醇 6.35mmol/L，甘油三酯 3.24mmol/L。

中医诊断：胸痹（气阴两虚）。

西医诊断：冠心病。

治法：益气养阴，宽胸定悸。

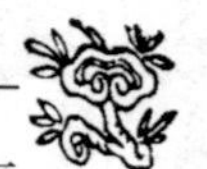

处方：生脉散加味：白干参10g，黄芪15g，麦冬15g，五味子15g，枸杞子15g，山茱萸15g，黄精15g，茯神15g，炒枣仁15g，节菖蒲10g，薤白10g，檀香10g，夜交藤30g，知母12g，元胡10g，天麻10g，菊花12g，甘草3g。30剂，水煎服。

医嘱：注意休息，勿使过劳。

二诊：2005年11月5日。胸闷胸痛发作次数、疼痛程度明显好转，气短及头晕头痛减轻，睡眠好转。饮食尚可，二便正常。舌质暗红，边有齿痕，苔白，脉沉细弦。上方去白干参，加红参10g，30剂，水煎服。

患者胸痛、胸闷、气短消失，睡眠正常，头晕头痛改善，胸痹得到控制。3个月后随访病情稳定。

【按语】患者年高体虚，气阴不足，心失所养，故胸闷胸痛短气。劳累后加重，汗出乏力皆为气虚所致；口干目干，失眠多梦，头晕则为阴虚失养。舌暗红，边有齿痕，苔白，脉沉弦细皆为气阴两虚，兼有血行不畅之象。治宜益气养阴，宽胸定悸。用生脉散加味治之，药用白干参、黄芪益气；麦冬、枸杞子、山茱萸、黄精养阴；茯神、炒枣仁、节菖蒲、夜交藤、五味子、知母清心安神；薤白、檀香、元胡理气宽胸，活血止痛。二诊诸症减轻，继用生脉散加味以巩固疗效，并酌加降脂之品草决明、山楂以化浊降脂。本案体现了李老以生脉散为基本方加味治疗胸痹的辨证用药经验。

心　悸

心悸是患者自觉心中悸动，惊惕不安，不能自主的一种病证，常伴有气短，胸闷，甚至眩晕、喘促等症。其病机可因气血阴阳亏虚，或痰饮瘀血阻滞，使心失所养或心脉不畅所致。西医的心动过速，冠心病，病毒性心肌炎，神经衰弱等疾病属心悸范畴。

一、生脉散合黄连阿胶汤加减治疗心悸（窦性心动过速）

病例 1

侯某，男，32 岁。于 2005 年 5 月 24 日来诊。

主诉：心悸，气短，胸闷，头晕半年余。

病史：半年前突然心悸、胸闷，经心电图检查为心律不齐，在当地服心律平等西药后症状消失。于 2004 年 11 月再次出现心慌，气短，头晕，在当地乡村诊所服用中药（具体药物不详）治疗，症状无改善。现心悸不宁，气短，胸闷，头晕，神疲乏力，饮食尚可，二便正常。心率 104 次/分，心电图检查为窦性心动过速。舌红，边尖红甚，少苔，脉沉细数。

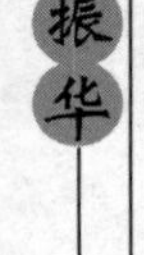

中医诊断：心悸（心肾阴虚，心肝火盛）。

西医诊断：窦性心动过速。

治法：滋补心肾，清火平肝。

处方：生脉散合黄连阿胶汤加味：白干参 15g，麦冬 15g，元参 12g，生地 15g，蒸首乌 18g，枸杞子 15g，黄精 15g，茯神 15g，炒枣仁 15g，节菖蒲 10g，栀子 10g，黄连 5g，阿胶 10g，龙齿 15g，天麻 10g，炒杜仲 10g，钩藤 12g，菊花 12g，甘草 3g，鸡子黄 1 枚（药汁冲服）。10 剂，水煎服。

医嘱：情志舒畅，避免劳累。

二诊：2005 年 6 月 4 日。心慌有所减轻，胸闷好转，仍头晕，神疲乏力，饮食、二便正常。舌红，边尖红甚，苔少，脉沉细数。加山茱萸15g、珍珠母30g，加重滋阴平肝之力以巩固疗效。10剂，水煎服。

三诊：2005年6月14日。心慌基本消失，脉率85次/分。头晕亦轻，但头有紧箍感，神疲乏力，白天思睡，夜寐正常。舌质红，苔少，脉沉细数。病症有所减轻，但尚有气虚不足，清阳不升之象，继用上方滋补心肾，清火平肝法治疗巩固疗效，加细辛5g以通阳。10剂，水煎服。

患者心悸，胸闷，气短，头晕等症状消失。

【按语】本例据心悸，气短，胸闷，头晕，舌质红，边尖红甚，少苔，脉沉细数等，四诊合参，为阴虚火旺证。病位在心肾，涉及于肝，乃由心肾阴虚，心肝火旺所致。治疗以滋补心肾之阴为主，清心肝之火为辅，并安神定悸，愈其诸症。用生脉散合黄连阿胶汤加减治之，白干参、麦冬、元参、生地、蒸首乌、枸杞子、黄精、阿胶滋补心肾之阴，扶助正气；黄连、栀子、天麻、杜仲、钩藤、菊花清火平肝；茯神、炒枣仁、龙齿、节菖蒲安神定悸。方证相合，疗效较佳。

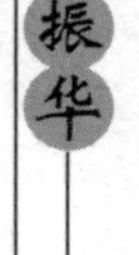

二、归脾汤加减治疗心悸（窦性心律不齐）

病例2

焦某，女，46岁。于1992年10月13日来诊。

主诉：心悸半月余。

病史：患者自觉近半个月来，无明显诱因出现心慌心悸，尤以睡前加重，严重时影响睡眠。站立时出现两眼发黑，头晕，由于工作繁忙未做正规治疗。现心悸不宁，面色㿠白，神疲乏力，善太息，气短懒言。饮食后腹胀，大便溏薄，午后两脚有肿胀感。舌体胖大，有齿痕，舌质淡红，苔薄白，脉结代。心电图示：窦性心律不齐。

中医诊断：心悸（心脾两亏）。

西医诊断：窦性心律不齐。

治法：补益心脾。

处方：归脾汤加减：黄芪 20g，党参 10g，白术 10g，茯苓 15g，当归 10g，川芎 10g，远志 10g，柏子仁 15g，炒枣仁 15g，炙甘草 6g，桂枝 3g，五味子 10g。8 剂，水煎服。

二诊：1992 年 10 月 22 日。心慌、心悸未再发作，睡眠有所好转，但仍有头晕。舌淡红，苔薄白，脉稍结代。

处方：归脾汤加减：黄芪 20g，党参 10g，白术 10g，茯苓 15g，陈皮 10g，黄芪 15g，熟地 10g，白芍 15g，当归 10g，柴胡 6g，升麻 5g，砂仁 8g，五味子 10g，远志 10g，阿胶 10g，益智仁 10g，龙眼肉 10g，炙甘草 3g。8 剂，水煎服。

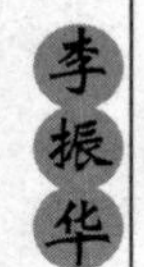

三诊：1992 年 11 月 1 日。头晕止，心悸已消失，食欲转好，精神健旺。舌淡红，苔薄白，脉和缓已无结代。

处方：归脾丸 3 盒，每服 1 丸（重 9g），日 2 次。

【按语】 据症分析，本例为心脾气虚，气血生化不足，心失所养而致诸症。药以黄芪、党参、白术、茯苓、炙甘草益气健脾；当归、川芎养血通脉；远志、柏子仁、炒枣仁安神定悸；桂枝温通血脉；五味子宁心安神。诸药相合，补益心脾。二诊时心悸未再复发，睡眠转好。唯仍头晕，加柴胡、升麻、砂仁升举脾胃清阳之气；加熟地、阿胶、龙眼肉增强补心养血之力；陈皮可防补药腻胃。三诊时头晕已止，心悸已宁，用归脾丸巩固疗效。

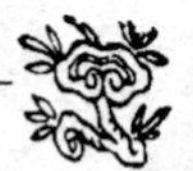

三、四君子汤加味治疗心悸（病毒性心肌炎）

病例3

李某，男，28岁。于1988年4月16日来诊。

主诉：因感冒发烧致心悸已月余。

病史：患者月余前因感冒发烧继发心慌，经河南医科大学一附院确诊为病毒性心肌炎，服用慢心律等药效果不显而来诊。现心慌不能自抑，胸中憋闷窒塞，时有胸痛，头晕，面色萎黄，神疲乏力，食欲不振，恶心欲吐。舌体胖大，苔厚腻，脉结代沉细。

实验室检查：体温、抗"O"正常，心率96次/分，早搏12次/分。心电图示：室性早博。

中医诊断：心悸（脾胃气虚，痰浊阻滞）。

西医诊断：病毒性心肌炎。

治则：健脾益气，化痰通络。

处方：四君子汤加味：党参20g，白术10g，茯苓15g，薏苡仁15g，木香10g，枳壳12g，橘红10g，旱半夏10g，桂枝6g，节菖蒲15g，丹参15g，炙甘草10g。10剂，水煎服。

医嘱：勿劳累，注意休息，心情舒畅。

二诊：1988年4月27日。心慌、胸闷、乏力、恶心减轻，食欲转佳，早搏减少为1~2次/分。治疗心悸，应重视心脾同治，补通并用，使心有所养，行无所滞，则脉律可望尽快复常。患者效果较显，拟原方继进改善。

三诊：守方继服10剂，诸症痊愈，心电图复查：心率82次/分，早搏消失。

半年后随访未见复发。

【按语】《医学探骊·卷五》载："脾气少为虚衰则悸，

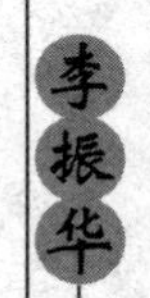

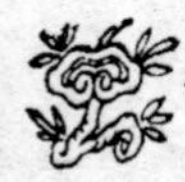

脾为脏腑之统宇，其他脏腑有病，脾能运气运血而保护之，而脾一旦空虚，其他脏腑则不能运气运血来保护脾脏，故凡有心跳之症者，往往历久不愈……其气复元，其悸自无。”本例初由外感罹患心肌炎，表现为心悸，胸中闷痛，头晕，身疲乏力，食欲不振，恶心欲吐，面色萎黄，舌体胖大等症，以此辨证，乃为素体脾胃虚弱，营卫宗气生成不足，不能正常贯注心脉，使心脉失养，心气不足，影响心脏之搏动，其证表现固然在心，但与脾胃功能失调密切相关。因此，治疗上应健脾益气补其本，化痰通络治其标，以使脉律复常，此“心脾同治”之法。方取四君子汤意以党参、白术、茯苓、炙甘草、薏苡仁健脾益气，渗利水湿；橘红、旱半夏、厚朴、枳壳燥湿化痰，理气降逆；桂枝温阳通脉，使血气流通，则脉始复常；丹参通行血脉，养血安神；节菖蒲化湿透窍，安神定惊；木香理气醒脾，使补而不滞。全方共奏健脾益气，养心安神，温阳通络，燥湿化痰，疏调气血之效，方证合拍，故能获效于数剂之间。

四、归脾汤合炙甘草汤加减治疗心悸（心动过速）

病例 4

卢某，男，54 岁。于 1992 年 7 月 4 日来诊。

主诉：心悸气短 1 年。

病史：一年前患者出现心悸、胸闷、气短，未予正规治疗。自 1986 年开始，每当饮酒或食用辛辣食物后就会出现胃脘疼痛发胀，晨起嗳气。曾在当地医院作胃镜检查，诊断为“浅表性胃炎”，服数剂中药后症状消失。今年以来，饮酒或食用辛辣食物后又出现胃脘疼痛，饮开水亦感食道与胃中不适，晨起易嗳气，在当地医院诊断为：“浅表性胃炎”。心电

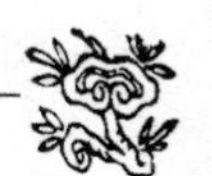

图诊断：窦性心动过速。现心悸胸闷，全身乏力，胃痛时作，纳差，嗳气，体倦懒言，语音低微。舌体大，边有齿痕，舌质淡，苔薄白，脉沉细数。

中医诊断：① 心悸（气虚血瘀、心脉不畅）；② 胃痛（胃气郁滞）。

西医诊断：① 心动过速；② 浅表性胃炎。

治法：益气活血，养心安神。

处方：归脾汤合炙甘草汤加减：西洋参 6g（另煎），麦冬 15g，五味子 10g，白术 10g，茯苓 15g，丹参 15g，远志 10g，炒枣仁 15g，节菖蒲 10g，川芎 8g，桂枝 3g，白芍 12g，龙骨 15g，砂仁 8g，当归 12g，炙甘草 6g。5 剂，水煎服。

医嘱：注意休息，忌食辛辣生冷之品。

二诊：1992 年 7 月 10 日。胸闷气短明显减轻，自觉精神体力有所好转，心慌心悸基本消失。舌体大，舌质淡，苔薄白，脉沉细稍数。上方再服 5 剂。

三诊：1992 年 7 月 17 日。心悸、胸闷，气短乏力，仍时感胃痛，纳差，嗳气。舌体大，舌质淡，脉沉细。改用心胃同治法。

处方：香砂六君子汤加减：西洋参 6g（另煎），白术 10g，茯苓 15g，橘红 10g，香附 10g，砂仁 10g，厚朴 10g，枳壳 10g，焦三仙各 10g，丹参 10g，川芎 10g，白芍 10g，节菖蒲 10g，炒枣仁 15g，炙甘草 6g。15 剂，水煎服。

四诊：1992 年 8 月 4 日。胃痛减轻，食欲转佳，饮食增加，嗳气较前减少，舌体大，舌质淡，苔薄白，脉沉细。上方继服。

继服药 3 个月，情况较好，饮食睡眠均可，胃中不痛不胀，大便日行一次，体重增加 3kg。上周复查心电图基本正常。

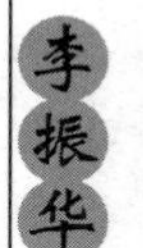

【按语】患者素体脾胃虚弱，化源不足，气阴两虚，心神失养，而致心悸诸症。药用西洋参、麦冬、五味子益气养阴补心；西洋参合白术、茯苓、炙甘草益气健脾，以资生血之源；炒枣仁、远志、龙骨、节菖蒲等安神定志；川芎、白芍、当归补血活血；桂枝温通心阳；丹参凉血活血，安神通脉。共收益气养阴，活血安神之功。心悸诸症好转后再据症予以心胃同治法，药以西洋参、白术、茯苓、橘红、香附、砂仁等药健脾理气和胃；厚朴、枳壳增强理气之功；焦三仙消食化滞等，而使诸症向愈。

五、以炙甘草汤加减治疗心悸（病毒性心肌炎）

病例 5

权某，女，25 岁。于 2005 年 9 月 20 日来诊。

主诉：心悸，胸闷半年余。

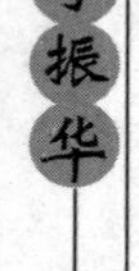

病史：半年前因服减肥药物导致泄泻，体虚继患感冒之后出现心悸，胸闷。心电图检查诊断为：病毒性心肌炎。2005 年 8 月 9 日至 9 月 12 日住入许昌市某医院，经治疗症状有所好转，但心悸仍未尽除。现心慌，胸闷，左胸和背部沉闷不舒，精神疲惫，肢倦乏力，心烦急躁，失眠多梦。心率 95 次/分，时有早搏。舌质淡红，舌体稍胖大，苔薄白，少苔，脉弦细数结代。

中医诊断：心悸（气阴两虚）。

西医诊断：病毒性心肌炎。

治法：益气养阴，安神定悸。

处方：炙甘草汤加减：红参 10g，麦冬 15g，生地 15g，阿胶 10g，桂枝 4g，丹参 15g，茯神 15g，炒枣仁 15g，节菖蒲 10g，龙齿 15g，知母 10g，火麻仁 15g，檀香 10g，炙甘草

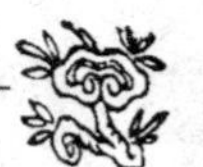

6g。15 剂，水煎服。

医嘱：注意休息，避免劳累。

二诊：心悸明显好转，早搏明显减少，精神较佳，药已见效，当继续服药以巩固疗效。仍失眠多梦，舌红少苔，脉弦而细，为阴虚未复，加山茱萸、枸杞子滋阴；结代脉偶尔有之，桂枝减量；红参性燥，改用补而不燥之白干参。15 剂，水煎服。

处方：炙甘草汤加减：白干参 10g，麦冬 15g，生地 15g，阿胶 10g，桂枝 3g，丹参 15g，茯神 15g，炒枣仁 15g，节菖蒲 15g，山茱萸 15g，枸杞子 15g，龙齿 15g，火麻仁 15g，檀香 10g，知母 12g，炙甘草 6g。15 剂，水煎服。

心悸消失，胸闷减轻，失眠好转，精神转佳。

【按语】本例心悸属气阴两虚证。心失气阴滋养，故心悸胸闷；气虚则神疲乏力肢倦；阴虚心神失养则失眠多梦；阴虚内热则心烦急躁；舌淡胖大，脉结代为气虚之象；苔少，脉弦细数结代为阴虚之征。治宜益气养阴，安神定悸，用炙甘草汤加减治之。药用红参、炙甘草补益心气，少佐桂枝配红参温通心阳；麦冬、生地、阿胶、火麻仁滋养心阴；炒枣仁、茯神、节菖蒲、龙齿养心安神定悸；知母清热除烦；檀香行气宽胸除胸闷而使心悸痊愈。尤其是少量桂枝的应用，李老曾受教于秦伯未老先生，用之得当，收效颇佳。

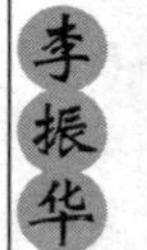

六、以生脉散加味治疗心悸

病例 6

李某，男，39 岁，教师。于 2005 年 7 月 30 日来诊。

主诉：心慌，周身乏力近 1 个月。

病史：患者为郑州市某中学教师，平日身体健康。近日

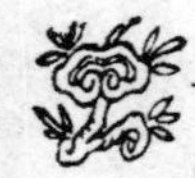

因教学任务繁重，1个月来感觉心慌，周身乏力，双下肢为甚。虽经其他医生诊治，具体用药不详，效果不佳。现心悸，神疲，乏力，劳累后加重，形体消瘦，睡眠欠佳，饮食减少，大便有时秘结。舌质红，舌体胖大，苔白稍腻，脉细弦。

中医诊断：心悸（气阴两虚）。

治法：益气健脾，养阴安神。

处方：生脉散加味：西洋参15g，麦冬15g，五味子10g，山药20g，茯苓15g，炒枣仁15g，生地15g，丹参15g，木瓜18g，生薏苡仁30g，炙甘草6g。7剂，水煎服。

医嘱：注意休息，勿使过劳。

二诊：2005年8月6日。心悸好转，乏力减轻，饮食增加，睡眠仍然不佳，头晕，时心烦，气短。舌质红，舌体胖大，苔薄黄，脉细弦。上方加炒栀子10g，天麻10g，节菖蒲10g，黄芪20g。14剂，水煎服。

三诊：2005年8月23日。心悸停止，但停药1周后，心悸又轻度发作；仍感乏力，神疲，睡眠仍差，饮食增加，二便尚可。舌质红，舌体稍胖大，苔薄黄，脉细弦。

处方：生脉散加味：西洋参10g，麦冬15g，五味子10g，山药20g，茯苓15g，炒枣仁15g，节菖蒲10g，龙齿15g，天麻10g，夜交藤30g，黄芪30g，炒栀子10g，丹参15g，炙甘草6g。14剂，水煎服。

四诊：2005年9月6日。患者服上方后，心悸消失，乏力不甚，精神、睡眠好转，无其他不适。舌质略红，舌体稍胖大，苔薄白，脉细弦。上方继服15剂。

【按语】依据脉症，本案为气阴两虚证。治宜健脾益气养阴，安神定悸，用生脉散加味治之。药用西洋参、麦冬、五味子益气养阴；山药、茯苓、木瓜、生薏苡仁健脾祛湿通

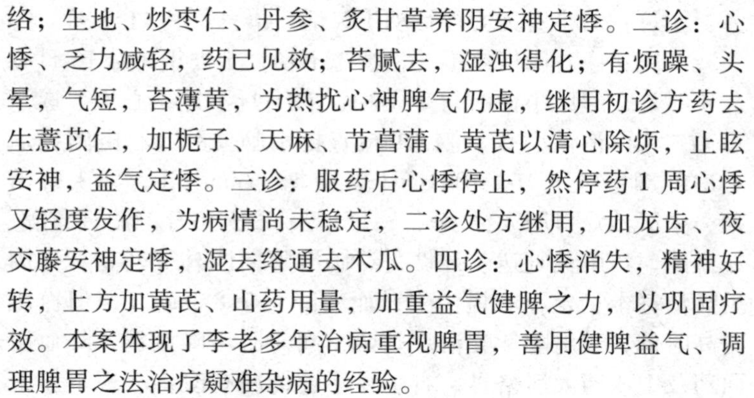

络；生地、炒枣仁、丹参、炙甘草养阴安神定悸。二诊：心悸、乏力减轻，药已见效；苔腻去，湿浊得化；有烦躁、头晕，气短，苔薄黄，为热扰心神脾气仍虚，继用初诊方药去生薏苡仁，加栀子、天麻、节菖蒲、黄芪以清心除烦，止眩安神，益气定悸。三诊：服药后心悸停止，然停药1周心悸又轻度发作，为病情尚未稳定，二诊处方继用，加龙齿、夜交藤安神定悸，湿去络通去木瓜。四诊：心悸消失，精神好转，上方加黄芪、山药用量，加重益气健脾之力，以巩固疗效。本案体现了李老多年治病重视脾胃，善用健脾益气、调理脾胃之法治疗疑难杂病的经验。

中 风

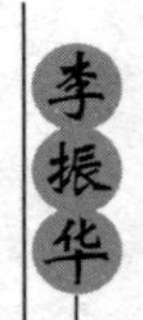

中风是以卒然昏仆，不省人事，半身不遂，口眼歪斜，语言不利为主症的病证。其病机总属阴阳失调，气血逆乱。病位在脑，与肝肾密切相关。病理性质多属本虚标实。肝肾阴虚，气血衰少为病之本，风、火、痰、气、瘀为发病之标。依其病位病机又分为中脏腑与中经络；阴闭与阳闭；闭证与脱证。对于本证，若救治及时，用药得当，可转危为安，但常遗留半身不遂等后遗症；若治疗不及时，则可延误病情，甚则危及生命。

一、健脾化痰，活血化瘀，通络开窍治中风

病例1

张某，男，59岁。于2005年3月23日来诊。

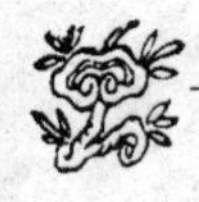

主诉：右半身无力伴行动不灵活、语言不利 11 个月。

病史：患者因情绪不佳，情志不畅，于去年 9 月 16 日凌晨 4 时许，起床小便时行走不稳，右半身不遂，心慌，遂至市第二人民医院急诊，脑 CT 检查提示脑梗死，心电图提示心房纤颤，血压 160/100mmHg，血糖 17mmol/L，即入院治疗，中医治疗口服大活络丹，针灸等；西药治疗静滴甘露醇、尿激酶，口服美吡达、拜糖平、肠溶阿斯匹林等药物。一周后病情基本稳定，心慌消失，血糖降至 7.8mmol/L，但血压时高时低，遂出院针灸治疗月余，同时服用降血糖，降血压西药及中成药大活络丹，右半身不遂情况有改善。现不需人搀扶可行走，但右半身无力，行动不灵活，无口眼歪斜，言语不利，说话无力，头晕，面色稍萎黄。舌体胖大，舌质暗，舌苔白腻，脉沉细滑。

中医诊断：中风后遗症（脾气亏虚，痰湿内郁，瘀血阻络）。

西医诊断：脑梗死。

治法：健脾益气，化痰利湿，活血化瘀，通络开窍。

处方：复瘫汤加减：生黄芪 30g，白术 10g，陈皮 10g，旱半夏 10g，茯苓 12g，薏苡仁 30g，木瓜 18g，泽泻 10g，节菖蒲 10g，郁金 10g，丹参 20g，川芎 10g，乌梢蛇 12g，炮山甲 10g。15 剂，水煎服。

医嘱：保持心情平稳，饮食清淡，加强功能锻炼及发音训练。

二诊：2005 年 4 月 7 日。身体转侧较前灵活，头晕减轻，说话稍感有力，苔腻已趋变薄。为痰湿渐化，脾气亏虚有所改善，舌黯未见好转，络脉瘀滞之象明显，治应加强祛瘀通络之力。上方去陈皮、旱半夏、薏苡仁、茯苓，加土元、

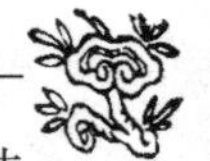

鸡血藤破血逐瘀，行血补血，舒筋活络；地龙、蜈蚣、桑枝祛风通络；远志祛痰开窍，以助节菖蒲、郁金开窍利音之功。

处方：生黄芪30g，白术10g，木瓜18g，泽泻10g，节菖蒲10g，郁金10g，丹参20g，川芎10g，乌梢蛇12g，炮山甲10g，土元10g，鸡血藤30g，蜈蚣3条，地龙12g，桑枝30g，远志10g。15剂，水煎服。

三诊：2005年4月22日。右半身无力明显好转，心烦心急及苔腻消失，说话无力状况进一步改善，发音亦较前清晰。诸症已显著好转，为血脉渐通，经脉已畅之佳象。惟近日因生气，头晕有所明显，血压160/110mmHg。上方加天麻、夏枯草、菊花、川牛膝清泄肝火，清利头目，平肝潜阳，引血下行。舌体稍胖大，质暗红，苔薄白，脉沉细。苔腻消失，去泽泻、木瓜。

处方：生黄芪30g，白术10g，节菖蒲10g，郁金10g，丹参20g，川芎10g，乌梢蛇12g，炮山甲10g，土元10g，鸡血藤30g，蜈蚣3条，地龙12g，桑枝30g，远志10g，天麻10g，夏枯草15g，菊花12g，川牛膝15g。30剂，水煎服。

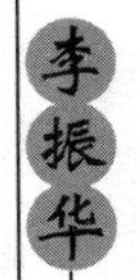

四诊：2005年5月23日。右半身无力等诸症基本消失，言语发音正常，血压稳定在（135～126）/（85～80）mmHg之间。惟行走久则有右下肢酸软之感，为病久肝肾亏虚，筋骨失养，不能滋养所致，故以补益肝肾，益气活瘀，通络平肝善后。

处方：杜仲15g，续断20g，川牛膝15g，当归15g，白芍15g，生黄芪30g，白术10g，鸡血藤30g，丹参20g，川芎12g，蜈蚣2条，地龙10g，乌梢蛇10g，天麻10g，夏枯草15g。25剂，水煎服。

行走基本正常，肢体感觉有力，血压在（135～126）/

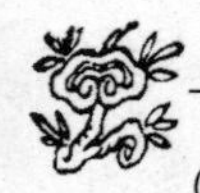

（85～80）mmHg 之间。血糖 6.3mmol/L，其他诸症基本消失。

2006 年 2 月 13 日电话随访，知其步行 2km 左右下肢无酸软感，其他一切正常。

【按语】 患者因平素血压较高，复因情志不舒，肝郁化火，耗血伤阴，肝失所养，肝阳偏亢，阳升而风动，气血逆乱，并走于上，闭塞清窍，而骤发中风之半身不遂，言语蹇涩，此如《中风斠诠·中风急证》所言："肝火自旺，化风煽动，激其气血，并走于上，直冲犯脑。"患者经救治后，遗留半身无力，行动不便，为脾虚不能运化水湿，聚湿为痰，风痰流窜经络，血脉痹阻，经隧不通，气不能行，血不能濡；风痰血瘀，阻滞舌本脉络则见语言不清；上盛下虚，故见头晕，心烦心急。舌质黯，苔白腻，脉沉细滑皆痰湿阻滞，血瘀阻络之象。辨证凭脉，李老诊断其病机为脾虚失运，痰湿内郁，瘀血阻络，治以健脾益气，化痰利湿，活血化瘀，通络开窍。方用经验方复瘫汤，以生黄芪、白术补气健脾燥湿，配陈皮、旱半夏、茯苓、薏苡仁、泽泻增健脾渗湿之力；薏苡仁、木瓜化湿健脾，舒筋活络；节菖蒲、郁金芳香开窍，化湿豁痰，《本经》谓节菖蒲具"通九窍，明耳目，出音声"之效；丹参、川芎活血祛瘀，通行血脉，且川芎辛香行散，温通血脉，又能行气开郁，为血中之气药，二药配用，具通达气血之效；乌梢蛇祛风活络，为临床治疗中风半身不遂之要药；炮山甲活血通经，善于走窜，性专行散，能通经而达病所。诸药共伍，具益气健脾，化痰开窍，活血通络之功。李老认为：① 中风之病多气虚血瘀证，肝肾阴虚阳亢证；脾虚痰瘀者较少见。② 平肝熄风，活血通络者宜重用虫类药。③ 中风语言蹇涩较为难治，宜重用芳香开窍、解郁破血之节菖蒲、郁金。以上三点为治疗中风后遗症要点。

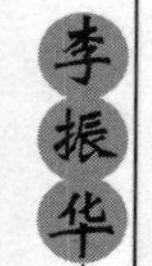

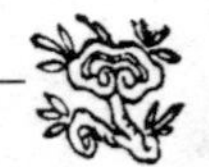

二、益气活血，舒筋通络治中风

病例 2

张某，男，80 岁。于 2005 年 6 月 25 日来诊。

主诉：双下肢行走不便 1 月余。

病史：患者于 1 个月前无明显诱因，突然感觉行走不便，双腿抬起困难，需在家人搀扶下行走。右手不能灵活写字，记忆力减退，语言不流利，头晕、不痛，无耳鸣，口不苦，痰不多，大便干结，3 ~4 日一行，皮肤瘙痒。在当地诊所进行治疗（具体诊断及用药不详），效果不显。现双下肢行走不便，右手活动欠灵活，头晕，身倦乏力，面色萎黄，夜眠差，小便量多，大便干结。舌体稍胖大，舌质暗红，苔黄，脉弦。

CT 提示：陈旧性多发性脑梗死。

中医诊断：中风（后遗症）。

西医诊断：陈旧性多发性脑梗死。

治法：益气活血，舒筋通络。

处方：补阳还五汤加减：黄芪 30g，党参 15g，白术 10g，茯苓 12g，当归 12g，白芍 15g，川芎 10g，生地 15g，香附 10g，丹参 15g，鸡血藤 25g，川牛膝 15g，木瓜 15g，肉苁蓉 15g，火麻仁 15g，乌梢蛇 12g，甘草 3g。20 剂，水煎服。

医嘱：注意休息，调理情志；清淡饮食，忌食辛辣油腻之物；适当运动，加强功能锻炼。

二诊：2005 年 7 月 16 日。双下肢体活动较前有力，右手灵活程度无明显变化。大便可，小便量次较多，以夜间为甚，稍有涩痛。舌体稍胖大，舌质稍红，苔白厚腻，脉弦滑。

处方：补阳还五汤加减：黄芪 30g，党参 15g，白术 10g，

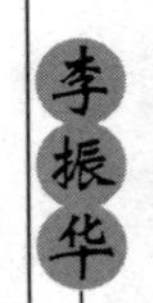

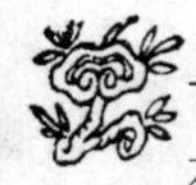

茯苓12g，当归12g，川芎10g，丹参15g，鸡血藤25g，乌梢蛇12g，穿山甲8g，川牛膝15g，木瓜15g，海金沙15g，金钱草15g，肉苁蓉15g，甘草3g。20剂，水煎服。

三诊：2005年8月10日。双下肢力度较前增强，行走明显好转，右手灵活程度较前提高。语言不利，流口水。偶觉自己身体旋转，仍为气血亏虚型眩晕所致。二便可，睡眠可。舌体稍胖大，舌质稍暗红，苔白厚腻，脉弦。

处方：补阳还五汤加减：黄芪30g，党参15g，白术12g，茯苓12g，桂枝6g，当归12g，白芍12g，丹参15g，鸡血藤30g，乌梢蛇12g，穿山甲8g，川牛膝15g，木瓜18g，土元10g，泽漆10g，生薏苡仁15g，甘草3g。30剂，水煎服。

四诊：2005年9月15日。双下肢活动灵活程度及力量度明显提高，右手灵活性又有改善。觉周身乏力，大便2~3日一行，便干难解，小便调。舌体稍胖大，舌质稍淡，苔稍白腻，脉弦细。

处方：补阳还五汤加减：黄芪30g，党参15g，白术10g，茯苓12g，当归12g，白芍15g，川芎10g，生地15g，香附10g，丹参15g，鸡血藤25g，川牛膝15g，川木瓜15g，肉苁蓉15g，火麻仁15g，乌梢蛇12g，草决明15g，蜈蚣3条，甘草3g。20剂，水煎服。

双下肢可独自行走，右手灵活性基本恢复正常。周身乏力症状减轻，二便正常，生活可自理。

【按语】中风一病，其病机概而论之有虚（阴虚、气虚）、火（肝火、心火）、风（肝风、外风）、痰（风痰、湿痰）、气（气逆）、血（血瘀）六端，其病位在脑，与心、肾、肝、脾密切相关。本例老年体弱，气血亏损，元气耗伤，脑脉失养。气虚则运血无力，血行不畅，而致脑脉瘀滞不通。

气血瘀滞，脉络痹阻，而致肢体废不能用。诸症皆为气虚血滞，脉络瘀阻所致。药用黄芪、党参、白术、茯苓、白芍、生地以补气健脾，养血柔肝；当归、川芎、香附、丹参、鸡血藤、川牛膝行气活血，化瘀通络；乌梢蛇甘、咸、温归肝经，具有较强的祛风通络的作用，与木瓜配伍可达舒筋通络的作用；肉苁蓉、火麻仁润肠通便；甘草调和诸药。二诊以益气活血，舒筋通络为治法组方，使患者双下肢体活动较前有力。但小便次数较多，且稍有涩痛，故在原方的基础上，加海金沙、金钱草以利尿通淋。三诊患者小便可，故去海金沙、金钱草，加泽漆、薏苡仁以健脾化湿。并加土元以逐瘀通络。四诊加蜈蚣以熄风通络，加草决明以润肠通便而使病愈。

眩　晕

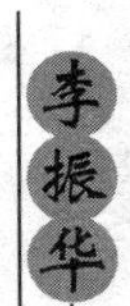

眩晕是患者自觉头晕眼花为主证的一种病证，常由风、火、痰、虚、瘀等因引起。临床可见于西医的高血压、高脂血症、内耳眩晕症、脑震荡后遗症等，李老善于从各种复杂的病机中辨证用药而获良效。

一、以健脾养肝，祛湿活血，潜降熄风法治疗眩晕（原发性高血压，高脂血症）

病例 1

马某，女，39 岁。于 2005 年 8 月 20 日来诊。

主诉：眩晕耳鸣，体倦乏力已 3 年余。

病史：患者自述于2002年5月开始感觉眩晕，耳鸣，时觉头沉，体倦乏力，但未引起重视。2003年初病情开始加重，乃至洛阳市第一人民医院诊治，经检查确诊为高血压、高脂血症，经服西药维压静、寿比山、舒降之等药血压下降，上述症状有所减轻。后至洛阳市中医院给予育阴潜阳、健脾利湿等中药及大蒜油胶囊效果不显。现感头晕，耳鸣，头目胀痛沉重，每因劳累及心情不佳时加重，胸闷，恶心，周身困倦乏力。体形较胖，面色潮红，舌质暗淡、边有瘀斑，舌体胖大，舌苔白腻，脉弦滑。

实验室检查结果：2005年3月21日洛阳市第一人民医院检查报告单：TC：7.73mmol/L；TG：3.84mmol/L；HDL-C：1.14mmol/L；LDL-C：4.87mmol/L。BP：160/100mmHg。

中医诊断：眩晕（脾虚湿阻，血行不畅，肝阴不足，风阳上扰）。

西医诊断：①原发性高血压；②高脂血症。

治法：健脾养肝，祛湿活血，潜降熄风。

处方：白术12g，茯苓10g，泽泻10g，节菖蒲10g，川牛膝9g，女贞子15g，荷叶30g，草决明12g，全蝎9g，牡蛎15g，赤芍10g，山楂15g，地龙21g，鸡血藤30g，丹参20g，桃仁12g，甘草5g。25剂，水煎服。

医嘱：嘱忌食肥甘油腻及不易消化食品，适当锻炼，心情舒畅。

二诊：2005年9月15日。头晕耳鸣，头目胀痛显著减轻，胸闷恶心已失，腻苔渐退，为脾虚运化水湿之职渐有复常，体内湿浊渐化，故去泽泻；舌质瘀斑略减，为瘀血稍有消散，经络亦有通畅之象，因大便微溏，故去桃仁、草决明，加红花12g。20剂，水煎服。

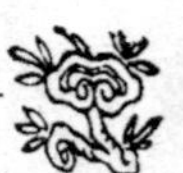

三诊：2005 年 10 月 5 日。头晕，耳鸣，头目胀痛沉重感及舌边瘀斑已消失，周身较前有力。体内病机基本消除，脾健湿化，血行气畅，肝阴恢复，机体运化升降出入正常，惟舌质稍暗，脉微弦无力，为血行尚未完全复常之象，上方去女贞子、川牛膝，加党参 15g，益气以促血运。30 剂，水煎服。

后经随访，眩晕等症消失而病情稳定。11 月 7 日在省人民医院检查，结果：TC：5.22mmol/L；TG：1.92mmol/L；HDL-C：1.16mmol/L；LDL-C：3.64mmol/L；BP：136/86mmHg。平时多次测量血压，基本在此范围，生气后血压有升高，就自服西药寿比山可缓解。

【按语】本例患者因家族遗传，加之平素过食肥甘，致脾胃损伤，失于健运，痰湿中阻，气机不利，血行不畅，瘀血阻络，脑失所养而致眩晕，胸闷恶心，周身困倦乏力，烦劳则剧，舌暗瘀斑等症；湿浊内聚，上蒙清窍可见头沉胀痛；又因化源亏乏，阴津亏虚，致水不涵木，风阳上扰亦致眩晕，耳鸣，面色潮红。综合本例眩晕病机为脾虚湿阻，血行不畅，肝阴不足，风阳上扰。治当标本兼施，补通并行，药用白术、茯苓、泽泻、荷叶健脾益气，利湿化浊；女贞子滋补肝肾之阴，以涵肝木；节菖蒲、山楂开窍化湿，助脾健胃；草决明、全蝎、牡蛎、地龙平肝潜阳，清热熄风，其中牡蛎为介类之品，咸寒质重，性能沉降，且气味俱轻不碍痰湿，眩晕肝阳上亢者多用之，以潜阳镇逆，使风灭火降；赤芍、鸡血藤、丹参、桃红、山楂、川牛膝活血化瘀，清热凉血。诸药共奏健脾养肝，祛湿活血，潜降熄风之效。李老认为白术、茯苓等药能健脾以绝其生痰之源，而泽泻、荷叶、山楂、草决明等药有很好的降血脂作用，在本病治疗中尤显重要。

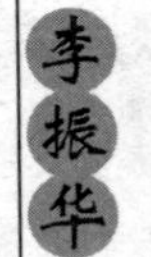

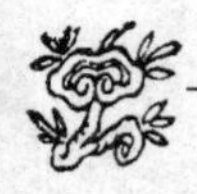

二、以健脾祛湿，清火平肝法治疗眩晕（原发性高血压病）

病例 2

刘某，男，42 岁。于 2006 年 4 月 15 日来诊。

主诉：眩晕 10 年余，胸闷 1 年。

病史：患者于 1990 年发现高血压，当时血压 170/120mmHg，经用西药治疗后缓解，后经常服用西药，血压基本维持正常，但时有眩晕，呈阵发性发作。1 年前无明显诱因出现胸闷，眩晕加重，经用中西药治疗（具体药物不详）未缓解。现眩晕，胸闷，头昏沉，下午眩晕较甚，可持续 3～4 小时，乏力，嗳气，胃部怕凉，心烦急躁，经常咽痛上火，睡眠、饮食尚可，大便溏，日 2～3 次，血压：145/95mmHg，形体肥胖。舌质稍红边甚，舌体胖大，苔稍白腻，脉弦。

中医诊断：眩晕（脾虚湿盛，肝火偏旺）。

西医诊断：原发性高血压。

治法：健脾祛湿，清火平肝。

处方（李老经验方）：香砂温中汤加味：白术 10g，茯苓 15g，陈皮 10g，旱半夏 10g，香附 10g，砂仁 8g，厚朴 10g，木香 10g，桂枝 6g，白芍 12g，西茴 10g，乌药 10g，甘草 3g，泽泻 18g，炒薏苡仁 30g，丁香 5g，柿蒂 18g，知母 12g，炒栀子 10g，天麻 10g。21 剂，水煎服。

医嘱：勿食油腻之物；情志舒畅。

二诊：2006 年 5 月 8 日。眩晕、胸闷明显好转以至基本消失，乏力、心烦急躁好转，大便基本成形，嗳气消失。血压 135/85mmHg。舌边红，体稍胖大，苔正常，脉弦。方药对证，已收佳效，继用上述健脾祛湿，清火平肝治法方药，

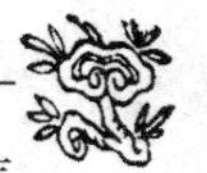

患者已无嗳气，去丁香、柿蒂；咽部疼痛加桔梗10g，牛蒡子10g，山豆根12g。30剂，水煎服。

眩晕、胸闷消失。血压正常。1个月后随访，病未复发。

【按语】 患者高血压10年，经常眩晕，头目昏沉不清，形体肥胖，胸闷，心烦急躁，舌质红边甚，舌体胖大，苔白腻，脉弦，乃脾虚湿盛，肝气偏亢所致。治应健脾祛湿，清火平肝，用李老自拟香砂温中汤加味治之，药用白术、茯苓、陈皮、旱半夏、砂仁、厚朴、木香、桂枝、白芍、泽泻、炒薏苡仁健脾祛湿；香附、西茴、乌药疏肝理气；丁香、柿蒂降逆止嗳；知母、栀子、天麻清火平肝。二诊收效，患者已无嗳气，去丁香、柿蒂；咽部疼痛加桔梗、牛蒡子、山豆根以利咽，继用上述治法方药，收到脾健湿祛，火清肝舒，眩晕、胸闷消失，血压正常之效。

三、以滋阴养肝，清热活血法治疗眩晕（原发性高血压，高脂血症）

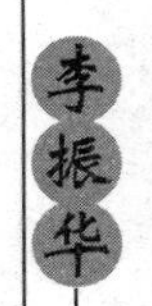

病例3

温某，男，48岁。于1978年3月23日来诊。

主诉：头晕3年。

病史：于1974年4月始感头晕目眩，有时胸闷气短。经某医院检查诊断为“高血压，高脂血症”。服中西药降压、降脂，效果不显，近来病情逐渐加重而来求诊。现头晕目眩，口苦咽干，心烦易怒，肢体困倦，腿沉乏力。身体肥胖，面色少华，舌质红、少津，舌体稍肥，脉弦细无力。

检查：血压175/110mmHg。查血清总胆固醇370mg%（正常值：100～230mg%），甘油三酯730mg%（正常值：355mg%），脂蛋白1686mg%（正常值<700mg%）。

中医诊断：眩晕（心肾阴虚，肝阳上亢）。

西医诊断：① 原发性高血压；② 高脂血症。

治法：滋阴养肝，清热活血。

处方：蒸首乌 21g，川牛膝 15g，赤芍 15g，茯苓 15g，泽泻 15g，荷叶 30g，草决明 15g，山楂 15g，地龙 21g，鸡血藤 30g，丹参 21g，全蝎 15g，桃仁 15g，节菖蒲 9g，牡蛎 15g。12 剂，水煎服。

医嘱：忌食肥甘油腻，宜清淡饮食。

二诊：1978 年 4 月 17 日。头晕目眩减轻，胸闷气短好转，舌淡红有津，脉弦细有力。复查血清总胆固醇 188mg%，甘油三酯 405mg%，脂蛋白 948mg%。肝肾阴虚，经络不畅，非短时可复。仍守初诊治法，效不更方，上方继服 21 剂。

三诊：1978 年 5 月 7 日。诸症大减，四肢有力，现已能跑步，惟下午腿困乏力。舌淡红、有津，脉弦软有力。血压 120/70mmHg，血清总胆固醇 120mg%，甘油三酯 222mg%，脂蛋白 536mg%。照原方继服 25 剂，以巩固疗效。

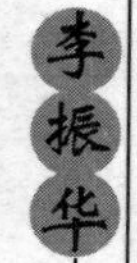

【按语】本例属于中医学“眩晕”病范畴。由于素体肾阴亏虚，肝失滋养，以致阴虚阳亢，头晕目眩口干；肾阴亏虚，肝脉失养，疏泄失常，故胸闷气短，舌红、少津，脉弦细无力。方中蒸首乌滋养肝肾；茯苓、泽泻、节菖蒲、荷叶清热祛湿；牡蛎、全蝎、地龙、草决明平肝潜阳；丹参、赤芍、鸡血藤、桃仁、山楂活血通络；川牛膝引血下行。诸药合用，具有滋肾养肝，平肝潜阳，清热祛湿，活血通络之效。

四、以清热平肝，解郁安神法治疗眩晕（原发性高血压）

病例 4

徐某，女，57 岁。于 2005 年 10 月 8 日来诊。

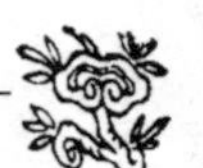

主诉：头晕间断发作10年余。

病史：患者平素性情急躁，10余年前因生气出现头晕，当时测血压150/100mmHg，后被确诊为高血压病，间断口服维压静治疗，然症状时有时无，近几年头晕发作频繁，时感心前区憋痛，伴后背疼痛。现症见：头晕且胀，耳鸣，遇劳、恼怒加重，时感心前区憋痛，伴肩背疼痛，眠差，食后时有腹胀，纳可，二便正常。舌质红，苔黄，脉弦。

心电图：ST段压低。测血压160/100mmHg。

中医诊断：眩晕（肝阳上亢）。

西医诊断：原发性高血压。

治法：清热平肝，解郁安神。

处方（李老经验方）：脏躁方加减：土炒白术10g，茯苓12g，橘红10g，旱半夏10g，香附10g，郁金10g，炒栀子7g，节菖蒲10g，莲子心6g，夜交藤25g，丹参15g，砂仁6g，檀香10g，西茴10g，枳壳10g，龙齿10g，天麻10g，厚朴10g，甘草3g，琥珀3g（冲服），朱砂2g（冲服）。30剂，水煎服。

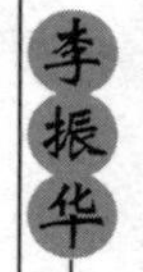

医嘱：畅情志，戒躁怒，忌肥甘辛辣。

二诊：2005年10月7日。心前区憋闷、腹胀、睡眠均改善，然头晕未见减轻。舌质红，苔薄黄，脉弦。上方加钩藤12g，龙齿加量至25g。30剂，水煎服。

三诊：2005年11月2日。头晕明显减轻，胸闷情况基本消失，睡眠明显改善。舌质稍红，苔薄黄，脉弦。上方去琥珀、朱砂。30剂，水煎服。

头晕基本消失，胸闷、耳鸣皆无，心电图大致正常。血压140 / 85mmHg。

一年后随访，病情稳定，未有反复。

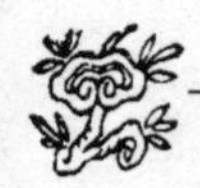

【按语】患者平素性情急躁，肝木失于疏泄，气郁化火，暗耗肝阴，使风阳升动，上扰清窍，发为眩晕；肝气通于心气，肝郁气滞，其一使血行不畅，其二郁久化火，灼津成痰，气滞痰浊瘀血痹阻心脉，致心前区憋闷疼痛，甚则痛引肩背；肝郁不舒，横逆犯脾、肝脾不和，故食后腹胀；肝火扰心，则失眠多梦，据其舌、脉均为肝阳上亢之象。李老以脏躁方加减。药以天麻平肝潜阳，香附、郁金、丹参疏肝解郁，凉血清心；栀子、莲子心清心除烦；檀香、砂仁、厚朴、枳壳、西茴以行气除胀；二陈汤（橘红、茯苓、旱半夏、甘草）、白术健脾化痰；节菖蒲化湿和胃、宁心安神；朱砂、琥珀、龙齿镇心安神；夜交藤养心安神。诸药合用，共奏清热、平肝、解郁、化痰、安神等功效。服上方30剂后诸症皆减，然头晕依旧，在原方基础上加钩藤、知母加强清热平肝之力。本案以清泄肝阳之有余，条达肝气之郁滞，使阳亢得平，肝郁得疏，痼疾渐愈。

五、以健脾祛痰，疏肝清热法治疗眩晕（美尼尔综合征）

病例5

刘某，男，41岁，农民。于1989年4月9日来诊。

主诉：头晕、耳鸣近1年。

病史：患者自1988年6月因农活繁重，加之饮食不节，导致头晕、耳鸣，伴恶心呕吐，不思饮食。在当地乡医院按胃肠病治疗1周，症状无明显改善。又至县医院按美尼尔综合征治疗，病情有所缓解。1989年3月因情志不遂致病情复发，遂至省人民医院，经查脑血流图、脑电图、脑CT等，均未发现异常，要求用中药治疗。现症见眩晕，头重耳鸣，腹胀纳差，恶心呕吐，嗳气，身倦乏力，心急烦躁，失眠梦

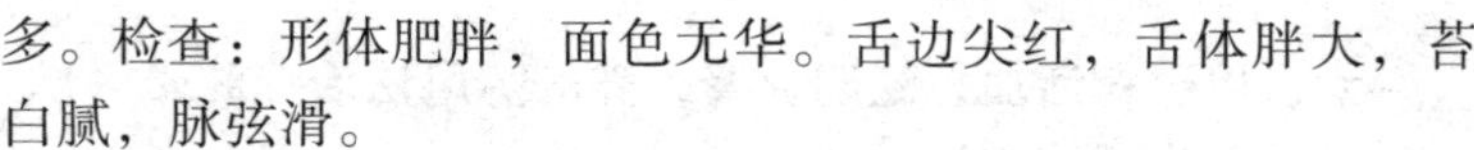

多。检查：形体肥胖，面色无华。舌边尖红，舌体胖大，苔白腻，脉弦滑。

中医诊断：眩晕（脾虚痰湿，肝郁化热）。

西医诊断：美尼尔综合征。

治法：健脾祛痰，疏肝清热。

处方：半夏白术天麻汤加味：白术10g，茯苓15g，橘红10g，旱半夏10g，泽泻12g，郁金10g，节菖蒲10g，枳壳10g，胆南星8g，竹茹10g，天麻10g，菊花10g，钩藤12g，甘草3g。7剂，水煎服。

二诊：眩晕，头重，耳鸣，心急烦躁等症大减，睡眠较前好，呕吐消失，仍腹胀纳差，嗳气。舌质淡红，苔白腻，体胖大，脉弦滑。守方去钩藤、菊花，加党参15g、砂仁8g、佛手12g。7剂，水煎服。

三诊：诸症消失，精神、饮食、睡眠均好。嘱其继服香砂六君子丸半月，以巩固疗效。

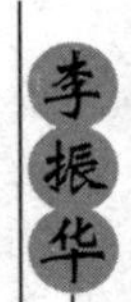

【按语】本证系脾虚肝旺，痰湿随肝气上逆，阻于耳窍而发病。由于痰湿为有形之物，阻滞气机而化火，而痰湿又源于脾虚所致，故属本虚标实，虚实夹杂证。治疗上以健脾益气治其本虚，以祛痰、清热、疏肝泻其标实。方中白术甘苦温，健脾燥湿；茯苓、泽泻淡渗利湿，以使湿从小便而去；橘红、旱半夏、胆南星燥湿祛痰，降逆止呕；枳壳、竹茹行气下痰，清热止呕；天麻、菊花、钩藤平肝清热，可止头目眩晕；郁金、节菖蒲疏肝理气、透窍，使气行湿行；甘草调和诸药。本方为半夏白术天麻汤加味而来，其健脾祛痰，疏肝清热，标本兼治，以治标为主。俟痰火下降，湿痰运化，肝气条达，则眩晕自除。病情控制后，则以健脾益气治本为主，服香砂六君子丸以益气健脾化痰，巩固疗效，防止复发。

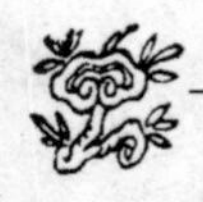

六、以通窍活血，滋阴补肾，养肝熄风法治疗眩晕（脑挫伤后遗症）

病例 6

黎某，男，28 岁。于 1992 年 10 月 5 日来诊。

主诉：眩晕，不能下床活动半年余。

病史：半年前正在劳动时突然晕倒，伤及头部，遂到当地医院求治。经 CT 检查发现颅内有核桃般大的血肿，后在该院做手术清除瘀血。术后患者一直感觉头晕，不能下床。服用脑复康、脑复新、安定等药物，效果不甚理想，今特来请李老诊治。患者呈慢性病容，神志清，回答问话准确。仍头晕，失眠，视力差，下楼不稳，只在室内活动。纳可，二便调，睡眠差。舌质黯红，苔薄白，脉沉细涩。

中医诊断：眩晕（瘀血阻窍）。

西医诊断：脑挫伤后遗症。

治法：活血通窍。

处方：通窍活血汤加减：当归 12g，川芎 10g，赤芍 15g，牡丹皮 12g，郁金 10g，节菖蒲 10g，桃仁 10g，红花 10g，丹参 12g，天麻 10g，细辛 5g，菊花 12g，麝香（另包）0.1g，蒸首乌 20g，甘草 3g。15 剂，水煎服。

二诊：1992 年 10 月 20 日。头已不痛、不晕，睡眠也有所好转。舌红，苔薄白，脉沉细。拟用滋阴养肝，活血熄风法。

处方：蒸首乌 20g，赤芍 15g，枸杞子 15g，牡丹皮 10g，黄精 15g，山茱萸 15g，珍珠母 30g，丹参 15g，菊花 12g，天麻 10g，细辛 3g，郁金 10g，节菖蒲 10g，夜交藤 30g，甘草 3g。

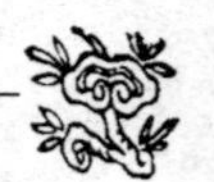

连服月余，诸症消失，恢复正常生活。

【按语】本证由于头部外伤，脑部气血瘀阻，脑髓失养所致。治宜活血通窍，方用通窍活血汤加减。其中当归、川芎、赤芍、桃仁、红花、牡丹皮、郁金活血散瘀；节菖蒲、麝香、细辛、菊花清利头目，透窍通络；蒸首乌滋养肝肾；天麻平肝熄风；甘草调和诸药。二诊诸症俱减，故改用滋阴养肝，活血熄风法治之。其蒸首乌、枸杞子、山茱萸、黄精滋阴补肾，生精益髓；珍珠母、节菖蒲、夜交藤安神宁志；丹参、郁金活血散瘀；菊花、细辛、天麻、节菖蒲平肝透窍熄风；诸药相伍，可使血行通畅，脑髓充养，则眩晕可平，头痛等症可止，病得痊愈。

七、以益肾养肝，清热潜阳，清心豁痰法治疗眩晕

病例 7

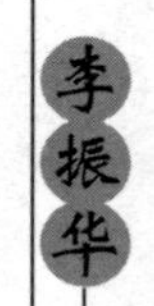

李某，女，57 岁，工人。于 2005 年 12 月 5 日来诊。

主诉：头晕，头痛，头沉 1 周余。

病史：自述 3 年前因胃胀、泛酸，在某医院检查诊断为浅表性胃炎，经中西药治疗后稍好转，但时有发作。1 周前无明显原因出现头晕，头沉，头痛，未经治疗。作脑 CT、脑血流图等检查未发现异常。现症见头晕，头痛以巅顶为甚，眼目发胀、干涩，口干，口苦，手足心热，时有梦多。舌质红，舌体正常，苔薄、少，脉弦细数。

中医诊断：眩晕（肝肾阴虚，肝阳上亢）。

治法：滋补肝肾，平肝潜阳。

处方（李老经验方）：滋阴清肝汤：蒸首乌 18g，白芍 15g，牡丹皮 10g，炒栀子 10g，枸杞子 15g，黄精 15g，郁金 10g，菊花 12g，天麻 10g，木贼 10g，知母 12g，藁本 15g，

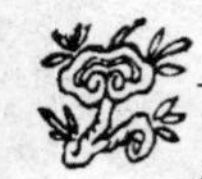

生地15g，甘草3g。10剂，水煎服。

二诊：2005年12月15日。头晕、头痛减轻，眼目稍舒，口干、口苦、手脚心发热减轻。仍有梦多，平时心烦急躁。舌红苔薄，脉弦细。

处方（李老经验方）：清心豁痰汤加减：白术10g，茯苓12g，橘红10g，旱半夏10g，香附10g，郁金10g，节菖蒲10g，西茴10g，乌药10g，炒栀子10g，莲子心6g，龙齿20g，夜交藤20g，枳壳10g，甘草3g，菊花12g，木贼10g，知母12g，竹茹8g，珍珠母25g。14剂，水煎服。

头痛、头晕消失，眼目舒适，口苦、口干、手脚心热、心烦梦多等症消失，食欲、精神好转。3个月后追访，未再复发。

【按语】本病由于胃病日久，脾胃受损，土壅木郁化火，耗伤肝肾之阴，又值患者临近晚年肾虚之时，肾精不足，肝失滋养，肝阳上亢，扰及清窍所致。治以益肾养肝，清热潜阳法。李老以滋阴清肝汤加减治疗，药用蒸首乌、白芍、枸杞子、黄精滋养肝肾之阴；天麻、菊花平肝潜阳；郁金疏理肝气；炒栀子、牡丹皮清热泻火；生地、知母清热养阴生津；木贼散风热且明目；藁本疏达厥阴肝经郁滞而止头痛；甘草调和诸药。二诊头晕、头痛减轻，眼目稍舒，口干、口苦减轻，手脚心发热减轻，可见肝肾阴虚渐复；梦多，平时心烦急躁可见肝火仍盛，再以清热豁痰汤加减治之。本案特点为初诊阴虚较著，当以滋阴之品为主，辅以清热平肝之品治之；二诊时肝肾阴虚渐复，肝火仍盛，故以疏肝泻火为主，辅以健脾之品治之，如此施治，方可阴虚得复，火热得清，眩晕自止。

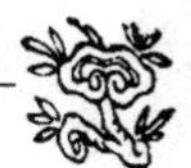

头 痛

头痛是临床常见的自觉症状，可单独出现，也可见于多种疾病过程中。中医将头痛分为外感、内伤两大类，并辨证分治。李老在多年临床中对其治疗有独到用药之处。

一、补肾填精、祛风通络治头痛

病例1

李某，女，32岁。于1992年3月18日来诊。

主诉：头痛、耳鸣，耳聋半年。

病史：自前年感冒以后，头痛一直绵延至今，时轻时重，遇劳则甚。虽多方医治，效果不佳，后又出现记忆力减退，耳鸣、腰膝酸软，身困乏力。现头痛时作，痛连两侧太阳穴，甚则连及巅顶，头脑如空，经常眩晕，右侧耳鸣。神疲乏力，畏寒肢冷，记忆力明显减退，饮食减少，大便溏薄，月经量少色淡。形体消瘦，面色㿠白。舌体不大，舌质淡红，苔薄白，脉沉细无力。

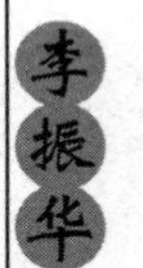

中医诊断：头痛（肾亏精虚，肝风稍动）。

治法：补肾填精、祛风止痛。

处方：蒸首乌15g，山药20g，山茱萸10g，枸杞子10g，当归10g，川芎10g，炒杜仲10g，续断10g，菊花10g，蔓荆子10g，白芷10g，细辛5g，天麻10g，甘草3g。5剂，水煎服。

医嘱：注意休息，勿过劳。

二诊：1992年3月23日。头痛减轻，其余症状无明显变化，食欲差。舌质淡红，苔薄白，脉沉细无力。

处方：蒸首乌15g，黄精15g，山药20g，山茱萸10g，枸杞子10g，当归10g，川芎10g，菊花10g，蔓荆子10g，白芷10g，细辛5g，天麻10g，砂仁8g，甘草3g。20剂，水煎服。

头痛等症逐渐痊愈。

【按语】肾藏精，精生髓，髓聚而成脑，脑为髓之海。《体仁汇篇》曾云："肾受精气故神生也，传曰：聚精会神此也。"肝肾同居下焦，肝藏血，肾藏精，肝肾同源，肝与脑在生理上也密切相关；脾为后天，生化气血，精血同源。三脏功能协调，以维护脑髓功能。在病变过程中，也多相互影响，以致"虚则同虚"。本患者形体消瘦，先天禀赋不足，复因久病更致肾虚，精血不足；殃及肝、胆，故出现耳鸣，少阳及厥阴头痛。方用蒸首乌、山药、山茱萸、枸杞子、当归等填补精血；杜仲、川断补益肝肾，强筋健骨；菊花、蔓荆子、白芷、天麻等平肝清热，祛风止痛；细辛芳香气浓，性善走窜，有较好的止痛效果；久病致瘀，加川芎以活血通络，同时可引经上行于头；甘草调和诸药。诸药配合共收补肾填精，祛风止痛之功。药进即见头痛减轻，因内伤头痛属虚，当渐补之，故其余症状无明显变化。继则守上方加黄精以增强补肾填精之功，加砂仁以温中行气，调治胃腑，以期渐愈。

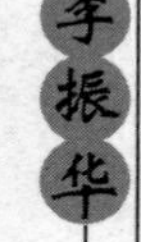

二、健脾化痰、平肝降逆治头痛

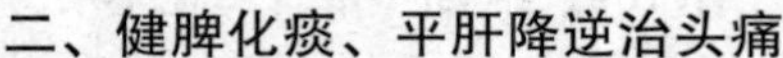

病例2

谢某，男，46岁。于1991年7月26日来诊。

主诉：头痛，头重10余年。

病史：10多年前隆冬时节，乘车去林县红旗渠参观，一路上冷风刺骨，到达后又徒步沿红旗渠在山谷中来往穿行。归来后即出现头痛头重，脸麻，鼻塞流涕，周身酸困疼痛，骨节部位尤甚。经治疗后症状有所减轻，但未痊愈，即又投身冬季农田水利建设中，致使头痛长期未愈，且时有加重。后到新乡某医院检查，诊断为轻度癫痫，采用电针和药物治疗。1个月后，头痛减轻，但出现了脸麻，伴有记忆力减退。后经多方求治，头痛一直没有得到根除，时轻时重，反复发作。现症见：头痛头重以巅顶为甚，休息一夜，晨起后亦不好转，仅每天下午感觉稍轻。面部麻木，眼不欲睁，四肢酸困无力，记忆力减退，食欲可，二便正常。体形稍胖。舌体胖大，边有齿痕，舌质淡红，苔白腻，脉弦滑。

中医诊断：头痛（脾虚肝郁，痰湿困阻）。

治法：健脾疏肝，燥湿化痰。

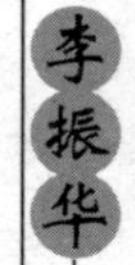

处方：香砂六君子汤加减：白术10g，茯苓15g，泽泻15g，橘红10g，旱半夏10g，香附10g，砂仁8g，厚朴10g，郁金10g，节菖蒲10g，薏苡仁30g，天麻10g，细辛5g，川芎10g，丹参18g，藁本12g，甘草3g。15剂，水煎服。

二诊：1991年8月12日。头痛，头重，脸麻，眼不欲睁，四肢酸困等症明显减轻。记忆力仍较差。舌体胖大，边有齿痕，舌质淡，苔白薄，脉弦滑。

处方：白术10g，茯苓18g，泽泻12g，桂枝8g，郁金10g，节菖蒲10g，旱半夏10g，厚朴10g，砂仁8g，天麻10g，细辛5g，川芎10g，丹参15g，桃仁10g，赤芍15g，薏苡仁30g，甘草3g，佛手12g。25剂，水煎服。

三诊：1991年9月1日。各种症状基本消失，头痛偶有

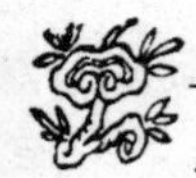

发生，精神较前好转，食欲有所增加，记忆力开始好转。舌体大，齿痕基本消失，舌质淡，苔白薄。脉沉缓。上方加苍术10g，干姜10g，以巩固疗效。

半年后又见患者，言病已痊愈。

【按语】患者病初为风、寒、湿三邪侵袭，上扰清窍，清阳之气受阻，络道不畅而致头痛。如《医碥·头痛》云："六淫外邪，惟风寒湿三者最能郁遏阳气。"初始患病，治之未愈而复感邪气，致使病症长期不愈。今病位在头，病本在脾，脾虚导致肝郁湿阻，清阳不升，故见上述诸症。治以白术、茯苓、泽泻、橘红、旱半夏、香附、砂仁、厚朴、薏苡仁等健脾益气，化痰祛湿；郁金、节菖蒲解郁开窍；藁本辛温可发表散寒、上达巅顶，与细辛配伍治巅顶疼痛效佳；丹参有疏通经络之效。经上述健脾化痰，解郁通络法为主治之，症状明显好转。因其舌体胖大，边有齿痕，故二诊时加桂枝、佛手，有助阳化湿、理气和中之效。湿阻气机日久，久痛多瘀，故三诊时加桃仁、赤芍以增强化瘀之力，使诸症消失。

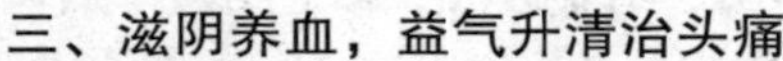

三、滋阴养血，益气升清治头痛

病例3

林某，女，40岁。于1993年6月24日来诊。

主诉：月经过后头痛10年余。

病史：10年来，每次月经过后即出现头痛难忍，同时伴有两眼眶肿胀疼甚。曾到多处求治，以肝气不疏立论，服疏肝理气之品，药后病情有所减轻，但至今未能痊愈。最近一年多因在国外工作，服药不便，就按既往诊病医生嘱咐，带许多舒肝丸和清肝利胆口服液之类药物出国，每待月经过后头痛之时服用。用药后虽能控制症状，但月经后头痛逐渐加

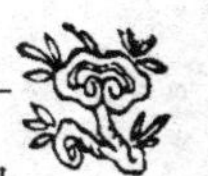

重。今借回国之机，请李老诊治。现症见月经过后头痛，记忆力减退明显，周身无力，夜间睡眠时（11～13点）容易憋醒，好似胸口有重物压迫，感觉十分疲乏，眠差，纳食尚可，大便溏薄。面色皖白，口唇淡而稍暗。舌体稍大，无齿痕，舌质淡，苔薄白，脉沉细无力。

中医诊断：头痛（气血两虚）。

治法：滋阴养血，益气升清。

处方：八珍汤加减：当归10g，川芎10g，白芍15g，熟地15g，黄芪30g，党参10g，白术10g，茯苓15g，陈皮10g，蔓荆子10g，柴胡6g，升麻6g，白芷10g，细辛5 g，炙甘草6 g。5剂，水煎服。

医嘱：禁食辛辣食物。

二诊：1993年6月30日。症状明显减轻，现双眼肿胀，时有夜间憋醒。舌质淡，苔薄白，脉沉细无力。乃因脾虚有湿，清阳不能上升，心气不足引起，以健脾益气养心为主。

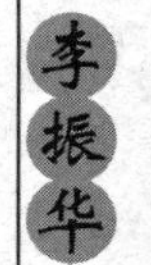

处方：八珍汤加减：黄芪20g，党参10g，白术10g，茯苓15g，香附10g，砂仁10g，当归10g，川芎10g，炒枣仁15g，柏子仁15g，茺蔚子10g，丹参20g，薏苡仁20g，桂枝6g，远志10g，炙甘草10g。5剂，水煎服。

三诊：1993年7月7日。头痛症状消失，双眼肿胀有所减轻。夜间憋醒情况消失，唯睡眠不佳。舌质淡，苔薄白，脉沉细。上方加节菖蒲10g，夜交藤10g。15剂，水煎服。

后随访诸症消失。

【按语】患者头痛发生在月经过后，为血虚头痛；精神疲惫，面色皖白，夜晚胸中憋闷等，为心血不足，气虚失充之证。本例以四君子汤健脾补中益气；四物汤补血行血；二方合用（八珍汤），共奏补益气血之效。升麻、柴胡合黄芪、白术、陈皮，既可益气升阳，又防脾胃气滞；细辛芳香气浓，性善走窜，合蔓荆子、白芷有较好的止痛效果。药进即见头痛减轻，因血虚头痛属虚证，当渐补之，故其余症状变化不明显。二诊时加砂仁、香附行气祛湿和胃，固护后天；薏苡仁健脾利湿，桂枝温化水湿，湿祛则肿自消；炒枣仁、柏子仁、远志合丹参可养心宁心、养血以安神；茺蔚子可明目。鉴于患者夜间胸前憋闷，睡眠不佳等，故三诊时加用节菖蒲、夜交藤等，安神开窍以期病情痊愈。

四、滋阴潜阳，平肝熄风治头痛

病例 4

杨某，男，62 岁。于 1992 年 6 月 19 日来诊。

主诉：头痛，手颤 4 年余。

病史：1987 年退休以后，经常头痛头晕，视物不清。经检查诊断为白内障，于 1988 年做白内障手术治疗，术后配戴眼镜。不久又出现头晕，开始疑为眼镜度数不符，后到医院检查，初步诊断为脑动脉硬化，遂即服药予以治疗。至今年春天，头痛头晕加重，并出现双手震颤，反应迟钝。在省人民医院查颅部 CT 提示：脑萎缩。现头痛，头晕，双手震颤，反应迟钝，口燥咽干，身困乏力，腰膝酸软，夜间汗多且睡眠差。舌红苔少，脉细弱。

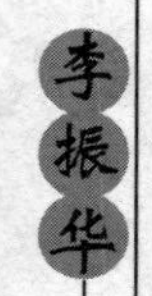

中医诊断：头痛（肝肾阴虚，肝风内动）。

西医诊断：脑退行性病变（脑萎缩）。

治法：滋阴潜阳，平肝熄风。

处方一：自拟滋阴清肝汤：蒸首乌 20g，白芍 15g，枸杞子 15g，山茱萸 15g，黄精 15g，珍珠母 15g，牡丹皮 10g，天麻 10g，菊花 12g，郁金 10g，节菖蒲 10g，丹参 15g，桑枝

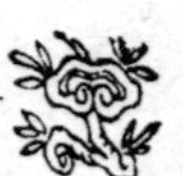

30g，地龙15g，钩藤12g，甘草3g。

处方二：左归饮化裁：蒸首乌20g，白芍15g，枸杞子15g，山茱萸15g，山药20g，茯苓15g，黄精15g，丹参15g，鸡血藤30g，地龙15g，乌梢蛇12g，桑枝30g，天麻10g，菊花12g，细辛5g，牡丹皮10g，珍珠母15g，天麻10g，地龙15g，生地15 g，甘草3g。

医嘱：①注意饮食，忌食辛辣油腻之物。②注意休息，调理情志。③上二方交替水煎服，每日1剂。

二诊：1991年7月16日。上药处方一服用7剂，处方二服用8剂，头痛，头晕明显减轻，手仍震颤，双腿酸软无力。舌红少苔，脉细稍数。

处方一：蒸首乌20g，白芍15g，牡丹皮10g，枸杞子15g，黄精15g，山茱萸15g，泽泻12g，茯苓15g，地龙15g，桑枝30g，乌梢蛇12g，桂枝6g，蜈蚣3条，细辛5g，鸡血藤30g，丹参15g，甘草3g。

处方二：黄精20g，党参15g，山药20g，茯苓15g，当归12g，白芍15g，蒸首乌20g，枸杞子15g，丹参15g，鸡血藤30g，桂枝6g，知母12g，桑枝30g，地龙15g，乌梢蛇12g，泽泻12g，甘草3g。

上两方交替使用，共连服56剂，各种症状明显减轻，头已不痛不晕，双手震颤偶尔发作，多与情绪有关。精神、饮食，体力均比以前有所好转。舌质淡红，苔薄白，脉缓而有力。上方隔日1剂，再服半月，巩固疗效。

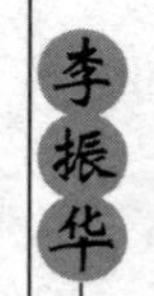

【按语】本例“头痛”疾患，关键在于肝肾阴虚，肝火上逆，筋脉失养，肝风内动，而致头痛、肢颤诸证。药用蒸首乌、白芍、枸杞子、山茱萸、黄精等滋补肝肾之阴；珍珠母、天麻、钩藤、地龙、菊花平肝熄风，桑枝通络清利头目。

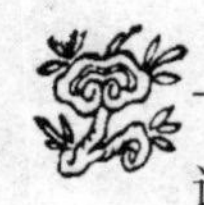

诸药合用可治疗肝阳上亢所致头痛等症；牡丹皮清虚火利头明目，郁金、菖蒲行气开郁，芳香开窍，配合丹参可达宁心开窍，养血安神之目的；甘草可缓和药性调和诸药。第二方仍用蒸首乌、白芍、枸杞子、山茱萸、山药、茯苓、生地以增强滋阴健脾之力；乌梢蛇甘、咸、温归肝经，有较强的祛风通络的作用，对较重的风病每恃为要药，细辛芳香气浓，性善走窜，有较好的止痛效果，故二药配合加强了祛风止痛之效。鸡血藤苦、甘，性温入肝经，既能活血又能补血，且有舒筋通络之功，与桂枝配伍加强其通络止痛之功。服后头痛、头晕明显减轻，双手仍颤，故二诊时加蜈蚣等药，重用虫类，以增强熄风通络之力。久服则各种症状明显减轻，继服以巩固疗效。

五、清热祛风治头痛

病例 5

温某，女，21 岁。于 1991 年 8 月 8 日来诊。

主诉：头痛 1 月余。

病史：上月初在棉田劳动之后出现头痛、面赤、身热、汗出等症状。头痛以前额为重，两眼胀痛，唇干，口渴但不欲饮，遂到当地医院治疗，服用中西药数日效果不佳。后经省人民医院 CT 检查未发现异常，仅予以解热止痛药物治疗，效果不佳。现症见头痛以前额为重，痛连两目；面红，自觉身热，烦躁汗出；不痛时饮食尚可，痛时影响进食，大便稍干，小便稍黄；中午头痛较重，晚上自行减轻；面赤有汗，唇干。舌红，苔黄腻，脉浮有力。

中医诊断：头痛（风热上扰）。

治法：清热祛风止痛。

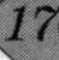

处方：生石膏 20g，菊花 10g，白芷 10g，葛根 10g，细辛 5g，柴胡 5g，知母 12g，甘草 3 g。5 剂，水煎服。

二诊：1991 年 8 月 15 日。头痛减轻，发作次数有所减少。药已中病，效不更方。舌淡，苔薄，脉已不浮。

处方：生石膏 20g，菊花 10g，细辛 5g，知母 12g，天麻 10g，钩藤 15g，甘草 3 g。8 剂，水煎服。

三诊：1991 年 8 月 25 日。头痛基本消失，仅偶尔痛一次，短时可消失。舌淡，苔薄白，脉沉细。上方去生石膏、细辛，加赤芍 10g，7 剂，水煎服。

四诊：1991 年 10 月 15 日。头痛症状全部消失，近日已停药。

【按语】患者夏日室外高温劳作，暑湿内侵，故见诸症。头痛以前额为主，痛连眉棱骨，且中午痛，病当在阳明。治疗以生石膏、菊花、柴胡等疏风清热；细辛芳香气浓，性善走窜，有较好的止痛效果；葛根、知母清热生津。诸药共收清热祛风，除湿止痛之功，服药后即见诸症好转，连服则病邪渐退而病愈。

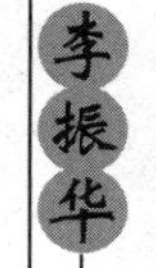

头重　嗜睡

嗜睡又称多眠，常表现为神疲困倦，睡意很浓，经常不自主地入睡。临床分痰湿困脾，脾气虚弱，心肾阳虚，温病热入营血等型。嗜睡多因机体阳虚阴盛或湿困脾阳所致，治疗当温阳益气，健脾祛湿。

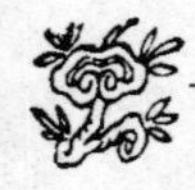

香砂温中汤治疗头重，嗜睡

病例

刘某，女，75岁。于2005年10月22日来诊。

主诉：头重，嗜睡1月余。

病史：患者于1个月前因感冒引发头痛，头晕，头重如裹，当时未予重视，自服感冒药物，病情未见好转，后每逢天冷时上述症状复发。现症见：头重，神疲，嗜睡，纳差，胃中嘈杂不适、时有疼痛，口干，精神萎靡，面色萎黄。舌体正常，舌质淡暗，苔稍白腻，脉缓。

中医诊断：头重，嗜睡（湿邪困脾）。

治法：运脾化湿。

处方（李老经验方）：香砂温中汤：党参12g，白术10g，茯苓12g，陈皮10g，旱半夏10g，香附10g，砂仁10g，厚朴10g，桂枝5g，木香6g，泽泻15g，焦三仙各12g，甘草3g。10剂，水煎服。

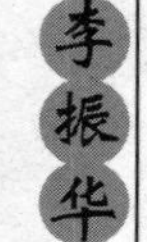

医嘱：慎起居，避风寒，清淡饮食，忌食生冷、辛辣油腻食物。

二诊：2005年11月1日。头重，神疲乏力，纳差，胃中嘈杂不适、时有疼痛，口干均有好转，怕冷较前减轻，二便可。舌体正常，舌质淡暗，苔白腻，脉缓。诸症均有好转，为求进一步巩固疗效。上方加黄芪10g，刘寄奴10g，砂仁10g，以健脾补气，醒脾开胃，消食化积。14剂，水煎服。

三诊：2006年11月20日。症状消失，偶觉身冷。舌体稍胖大，舌质稍暗红，苔稍腻，脉稍缓。二诊方加细辛3g以温经散寒。10剂，水煎服。

头重、嗜睡、神疲乏力及胃中嘈杂不适消失，无口干。

夜眠及纳食可，二便正常。停药半年后追访患者，病未再发。

【按语】嗜睡一病的特点是无论昼夜，时时欲睡，唤之能醒，醒后复睡。其病理主要是由于阴盛阳虚所致，阳主动，阴主静，阴盛故多寐。其病因多与脾虚湿盛有关。《脾胃论·脾胃虚论》认为："脾胃之虚怠惰嗜卧。"《丹溪心法·中湿》亦指出："脾胃受湿，沉困无力，怠惰好卧。"再者，病后或高年阳气虚弱，营血不足，困倦无力而多寐者，亦有所见。本例为老年患者，体质虚弱，感受寒湿之邪，未能及时表散，稽留肌表；或湿困清阳，蒙蔽清窍，脑髓失养，则有头痛、头晕、头重如裹；湿浊困脾，运化失常，则胃中嘈杂不适、纳差；湿困清阳则神疲；津不上乘则口干。综观本病属湿邪困脾之证。药用党参、白术、茯苓、甘草为四君子汤以益气健脾，和陈皮、旱半夏、香附、砂仁合称香砂六君子汤，是在益气健脾的基础上，达到兼化痰湿，理气止痛之功；木香、厚朴配桂枝温中行气化湿；泽泻利湿，焦三仙消食和胃，并依据病证适当作调整。药证合拍，则效果卓著。

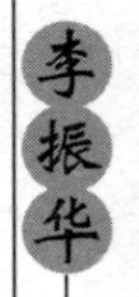

淋　证

淋证是以小便频数短涩，滴沥刺痛，小腹拘急引痛为主证的病证。其主要病机为湿热蕴结下焦，膀胱气化不利。临床分为热淋、气淋、血淋、石淋、膏淋、劳淋，虚者补益、实者清利为其主要治则。李老治疗淋证治实不忘其虚，治虚不忘其实，故疗效颇佳。

一、滋阴补肾，清利湿热治淋证

病例1

刘某，男，27岁。于2006年5月23日来诊。

主诉：有尿意未尽感1年，小便频数2月余。

病史：患者自述1年前因房室频繁，出现尿后滴白色黏液，有尿不净感，未经治疗。于2个月前出现会阴部潮湿，小便频数、量少，时有色黄，偶有腰酸、腰痛、早泄现象。现症见：尿后滴白色黏液、尿意未尽、量少，时有色黄，尿时疼痛，会阴部潮湿，手足心热，偶有腰酸、腰痛、早泄。夜寐多梦，大便溏，日两次。面色无华，舌质稍红，苔薄白，脉弦细。

中医诊断：淋证（肾阴亏虚，湿热下注）。

西医诊断：前列腺炎。

治法：滋阴补肾，清利湿热。

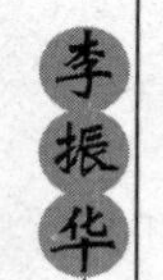

处方：知柏地黄汤加减：蒸首乌18g，牡丹皮10g，枸杞子15g，黄精15g，盐知母10g，盐黄柏10g，海金沙15g，川断18g，滑石18g，石韦25g，金钱草15g，生薏苡仁30g，泽泻15g，甘草3g。10剂，水煎服。

医嘱：节制房事，多休息，多饮水。

二诊：2006年6月3日。尿滴白色黏液消失，小便次数减少，会阴部潮湿及早泄现象减轻，手足心已不热，尿时疼痛减轻，睡眠多梦已好转。肾气恢复，湿热祛除，恐病久伤正，上方加补骨脂12g，狗脊15g以助固肾之力，肾关固，阴精复，湿热清则诸症除。10剂，水煎服。

三诊：2006年6月13日。尿滴白色黏液、会阴部潮湿、早泄、多梦消失，小便次数减少，手足心已不热。舌质淡红，苔薄白，脉细。由于肾与膀胱互为表里，肾精充实，肾气恢

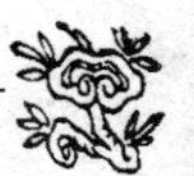

复，则膀胱湿热也易祛除，故继予知柏地黄丸调理。

处方：知柏地黄丸 6 盒，每服 6g，日 2 次。

【按语】李老认为治疗淋证应根据病程长短、伴随症状及舌脉之象来判断虚实。本例病程较长，久病多虚，小便时有排不净感、量少，尿时疼痛，偶有腰酸、腰痛、早泄，睡眠时多梦，大便溏，舌质红，脉细等脏腑虚弱之象；兼见小便色黄，会阴潮湿，手足心热，结合舌脉可辨为肾阴亏虚，下焦湿热，为虚实夹杂之证。《临证指南医案·淋浊》指出："治淋之法，有通有塞，要当分别。"药以蒸首乌、枸杞子、黄精、补骨脂、狗脊、川断等补阴益肾；石韦、泽泻利水通淋；"咸入肾"，予以盐制知母、黄柏，配合清热利湿的海金沙、金钱草、滑石及健脾利湿的薏苡仁标本兼治，湿热从下焦而解，酌加牡丹皮清热凉血，诸药相合，祛邪扶正，通中有塞，使脏腑功能恢复，湿热得清，肾元得固则诸症自愈。

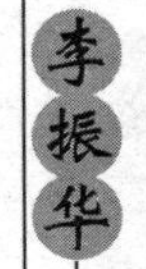

二、健脾固肾，清利湿热治淋证

病例 2

任某，女，33 岁。于 1991 年 6 月 12 日来诊。

主诉：时感小腹胀痛下坠、尿急、尿频 1 年余。

病史：1 年以前突然出现小腹胀痛下坠，尿急，尿频，少腹痛、小便黄且量少，经尿常规化验检查示：尿中蛋白、脓细胞、白血细胞均为（+ + +）。诊断为：肾盂肾炎。经治疗效果不佳，病情时轻时重。现少腹胀坠疼痛，腰困痛，上眼睑及下肢浮肿，尿急，尿频，尿痛，小便黄且量少，畏风怕冷，气短，多汗，劳则加重。体倦懒言，语言低微，面色萎黄。舌体肥大，边有齿痕，舌质淡，苔稍黄腻，脉滑稍数。

中医诊断：淋证（脾肾气虚，湿热下注）。

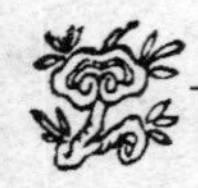

西医诊断：肾盂肾炎。

治法：健脾固肾，清利湿热。

处方：黄芪 18g，白术 10g，茯苓 15g，泽泻 12g，白茅根 30g，黄柏 9g，生薏苡仁 30g，石韦 30g，川断 15g，狗脊 15g，乌药 10g，甘草 3g。26 剂，水煎服。

医嘱：① 注意饮食，忌食辛辣和过咸食物；② 注意休息，勿妄作劳。

二诊：1991 年 7 月 6 日。上眼睑及下肢浮肿消失，尿急、尿频明显减轻，腰痛稍轻，唯气短，动则出汗。舌体较大，舌质淡红，苔白稍腻，脉滑。上方去乌药，加红参 6g，补骨脂 10g，桑寄生 20g。25 剂，水煎服。

三诊：1991 年 8 月 10 日。诸症基本消失，腰痛转轻，尿常规化验基本正常，舌质淡，苔薄白，脉滑。继服上方 10 剂巩固疗效。

四诊：1991 年 8 月 22 日。诸症消失，尿常规化验正常，嘱停药观察。

【按语】本证久治不愈，正气虚弱，导致脾虚失运，湿郁化热，流注下焦，熏蒸于肾，膀胱气化失司，而见以上诸症。方中白术、茯苓、泽泻、生薏苡仁、甘草甘温健脾，淡渗利湿；乌药行下焦之气，使气行则湿行；川断、狗脊温肾强腰止痛；黄柏、石韦、白茅根清利湿热，凉血止血。二诊病情大有好转，唯动则汗出，故去乌药，加红参、补骨脂、桑寄生，以加重补气益肾之力而止汗。而使诸证痊愈。

三、清利湿热，佐以健脾治淋证

病例 3

王某，女，43 岁。于 1983 年 4 月 20 日来诊。

主诉：小便不利已半月余。

病史：3 月底因劳累而致尿急、尿频、尿道灼热刺痛，少腹拘急胀痛，腰痛，小便色黄，经某医院检查诊为肾盂肾炎，曾服四环素等西药症状不减而来诊。舌质红，苔黄腻，脉象滑数。

尿检：红细胞（+）、白细胞（+ +）、脓细胞（+ +）、蛋白微量。

中医诊断：热淋（湿热下注兼脾虚）。

西医诊断：肾盂肾炎。

治法：清利湿热，佐以健脾。

处方：泽泻 12g，白茅根 30g，黄柏 10g，石韦 30g，蒲公英 15g，牡丹皮 10g，乌药 10g，黑地榆 15g，生薏苡仁 30g，滑石 18g，白术 10g，茯苓 18g，甘草 3g。6 剂，水煎服。

二诊：4 月 28 日。少腹拘急坠痛消失，余症减轻，苔稍黄腻，脉滑。上方加桑寄生 20g，狗脊 15g，川断 15g。6 剂，水煎服。

后随访临床症状消失，尿检正常。

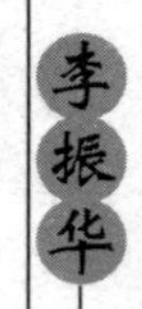

【按语】肾盂肾炎属于中医学“热淋”“血淋”范畴，多见于妇女。临床有急、慢性之分，急性发病较急，症见寒战，高热，汗出，同时伴有尿急，尿频，尿痛，腰痛，甚至血尿等症状。本病多为湿热下注，膀胱气化失司，若热盛于湿者，多为急性。湿盛于热者，多为慢性。本案起病无寒热，且有轻度浮肿，显为湿邪较盛。方中白术、茯苓、泽泻、生薏苡仁健脾利湿；黄柏、石韦、蒲公英、滑石利湿清热；白茅根、牡丹皮、黑地榆凉血止血；乌药行下焦之气；甘草调和诸药。经多年临床应用，本方药对慢性肾盂肾炎效果显著。若尿中白细胞多，可酌加黄连、银花；尿中红细胞多甚至血尿等，可加黑侧柏叶、生地炭等凉血止血之品；尿中蛋白多加莲子肉、生山药等健脾药物；如腰痛应注意补肾通络药物的应用。

腰　痛

腰痛是指外感风、寒、湿、热诸邪，外伤挫闪或肾虚导致腰部气血运行不畅，或失于濡养，引起腰脊或脊旁部位疼痛为主症的一种病证。治疗当分虚实，如病例 1 为脾肾阳虚，痰瘀阻络，此为本虚标实，故李老治以温补脾肾，祛湿通络。病例 2 因产后失血过多，气血不足，肾精亏虚，经络失养所致，李老常用自拟加味四君子汤治疗，益气健脾，取“脾胃为气血生化之源”之意；“腰为肾之府”，还须补肾强腰以治其虚。

一、健脾温肾，化痰活瘀，标本兼治治腰痛

病例 1

王某，男，37 岁。于 1978 年 11 月 20 日来诊。

主诉：腰痛进行性加重已 4 月余。

病史：今年 6 月开始因工作劳累出现腰痛，此后逐渐加重，腰部发冷，沉重，晨起及活动过度时加重，腰部 X 光片提示第四、第五腰椎骨质增生。曾服保泰松、木瓜丸等中西药罔效。其形体肥胖，舌质淡红，苔白腻，脉滑无力。

中医诊断：腰痛（脾肾阳虚，痰瘀阻滞）。

西医诊断：腰椎骨质增生。

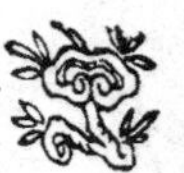

治法：健脾温肾，活血化瘀，通络止痛。

处方：白术 24g，茯苓 20g，泽泻 12g，桂枝 9g，西茴 10g，制附子 15g，广木香 6g，白芥子 12g，穿山甲 10g，土元 15g，川断 20g，补骨脂 12g，薏苡仁 30g，桃仁 10g，甘草 3g。

二诊：1979 年 3 月 12 日。上方加减服药近百剂，腰椎疼痛消失，活动自如，腰部无凉感，脉舌正常。

处方：白术 15g，茯苓 12g，薏苡仁 30g，川断 21g，狗脊 15g，香附 9g，西茴 9g，穿山甲 6g，巴戟天 12g，杜仲 15g，丹参 24g，补骨脂 12g，甘草 3g。嘱服 20 剂，隔日 1 剂，以资巩固。年余追访，未再复发。

【按语】夫痰之为病，可随气流行，内而脏腑，外而筋骨肌肉，无所不到，故有“痰生百病”之说。本病例患者素体肥胖，腰部发凉，沉重疼痛，不因休息而减，结合舌脉，当为脾虚痰湿流注腰部关节，阻滞经络，气血不畅，瘀滞而痛。而腰为肾之府，腰部发凉又为肾阳亏虚。故本案为本虚标实之证，治以健脾温肾，化痰活瘀，通络止痛法而症状消失。

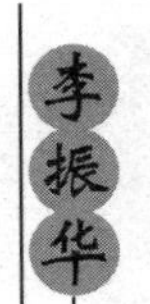

二、益气健脾，补肾强腰，重在治本治腰痛

病例 2

刘某，女，32 岁。于 1980 年 1 月 15 日来诊。

主诉：引产术后大出血致腰痛 3 月余。

病史 ：1979 年 9 月已孕 7 月余，因已育有一子一女，故于 1979 年 9 月 6 日住入当地医院行引产术，术后大出血，血止后，出现腰痛，不能行走，经用青、链霉素，丙酸睾丸素等药未效而来就诊。现自腰至颈酸沉疼痛、发凉，不能行走

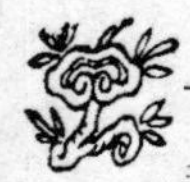

和久坐，入睡转侧困难，食欲不振，日进主食100g左右，消瘦，面色萎黄，痛苦面容。舌体淡红，苔薄白腻，脉弦滑。

中医诊断：产后腰痛（气血亏虚，肾虚骨弱）。

治法：益气养血，补肾强腰。

处方：四君子汤加味：党参15g，白术10g，茯苓15g，阿胶（烊化）15g，炒枣仁15g，薏苡仁30g，补骨脂12g，川断21g，狗脊15g，桑寄生24g，肉桂6g，丹参20g，乌药9g，西茴6g，甘草3g。15剂，水煎服。

医嘱：勿劳累，忌房事，忌食油腻。

二诊：1980年1月31日。精神佳，颈部疼痛及腰部酸沉凉感消失，腰痛大减，睡眠好转，饮食大增，日进主食250g以上，唯久坐后仍有酸痛感。舌淡红，苔薄白，脉弦滑。

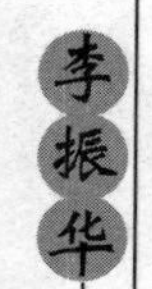

处方：四君子汤加味：党参15g，黄芪30g，白术10g，茯苓15g，炒枣仁15g，阿胶（烊化）15g，丹参20g，补骨脂12g，巴戟天15g，山茱萸15g，枸杞子12g，狗脊15g，甘草3g。15剂，水煎服。

三诊：1980年2月15日。诸症已瘥，患者要求服药巩固。舌淡红，苔薄白，脉弦。继服上方10剂。

腰痛等诸症消失而痊愈。

【按语】本例引产术后大出血，百骸空虚，形体失充，经脉失养，骨髓不充，以至自腰至颈酸沉疼痛、发凉诸症。治以益气养血，补肾强腰。药取党参、白术、茯苓、甘草、薏苡仁补中益气健脾，以资气血生化之源；阿胶、炒枣仁补血安神；补骨脂、川断、狗脊、桑寄生补肝肾、强腰膝；肉桂温运阳气以通经脉，鼓舞气血生长；丹参、乌药、西茴理气通络，以防补而壅滞。二诊腰痛大减，腰部酸沉凉感消失，纳食如常，余症减轻，为脾健生化有源，气血渐能充养腰府，经脉阳气已通之象，去温通阳气、渗湿舒筋之肉桂、乌药、西茴、薏苡仁，加生黄芪、巴戟天、山茱萸、枸杞子，更从补气血，益肝肾，从本调补为治。脾肾得补，精血已充，腰府得养，经脉通畅则诸症渐瘥。

梅核气

梅核气是指咽喉中自觉有异物感，咯之不出，咽之不下，但并不妨碍进食，症状的轻重与情志变化有关，多见于中年妇女。李老在家传的经验上自拟理气消梅汤加减治之，疗效显著。

理气消梅汤治疗梅核气二则

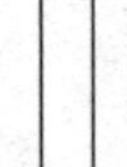

病例 1

魏某，女，43 岁。于 1987 年 4 月 12 日来诊。

主诉：咽中有异物梗阻感已半年。

病史：患者咽中似有异物梗阻，吐之不出，咽之不下已半年，伴脘胁胀满，纳差嗳气，多疑善虑，神疲乏力。经多方医治，病情时轻时重，每因饮食不节或情志不遂而加重。面色萎黄，形体消瘦。舌淡苔白，体胖大，边有齿痕，脉沉细。

中医诊断：梅核气（肝郁脾虚，痰气交阻）。

西医诊断：癔球（咽部神经官能症）。

治法：健脾疏肝，化痰降气。

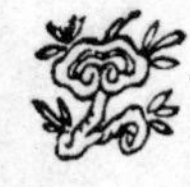

处方（李老经验方）：理气消梅汤加减：党参10g，白术10g，茯苓15g，橘红10g，旱半夏10g，广木香6g，砂仁8g，厚朴10g，枳壳10g，郁金10g，紫苏6g，佛手12g，桔梗10g，甘草3g。15剂，水煎服。

二诊：咽部异物感、脘胁胀满等症大减，脾胃得健，肝郁得舒，痰结得化，方药随症而施，上方去健脾之党参，理气之佛手，加牛蒡子10g、山豆根10g以利咽喉，15剂，水煎服。

三诊：诸症消失，嘱其改服逍遥丸半个月以善后。

【按语】《金匮要略》载："妇人咽中如有炙脔"，谓咽中如物梗阻，咯之不出，吞之不下，即今之"梅核气"。本病发病部位虽在咽喉，但其病机形成与肝、脾、胃等脏腑功能失调有密切关系。治疗应根据主症，详加辨别，该例因情志不遂，肝气郁结，久之肝病及脾，以致脾虚，使津液失其输布，积聚成痰，痰气互结于咽喉所致，本方以党参、白术、茯苓、橘红、旱半夏、桔梗健脾益气，化痰散结；木香、砂仁、厚朴、枳壳、郁金、紫苏、佛手疏肝解郁，降气除胀；甘草调和诸药。药后使脾胃得健，肝郁得疏，痰结得化，病症渐消。复诊加牛蒡子、山豆根以利咽喉，采用整体调理与针对性用药相结合的方法，使诸症向愈。同时嘱患者平时尽量避免精神因素刺激，调理饮食，忌辛辣香燥等刺激性食物，以防复发。

病例2

李某，女，43岁。于2005年11月30日来诊。

主诉：咽中似有异物梗阻3个月余。

病史：患者自述有慢性胃炎病史3年余，3个月前因情志不遂，出现咽中似有异物梗阻，吐之不出，咽之不下。曾

服多种药物效果不佳，每因情志不遂或饮食不当而致症状加重。经省人民医院耳鼻喉科检查诊断为慢性咽炎。来诊时症见咽中似有异物梗阻，吐之不出，咽之不下，口干不欲饮，胸闷气短，腹胀纳差，身倦乏力，面色萎黄，形体消瘦。舌质淡红，体胖大，边见齿痕，苔白稍腻，脉弦细。

喉镜检查结果提示：慢性咽炎。血常规检查正常。

中医诊断：梅核气（脾虚肝郁，痰凝气滞）。

西医诊断：慢性咽炎。

治法：健脾疏肝，理气化痰，清利咽喉。

处方：理气消梅汤加减：白术10g，茯苓15g，橘红10g，旱半夏10g，香附10g，厚朴10g，紫苏6g，砂仁8g，枳壳10g，郁金10g，牛蒡子10g，桔梗10g，山豆根10g，射干10g，甘草3g，生姜3片。15剂，水煎服。

医嘱：忌食生冷、辛辣之品，调畅情志。

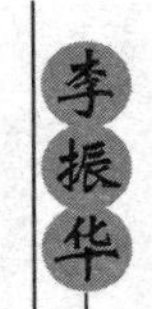

二诊：2005年12月15日。咽中似有异物梗阻，吐之不出，咽之不下，口干不欲饮，胸闷气短等症状大减，表明脾运回复，肝气趋于条达，津液渐以正化，故病情好转。仍感腹胀纳差、身倦乏力，是患者脾虚日久，非一时之功可使脾胃功能强健。上方加焦三仙各12g以消食和胃。15剂，水煎服。

三诊：2005年12月30日。咽中似有异物梗阻，吐之不出，咽之不下，口干不欲饮，胸闷气短，腹胀等症状消失，纳食、体力基本正常，面色红润，体重较前增加1kg。可见患者中气得充，肝气得疏，痰湿得化，肝脾功能协调，故诸症基本消失。此时李老强调，患者胃病日久，虽慢性咽炎初愈，但仍需固护脾胃之气，不可继用牛蒡子、山豆根、射干等苦寒清热之品，避免损伤胃气。改用香砂六君子汤加减以

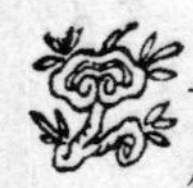

健脾益气，扶正善后，并嘱其调理饮食，调畅情志，避免过度劳累。

处方：香砂六君子汤加减：党参10g，白术10g，茯苓15g，陈皮10g，旱半夏10g，木香6g，砂仁8g，厚朴10g，枳壳10g，郁金10g，乌药10g，焦三仙各12g，炒薏苡仁30g，甘草3g。20剂，水煎服。

【按语】李老认为梅核气临床多表现为虚实夹杂之证，痰凝气滞为病之标，脾虚肝郁为病之本。常因饮食不节，损伤脾胃，脾失健运，水湿内停，聚湿生痰，痰湿阻滞，土壅木郁，肝气上逆，痰气交阻，结于咽喉而发病；或情志不遂，肝失条达，气机郁结，木郁乘土，运化失职，升降失常，痰湿内生，痰与气相互搏结，聚于咽喉而发病。二者虽病因不同，其结果均可导致肝脾失调，痰气搏结，循经上逆，结于咽喉而发为梅核气。本案症见咽中似有异物梗阻，吐之不出，咽之不下，口干不欲饮，胸闷气短，腹胀纳差，身倦乏力，面色萎黄，形体消瘦，舌质淡红，体胖大，边见齿痕，苔白稍腻，脉弦细，是为脾虚肝郁，痰凝气滞之梅核气。李老法崇仲景学术思想，根据临床病机所在，以肝脾失调，胃失和降，痰凝气滞立论，在半夏厚朴汤基础上加减变化，自拟理气消梅汤，旨在健脾疏肝，理气化痰，清利咽喉。但方中清利咽喉之品多为苦寒清热之性，临证体会如不配合这类药物，咽中异物感症状不能迅速消失，但过用则易损伤脾胃，故在治疗中要时刻固护脾胃之气，标本兼顾，待咽喉部症状消失后，即去牛蒡子、山豆根、射干等苦寒清热类药物，改用健脾益气，疏肝解郁为法，方选香砂六君子汤加减，以调理肝脾，巩固疗效，这是李老独到的治疗经验和用药体会。

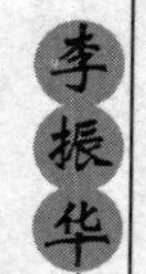

肌 衄

血液溢出于肌肤之间，皮肤表现青紫斑点或斑块的病证，称为肌衄。可见于西医学的原发性血小板减少性紫癜，过敏性紫癜等疾病。依据脉症，临床常分为血热妄行、阴虚火旺、气不摄血三证型。对于气不摄血证李老用健脾益气摄血以治其本，收敛止血以治其标的原则治疗可获良效。

一、益气健脾，养血补血重在治本

病例 1

程某，女，18 岁。于 1991 年 12 月 21 日来诊。

主诉：周身肌肤出小红点和紫斑 3 年多。

病史：3 年前第一次肌肤出现小红点，先从足开始，然后逐步上移，最后遍及全身，继而红点逐渐连接成片状紫斑，即住入当地医院治疗，半个月后痊愈出院。近 3 个月后再次复发，仍是由下而上先出小红点，最后连点成片，如钱币大，而复入院治疗 1 个月，紫斑消失，病告痊愈。1 年后第三次复发，紫斑由下而上成点成片出现，此次紫斑，上肢自始至终没有出现。经河南医学院一附院血常规化验血小板减少，给予西药止血剂、补血剂和激素每日口服 12 片，治疗 2 个多月。现下肢仍有暗淡色片状紫斑，头晕，心慌，心悸，食欲不振，日进食不足 200g，畏寒肢冷，神倦乏力，少气懒言，容易出汗，双手冰冷。舌体胖大，舌质淡红，苔薄白。脉细缓无力。

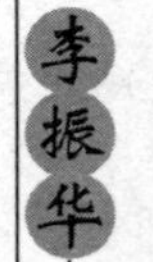

中医诊断：肌衄（肺脾气虚）。

西医诊断：血小板减少性紫癜。

治法：益气健脾，养血补血。

处方：当归补血汤合归脾汤加减：黄芪 30g，红参（另煎）6g，白术 10g，茯苓 18g，当归 10g，白芍 15g，生地 15g，阿胶 10g，山茱萸 15g，枸杞子 15g，炒枣仁 15g，炒杜仲 15g，黑地榆 15g，陈皮 12g，炙甘草 6g。46 剂，水煎服。

医嘱：① 注意休息，忌食辛辣；② 逐渐减少激素用量，直至停用。

二诊：1991 年 3 月 2 日。精神转好，食欲增强，紫斑消失，经血常规化验血色素 12g。舌质淡红，苔薄白，脉沉缓无力。上方去红参，加西洋参 10g，枳壳 10g，继服 20 剂以巩固疗效。

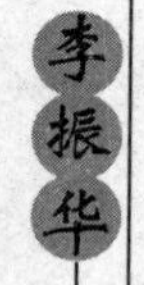

【按语】本证由于脾气虚而血失所摄，血行失其常道而溢出脉外所致，故见紫斑。食欲不振，畏寒肢冷，神倦乏力，少气懒言，容易出汗皆为脾肺气虚之象。正如《景岳全书·血证》曰：“血主营气，不宜损也，而损则为病。损者多由于其气伤则血无以存。”故治当益气健脾，养血补血。药用黄芪、红参、白术、茯苓、炙甘草补脾益气，脾气足则血自归经；当归、白芍、山茱萸、枸杞子、炒枣仁滋阴补血，养心安神；阿胶、黑地榆、生地补血养血，凉血止血；炒杜仲滋补肝肾；陈皮理气和胃；诸药合用，共奏益气健脾，补血摄血之功。二诊脾气渐复，故易大补元气之红参为禀性冲和之西洋参补益气阴；加枳壳宽胸利肺开胃，以巩固疗效。

二、脾气亏虚，统摄无权之齿衄肌衄者，以健脾摄血补血法治之

病例 2

杨某，女，46 岁。于 1993 年 7 月 20 日来诊。

主诉：牙龈出血，皮肤出斑 2 年许。

病史：两年前开始反复出现牙龈出血。经血常规检查：血小板 4.5 万/mm^3，白细胞 3300/mm^3，网织细胞 0.2%，遂用中西药治疗，病情时轻时重，一直未能根除。近来皮肤出现紫斑，斑色淡红，疏而不密，稍劳即甚，低烧，体重下降，由 60kg 下降至 49kg，头晕，乏力，大便溏薄。面色萎黄，回答问话声低气怯。舌体胖，舌质淡，苔薄白。脉沉细无力。

中医诊断：① 齿衄；② 肌衄（脾不统血）。

西医诊断：血小板减少性紫癜。

治法：健脾益气，补血摄血。

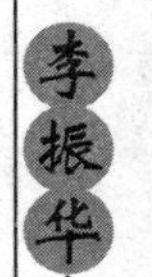

处方：当归补血汤合归脾汤加减：黄芪 30g，党参 15g，白术 15g，当归 10g，白芍 12g，炒枣仁 15g，山茱萸 15g，枸杞子 12g，阿胶（烊化）9g，生地炭 12g，鸡血藤 30g，甘草 3g。

二诊：1993 年 8 月 25 日。因家住外地，来往不便，上方连服 32 剂，牙龈已不出血，食欲转好，体重有所增加，头晕减轻，斑疹稍退。舌体胖，舌质淡红，苔薄白，脉沉细。上方去生地炭，加龟板胶 12g。

三诊：1993 年 9 月 20 日。上药连服 20 余剂，低烧已退，食欲颇佳，体重增至 65kg，头晕已减，斑疹明显消退。舌体胖，舌质淡红，苔薄白，脉沉细。二诊方加丹参 30g。25 剂，水煎服。

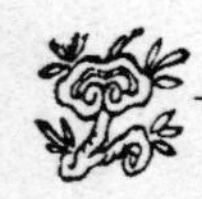

四诊：1993 年 10 月 17 日。斑疹消退，基本未再感冒，体重增至 72kg，仍感时有心悸。舌淡苔薄，脉沉细。化验检查：血小板 12 万/mm^3，白细胞 4400/mm^3，网织细胞 0.3%，病情好转。继服益气养血安神之剂，以巩固疗效。

处方：黄芪 30g，党参 10g，白术 10g，茯苓 12g，陈皮 10g，当归 10g，白芍 15g，川芎 10g，生地 10 g，山茱萸 10g，枸杞子 10g，远志 10g，炒枣仁 15g，五味子 10g，炙甘草 6g。

【按语】本病属中医学“血证”病范畴。本证由于脾气虚弱，统摄无力，血行失其常道，溢于脉络之外所致，故见反复牙龈出血，皮肤出现斑疹，属脾不摄血之证。脾虚气血生化不足，故见体重下降，头晕，乏力。舌体胖，舌质淡，苔薄白，脉沉细，皆为脾虚之象。治当健脾益气，补血摄血。方用当归补血汤合归脾汤加减。药用黄芪、党参、白术补气健脾，以增强统摄血液之力和补益生化之源；白芍、山茱萸、枸杞子、炒枣仁养血滋阴，补血安神；阿胶、鸡血藤、生地炭养血补血，凉血止血。恐出血日久，血虚愈甚，故二诊加龟板胶滋补阴血；三诊脾虚已复，但恐大量补血之品有碍血行，故加丹参活血以通畅血行；四诊诸症渐愈，则以益气养血，安神之剂，巩固疗效。

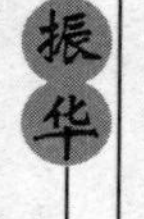

脏　躁

脏躁属郁证范畴，多见于中年女性。临床主要表现为精神抑郁，情绪不宁，喜怒无常，烦躁善哭，咽中梗阻，失眠惊悸等症状为主。其病程日久，缠绵难愈，病机常多起于肝，

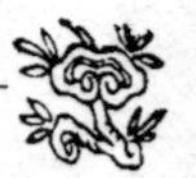

涉及心脾肾，病情复杂，变生多端，历代医者多从疏肝益肾，养心安神等入手，而李老则常从复杂的病机之中灵活辨治。

一、豁痰透窍，理气清热治脏躁

病例1

史某，女，42岁。于1979年12月15日来诊。

主诉：急躁易怒，心烦失眠1年余。

病史：近1年来，急躁易怒，心烦失眠，寐则噩梦纷纭，记忆力明显减退。长期服用安定、利眠宁无效。就诊时，心烦急躁，喜悲伤，甚至哭泣无常，头晕头沉，失眠、噩梦惊恐，胸闷气短，腹胀纳差，倦怠乏力，面色少华。舌质淡红，苔薄腻，舌质胖大，脉象弦细。

中医诊断：脏躁（肝脾失调，痰扰心神）。

治法：健脾疏肝解郁，清心豁痰透窍。

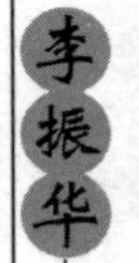

处方（李老经验方）：清心豁痰汤：白术10g，茯苓15g，橘红10g，旱半夏10g，香附10g，郁金10g，栀子10g，胆南星10g，节菖蒲10g，莲子心5g，龙骨15g，琥珀粉3g（冲服），淡竹叶12g，甘草3g。

二诊：1980年1月13日。上方略作加减共服25剂，烦躁除，能安睡，诸症减轻，但时感胃脘隐痛。舌质淡红，苔薄白，脉稍弦。原方加厚朴10g，砂仁6g，广木香6g。23剂，水煎服。

三诊：1980年3月9日。诸症悉平，惟时有心慌。舌质淡红，苔薄白，脉和缓。

处方：当归10g，白芍10g，白术10g，茯苓15g，柴胡6g，香附10g，郁金10g，节菖蒲10g，炒枣仁15g，远志10g，龙骨15g，炒栀子10g，牡丹皮6g，甘草3g。10剂，水

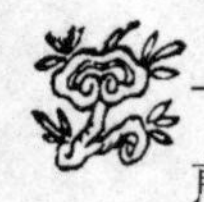

煎服。

四诊：3 月 21 日。诸症消失。上方带药 5 剂返乡以巩固疗效。至今未复发。

【按语】本例喜悲伤甚至哭泣无常，噩梦恐惧，有如神灵所作，和《金匮要略》所载“妇人脏躁”病症状基本相同。20 世纪 50 年代，李老治疗此病以甘麦大枣汤，但屡用不效。后据症状分析，认为本病一般均有胸闷气短，心悸，烦躁易怒，脉弦等症，又系脾虚痰湿，肝郁肝气上逆可致痰随气升，上扰清窍，故见悲伤欲哭，甚至哭笑无常，噩梦失眠，恐惧善感，健忘等。按肝脾失调，痰随气升，上扰清窍这一病理，用健脾疏肝，豁痰透窍之法，易甘麦大枣汤为导痰汤加减化裁为清心豁痰汤，收到满意效果。20 多年来，用此法治愈大量患者。本病恢复期，可改用丹栀逍遥散加减，但不宜早服。实践中观察到若早服此方药，反使病情加重，可能与早用归芍等滋阴而助痰湿有关。

二、健脾疏肝，清心豁痰治脏躁

病例 2

王某，女，48 岁。于 1991 年 10 月 18 日来诊。

主诉：心惊，烦躁，失眠 2 年余。

病史：病人 10 年来常常出现烦躁易怒，无端发火，情绪不能自制，长时间不能入睡，时常惊恐易醒，次日疲乏不堪。近 2 年来心急烦躁加重，整日悲伤欲哭，不能自控，眠差多梦，记忆力减退，时常心存恐惧，有自杀意愿。胸闷气短，两胁窜痛，食欲较差，体困乏力，经多项检查未见异常，多方治疗效果欠佳。现除上述症状外，尚有头晕头胀，胸闷气短，面色无华，精神恍惚，语音低微。舌边尖红，苔白腻，

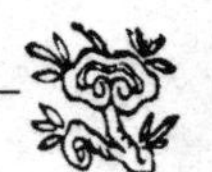

脉弦细沉。

中医诊断：脏躁（脾虚肝郁，痰热内扰）。

西医诊断：神经衰弱。

治法：健脾疏肝，清心豁痰。

处方（李老经验方）：清心豁痰汤：白术10g，茯苓15g，橘红10g，旱半夏10g，胆南星10g，香附10g，郁金10g，节菖蒲10g，栀子10g，莲子心5g，龙骨15g，琥珀粉3g（分2次冲服），甘草3g。15剂，水煎服。

医嘱：① 注意饮食、忌烟酒及辛辣油腻食物；② 注意情绪，保持心情舒畅。

二诊：1991年11月5日。心急烦躁有所好转，有时发怒能够自控。睡眠较前也有好转，饮食较前增加，自觉身体较前有力。舌淡，苔白，脉弦细。上方去胆南星，加枳实10g，柴胡6g，焦三仙各12g。20剂，水煎服。

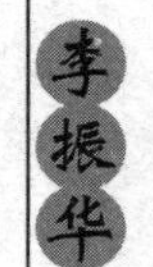

三诊：1991年12月13日。诸症消失。现谈及以往病情，患者自己也不能解释。犯病烦躁起来自己无法控制，如鬼使神差一样，哭笑无常，且哭笑过后非常疲乏，几天缓不过来。从来此就诊至今2个月没有犯病，精神、饮食、睡眠已恢复到病前水平。

【按语】脏躁病，始见于《伤寒杂病论》所载："妇人脏躁，喜悲伤欲哭，有如神灵……"根据其临床表现特点，多见于现代医学的神经衰弱，癔病，抑郁症，焦虑症，也多见于更年期综合征等。本例主要为情志所伤，肝郁气滞，肝脾失调，气郁化火，上扰心神所致，治以健脾疏肝，清心豁痰为治则。方中白术、茯苓健脾化湿，使运化有权，痰无以生，气血有源；旱半夏善能燥湿化痰，且可降逆和胃而止呕；橘红理气燥湿，使气顺而痰消；胆南星清化热痰，熄风定惊；

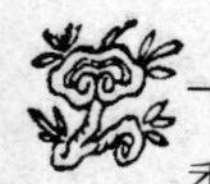

香附疏肝理气，调畅气机；以上药物相伍可燥湿化痰，理气和中。郁金行气解郁；节菖蒲开窍醒神；栀子泻火除烦；莲子心清心除烦；龙骨配琥珀镇静安神定惊；甘草调和诸药。诸药配伍，共奏健脾疏肝，清心豁痰之功。效不更方，故二诊时守方并加强疏肝，药服近30余剂，诸症消失。

汗证

不因外界因素的影响，于白昼时时汗出益甚者，称为自汗。其病机为阴阳失调，腠理不固，营卫失和，汗液外泄失常。自汗多因气虚所致，主要证型有肺卫不固、心血不足、阴虚火旺，应分别以益气固表、养血补心、滋阴降火法治疗。

重用参、芪等益气健脾药物治自汗

病例

梁某，女，30岁。于1993年10月6日来诊。

主诉：潮热自汗半年余。

病史：平素失眠多梦，倦怠乏力，腹胀便溏，加之1月前生育一子，产后失血较多。现潮热自汗，体温正常，头晕、头痛、疲倦乏力，自产后症状日渐加重，心慌失眠，口中无味，恶心不欲食，腰酸体倦，面色皖白，气短懒言，肌肤潮湿。舌红无苔，脉沉细无力。

中医诊断：① 自汗；② 不寐（心脾两虚）。

西医诊断：失血性贫血。

治法：健脾益气，补血养心。

处方：归脾汤加减：黄芪30g，党参25g，白术10g，茯神10g，炒枣仁15g，远志10g，当归10 g，龙眼肉10g，陈皮10g，鸡血藤20g，菟丝子10g，菊花10g，炙甘草6g。10剂，水煎服。

医嘱：忌食生冷油腻。

二诊：1993 年 10 月 17 日。潮热自汗，头晕头痛，心慌、失眠诸症皆消，惟乏力腰酸。舌淡红，苔少，脉较前有力。原方去菊花，加川断、狗脊各10g。15剂，水煎服。

三诊：1993 年 11 月 2 日。诸症基本消失，舌淡红，苔薄，脉缓。予成药善后。

处方：归脾丸5盒，每丸6 g，每服1丸，日2次。

【按语】 汗证是指阴阳失调，腠理不固，而致汗液外泄失常的病。若因心脾气虚，常不因外界环境因素的影响而白昼汗出，动辄益甚者，为自汗。本例平素心脾不足，加之产后失血较多，导致阴血亏损，气虚更甚，故见潮热自汗，体温正常，所以用黄芪、党参、白术、茯神益气健脾，取补无形之气而生有形之血；当归、龙眼肉养血生血；炒枣仁、远志、茯神养心安神；陈皮、甘草、生姜、大枣理气调中；鸡血藤行血补气；菟丝子补肾助脾；菊花清理头目；全方健脾益气，补血养心而止汗。二诊上述诸证皆消，惟乏力腰酸，去菊花，加川断、狗脊以补肾强筋壮骨。三诊诸证皆消，用归脾丸以巩固疗效。

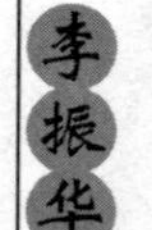

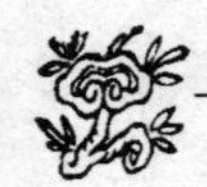

内伤发热

内伤发热是脏腑功能失调，气血阴阳亏虚为基本病机所导致的发热，与外感发热不同，常起病较缓，病程较长，且多表现为低热。气郁、血瘀发热者属实；气虚、血虚、阴虚、阳虚发热者属虚；虚实夹杂，如肝脾失调所致的内伤发热，临床亦较常见。对肝气郁滞，脾失健运，肝郁化火，日久伤阴形成的肝脾失调、肝阴不足之低热，李老常用丹栀逍遥散加香附、郁金、鳖甲、牡蛎、青蒿、知母等舒肝理脾，养阴清热；对于脾虚胃滞，湿热蕴结之内伤发热，则以健脾和胃，清利湿热，宣畅气机之三仁汤、四苓散加味治之。

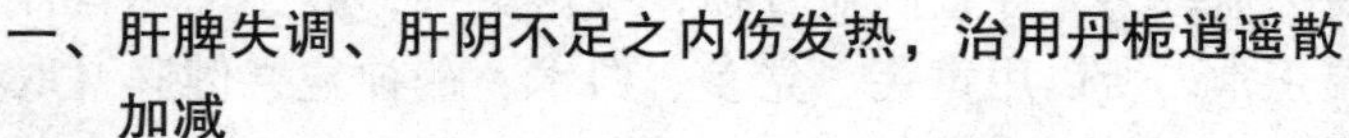

一、肝脾失调、肝阴不足之内伤发热，治用丹栀逍遥散加减

病例 1

许某，女，66 岁。于 2005 年 9 月 7 日来诊。

主诉：低热 3 年。

病史：患者 3 年前因感冒未愈引起低热，经胸部 X 光摄片、CT、B 超和多种化验等均未查出病因，服多种中西药物效果不佳。3 年来一直低热，平时易感冒。因在《大河报》上看到记者采访李老“中药浇灭无名烧”的文章，故来诊治。现低热，每天下午 2 点后体温升至 37.2℃ ~37.6℃左右，体温升高时自觉口中出热气，周身畏风怕冷，背部发凉，手足心发热，于每晚 8 ~9 点之后体温自行下降。精神疲惫，

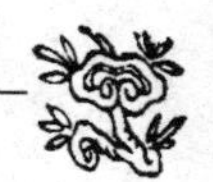

肢体倦怠，舌质暗红，舌体稍胖大，苔白，脉弦细。

中医诊断：内伤发热（肝脾失调，肝阴不足）。

治法：疏肝理脾，养阴清热。

处方：丹栀逍遥散加减：当归10g，白芍12g，白术10g，茯苓15g，银柴胡10g，黄芩10g，香附10g，郁金10g，炒栀子10g，地骨皮15g，牡丹皮10g，鳖甲15g，牡蛎15g，青蒿15g，知母12g，厚朴10g，甘草3g。7剂，水煎服。

医嘱：避免劳累，保持情志舒畅，预防感冒。

二诊：2005年9月24日。低热于午后热势稍减，口中热气感亦轻，手足心热好转，仍畏风怕冷背凉，乏力，病有向愈之象。然近2天来时觉寒战，又有欲感冒之征，急则治标，先治感冒，同时兼调肝脾以治低热。用疏肝理脾，益气解表之法，方以柴胡桂枝汤加味。小柴胡汤加厚朴和解少阳，调理肝脾；桂枝汤加葛根疏风解表，调和营卫。加黄芪益气扶正，鳖甲、牡蛎育阴退热。

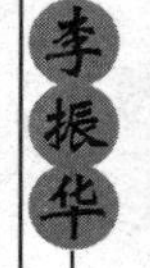

处方：柴胡桂枝汤加味：黄芪20g，柴胡10g，黄芩10g，桂枝5g，白芍10g，党参12g，葛根15g，鳖甲15g，牡蛎15g，旱半夏10g，厚朴10g，甘草3g，生姜5片，大枣5枚为引。3剂，水煎服。

复诊医嘱：药后避风。

三诊：2005年9月27日。药后寒战消失，感冒征象消除，午后仍发低热，乏力，畏风怕冷，背凉。在上方基础上加疏肝理脾，益气养阴，清退虚热之品以治疗低热。方药继用柴胡桂枝汤加减治疗，方中柴胡、黄芩、桂枝、白芍、甘草和解少阳，疏风解表；香附、青皮、砂仁、厚朴、吴茱萸疏肝理脾；黄芪、鳖甲、牡蛎、知母益气养阴，清退虚热。

处方：柴胡桂枝汤加味：黄芪15g，柴胡10g，黄芩10g，

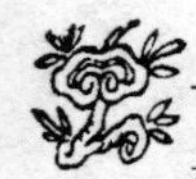

桂枝6g，白芍12g，香附10g，砂仁8g，厚朴10g，鳖甲15g，牡蛎15g，吴茱萸5g，青皮10g，青蒿15g，知母12g，甘草3g。5剂，水煎服。

四诊：2005年10月4日。感冒已愈，午后低热已降，近2～3天来体温37.2℃左右，手足心热亦轻，畏风怕冷、背凉好转，仍乏力，时有心烦，腿软。舌质淡，边暗红，体稍胖大，苔薄白，脉弦细。观其病理，仍以肝脾失和为主。继续用疏肝理脾，益气养阴退热之法，用丹栀逍遥散加味治疗以资巩固。

处方：丹栀逍遥散加减：当归10g，白芍12g，白术10g，茯苓15g，银柴胡10g，黄芩10g，香附10g，郁金10g，炒栀子10g，地骨皮10g，牡丹皮10g，鳖甲15g，牡蛎15g，青蒿15g，厚朴10g，知母10g，黄芪15g，甘草3g。14剂，水煎服。

嘱其坚持服药以巩固治疗。后经随访已痊愈。

【按语】本例低热患者为感冒之后，正气损伤，病久肝脾失调，气阴不足而致内伤发热。肝脾失调，气血不和则身发低热；午后发热，手足心热为阴虚内热；畏风怕冷，易感冒属气虚卫外不固；舌质暗红，脉弦细，舌体胖大，苔白为肝郁脾虚征象。治应疏肝理脾，养阴退热。药用丹栀逍遥散加香附、郁金疏肝理脾，解郁清热；地骨皮、鳖甲、青蒿、牡蛎、知母养阴清退虚热。二诊、三诊时因有感冒，当感冒与内伤发热兼顾治疗，待感冒征象消失后，四诊仍用疏肝理脾，益气养阴，清退虚热法治疗内伤发热而收效。

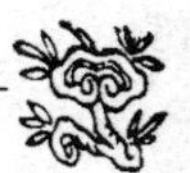

二、脾虚胃滞，湿热蕴结之内伤发热，治用三仁汤合四苓散加减

病例2

葛某，男，26岁。于1992年11月10日来诊。

主诉：持续低热2个月。

病史：患者自述2个月前因感冒发热自服板蓝根冲剂、抗病毒口服液、清热解毒口服液、Vc银翘片、感冒清等药1周，高热虽降但每日午后低热，体温在37℃～38℃之间，即住入河南省人民医院观察治疗，理化检查未发现异常，诊断为功能性低热，用抗生素类药物治疗2周无明显效果，反添腹胀、纳呆、嗳气等症。现低热，午后为甚，胸脘痞闷，纳呆食少，恶心欲呕，嗳气，大便溏薄，日1～2次。望之面色萎黄，形体消瘦，精神倦怠，语音低微。舌质淡红，体胖大，边有齿痕，苔黄腻，脉滑数。

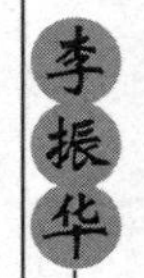

中医诊断：内伤发热（脾虚胃滞，湿热蕴结）。

西医诊断：功能性低热。

治法：健脾和胃，清利湿热，宣畅气机。

处方：四苓散合三仁汤加减：白术10g，茯苓20g，薏苡仁30g，泽泻12g，杏仁10g，白蔻仁8g，厚朴10g，枳壳10g，橘红10g，旱半夏10g，竹茹10g，佛手10g，藿香10g，葛根10g，甘草3g。3剂，水煎服。

医嘱：多饮水，调理饮食，忌食生冷油腻之品，避风寒。

二诊：1992年11月13日。体温降至37.2℃，胸脘满闷、恶心好转，纳食增加。可见脾气渐复，湿热已有清利，气机已见宣畅，服药已效，加滑石18g以增全方渗利湿热之力。5剂，水煎服。

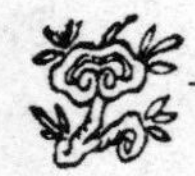

三诊：1992 年 11 月 19 日。体温再降至 37℃以下，诸症进一步好转。脾虚失运，湿热蕴结之病机基本消除，所留纳食仍见欠佳，苔白稍腻之状，其因为胃气尚未全复，去利湿之滑石，解肌之葛根，加焦三仙各 12g 以健胃和中。6 剂，水煎服。

四诊：1992 年 11 月 26 日。体温正常，诸症消失，苔腻转为薄白，为湿热尽去，故去利湿化湿之泽泻、杏仁、白蔻仁、竹茹、藿香，加党参、砂仁、木香，健脾醒胃，和胃调中，从本治疗，以防湿热再作。

处方：香砂六君子汤加味：党参 10g，砂仁 8g，木香 6g，白术 10g，茯苓 20g，薏苡仁 30g，厚朴 10g，枳壳 10g，橘红 10g，旱半夏 10g，佛手 10g，焦三仙各 12g，甘草 3g。12 剂，水煎服。

低烧尽退而愈。3 个月后随访，患者一切如常，无任何不适感。

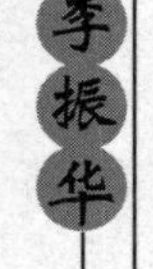

【按语】本例因感冒过服寒凉药，致伤脾胃阳气，不能运化水谷，水湿内停，久则郁而化热故见低热；湿为阴邪，阴邪自旺于阴分，故与阴虚相似，以午后发热较甚；湿邪阻滞气机故见胸脘痞闷；湿踞中焦，阻碍纳化，故纳呆食少，恶心，嗳气；湿邪下趋大肠则大便溏薄。舌质淡红，舌体胖大，边见齿痕，苔黄腻，脉滑稍数均为脾胃受损，湿热蕴结之象。由于本例患者的主要病机为脾虚失运，湿邪内生，郁而化热，故方药以白术、茯苓、泽泻健脾益气，淡渗利湿；杏仁宣降肺气，善开上焦；白蔻仁芳化湿浊，和畅中焦；薏苡仁益脾渗湿，疏导下焦；藿香芳香行散，以化湿浊；厚朴、旱半夏、橘红、枳壳、佛手温燥湿邪，理气畅中；竹茹清化痰热，以止呕恶；葛根升发清阳，解肌除热；甘草清热和中。在治疗过程中，随病理机转而灵活调治以使低热尽失。

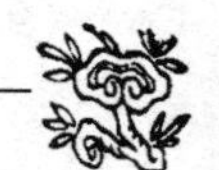

三、邪留于半表半里致长期发热，宜用小柴胡汤加葛根和解少阳，调和肝脾，表里双解

病例3

杜某，女，40岁。于2004年11月9日来诊。

主诉：反复发热2年。

病史：感冒后反复发热恶寒2年，经多项理化检查未查出病因，服多种中西药物效果不佳。2年来持续低热，每天下午2点之后，体温升至37.2℃～38.5℃左右，晚上自行消退，伴恶寒，头痛，手足心发热，咽干，胃脘胀痛，呃逆呕恶，精神疲惫，肢体倦怠。舌暗红，舌体稍胖大，苔薄白，脉弦细。

中医诊断：内伤发热（邪踞少阳）。

西医诊断：不明原因发热。

治法：和解少阳。

处方：小柴胡汤加减：柴胡10g，黄芩10g，桂枝5g，党参12g，葛根15g，旱半夏10g，丁香6g，柿蒂15g，知母12g，白蔻仁10g，厚朴10g，枳壳10g，甘草3g，生姜5片，大枣5个为引。3剂，水煎服。

医嘱：避免劳累，保持情志舒畅，预防感冒。

二诊：2004年11月13日。午后热势稍减，头痛、胸脘胀痛、呃逆呕恶减轻。舌质暗红，体稍胖大，苔薄白，脉细弦。

处方：小柴胡汤加减：柴胡10g，黄芩10g，桂枝5g，党参12g，葛根15g，鳖甲15g，牡蛎15g，旱半夏10g，厚朴10g，黄芪20g，川芎10g，甘草3g，生姜5片，大枣5个为引。3剂，水煎服。

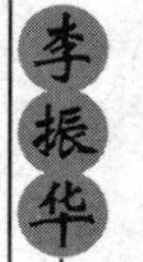

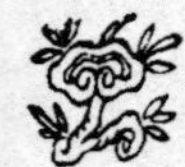

三诊：2004 年 11 月 16 日。连续 3 天无午后低热、乏力。舌质稍暗红，体稍胖大，舌苔白，脉弦细。上方加青皮 10g，焦三仙各 12g 以调和肝脾。6 剂，水煎服。

3 个月后随访低热未发，一切正常。

【按语】本例低热患者为感冒后风寒之邪留于半表半里，表邪未祛，胃有宿食积滞，即所谓表不解、里不和之证，属内伤发热。舌暗红，舌体胖大，苔白，脉弦细，为肝郁脾虚征象。治用小柴胡汤加葛根和解少阳，祛半表半里之邪；知母、白蔻仁、厚朴、枳壳清热祛湿消积滞，治疗里不和之证，故谓其表里双解。热郁日久必伤阴血，则用鳖甲、牡蛎、知母养阴清退虚热；热郁日久耗伤正气，故加黄芪益气托邪外出；青皮入肝胆气分，疏肝泻肺散积；焦三仙健脾醒脾，调和肝脾。整体治则为和解少阳，和里扶正，表里双解，关键仍在调和肝脾。

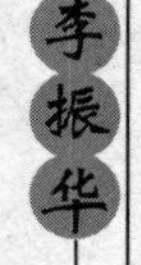

瘿瘤

瘿瘤为颈部肿块及肿大类疾病，属西医甲状腺病范畴。多因情志抑郁，肝郁气滞，脾失健运，湿痰凝聚而成。其主要证型有肝郁气滞，气虚血瘀，痰气互结，痰火郁结，冲任失调等。

瘿瘤脾虚肝郁，湿阻化火证，治以健脾舒肝，清热化痰法

病例

徐某，女，31 岁。于 1974 年 3 月 1 日来诊。

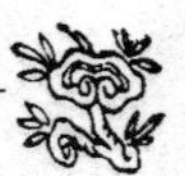

主诉：多食易饥，急躁易怒6年。

病史：自述1968年出现食多，每日进1kg主食，心率126～128次/分，精神疲倦，易急躁，两手震颤，失眠多梦，经当地医院理化检查，血浆蛋白结合碘15μg%，基础代谢率+30%，诊断为甲状腺机能亢进，服用甲基硫氧嘧啶、他巴唑等，心率减至100次/分，食欲仍亢进。出院后病情反复，体重由67.5kg减为38.5kg。现体质消瘦，面黄气短，双手震颤，口苦，腹泻，每日主食750g左右，眼球稍突出，颈部肿胀，心率124次/分，舌质红，苔黄，脉弦数。

中医诊断：瘿瘤（脾虚肝郁，湿阻化火）。

西医诊断：甲状腺功能亢进症。

治法：健脾疏肝，清热化痰。

处方：当归12g，白芍15g，白术12g，茯苓21g，陈皮9g，香附9g，乌药9g，龙胆草9g，昆布12g，海藻12g，广木香6g，贝母9g，龙骨、牡蛎各15g，白芥子9g，炒栀子9g。10剂，水煎服。

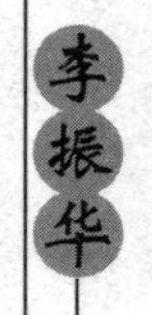

二诊：1974年3月10日。心率减为100次/分，口不苦，腹泻及食欲亢进减轻，原方去龙胆草、炒栀子，加炒枣仁15g，继服8剂。

三诊：1974年3月25日。心率84次/分，手颤减轻，日进主食600g左右，仍感腹胀，腹泻未止，脉弦细。前方去乌药、白芥子，加薏苡仁30g、夜交藤30g，加减调治60余剂后，诸症逐渐消退，一如常人。

【按语】本案系脾失健运，湿阻气机，郁而化热，痰湿凝结。由于火热犯胃，胃热则消谷善饥，故食欲反而增加；但脾弱不能生化精血，清阳不升，四肢不充，体重反而减轻。东垣谓："又有善食而瘦者，胃伏火邪于气分，则能食，脾

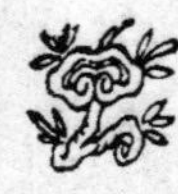

虚则肌肉削。”王叔和云：“多食亦肌虚，此之谓也。”故病人虽有心悸等心阴耗伤症状，然究其本在乎脾虚肝旺，肝脾失调，治宜健脾疏肝，清热化痰。脾复健运，生化有源，心血内生，心悸则随之缓解。肝脾协调，病情基本稳定，再入炒枣仁、夜交藤等养心安神之品，以协调气血，平衡阴阳，故获全效。

肥胖病

肥胖病是指体重超过标准体重20%以上，并多伴有头晕乏力，体倦懒动，或行动不便，动则气短喘促，汗出心悸等症状的病证。在现代社会中，由于人们饮食结构的变化和生活方式的变化，肥胖病有明显增加趋势，而成为一种常见疾病。其病理主要由于脾虚气弱，痰湿聚集，或兼水湿内停，血瘀气滞。治疗重在益气健脾，扶正固本，增强机体代谢功能，佐以渗湿祛痰及行气活瘀导滞等法，每每收效。

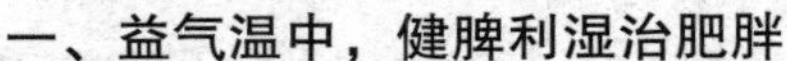

一、益气温中，健脾利湿治肥胖

病例1

张某，女，52岁。于1993年3月2日来诊。

主诉：身体发胖、倦怠多年。

病史：年轻时经常胃痛，腹胀，食欲欠佳，身体偏瘦，40多岁开始身体发胖，但饮食并不多，四肢沉重无力，多梦，记忆力减退。曾服药治疗无效，经常便溏、腹胀，夏天惧热，冬天怕冷，白带多。现身体逐日增胖，已达80kg，面

黄少华，体倦懒动，动则气喘，不欲言语，时自汗出，畏风怕冷，食欲不振，胃脘满胀，头重头痛，经常感冒，面部及四肢浮肿，下午较甚，劳则加剧，心悸多梦。舌体胖大，边有齿痕，舌质淡红，苔薄白微腻，脉细弱无力。

中医诊断：① 肥胖；② 水肿。

治法：益气温中，健脾利湿。

处方：四君子汤加味：党参 12g，黄芪 30g，白术 10g，茯苓 15g，泽泻 12g，桂枝 6g，白芍 12g，砂仁 6g，厚朴 10g，杏仁 15g，节菖蒲 10g，细辛 5g，炙甘草 6g。10 剂，水煎服。

医嘱：① 加强锻炼；② 忌食生冷油腻及不宜消化的食物。

二诊：1993 年 3 月 14 日。诸症有所减轻，身体较前有力，睡眠仍多梦。舌体大，边有齿痕，舌淡红，苔薄白，脉细弱。上方去杏仁，加炒枣仁 15g，夜交藤 20g，鸡血藤 30g。6 剂，水煎服。

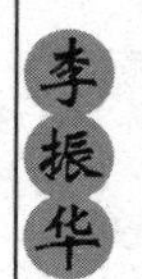

三诊：1993 年 3 月 21 日。自汗已止，头重头痛消失，食量有所增加，睡眠较前好转，心悸及面部、四肢浮肿减轻，体重开始下降。舌体较大，舌质淡红，苔薄白，脉细。二诊方加丹参 30g，薏苡仁 30g。10 剂，水煎服。

四诊：1993 年 4 月 2 日。诸症基本消失，自感精力较前好转，身体有力，舌质淡红，苔薄白，脉细。

处方：党参 15g，黄芪 30g，白术 10g，茯苓 15g，泽泻 12g，桂枝 6g，砂仁 8g，厚朴 10g，丹参 20g，鸡血藤 30g，莪术 10g，炙甘草 6g。12 剂，水煎服。

五诊：1993 年 4 月 15 日。体重明显减轻，比治疗前下降 7.5kg。上方继服 15 剂。

六诊：1993 年 5 月 2 日。体重又降 5kg，每天骑自行车

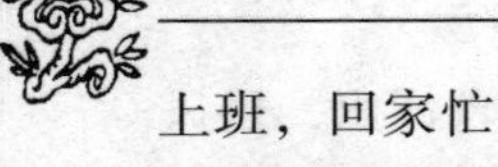

上班，回家忙家务，丝毫不觉疲劳，颜面亦显得较前年轻，嘱其注意饮食，不妄作劳，加强体育锻炼，贵在坚持。以香砂养胃丸善后。

【按语】本证系素体脾胃虚弱，失其运化，导致水谷精微输布和水液排泄失常，以致体重逐步增加且体力日差，日久脾虚及肺（土不生金）致使脾肺俱虚，故见肥胖无力，浮肿懒动等症。又因营血气虚，心神失养，故见心慌心悸，失眠多梦等症。方中党参、黄芪、白术、茯苓、泽泻、炙甘草补肺益气，健脾利湿；桂枝、白芍温中补虚，协调肝脾；砂仁、厚朴行气化湿；配党参、白术、茯苓健脾和胃；节菖蒲、炒枣仁养心安神；细辛扶阳通肾，治体虚头重头痛。故本方有扶正固本，增强脾胃运化功能的作用。

二、温中健脾，祛痰利湿治肥胖

病例 2

王某，女，49 岁。于 1993 年 3 月 14 日来诊。

主诉：身体发胖 3 年余。

病史：45 岁以后，身体逐渐发胖，四肢沉重无力，夜眠多梦，白天精神恍惚，记忆力明显减退，腹胀便秘，夏季畏热多汗，头昏头沉，冬季畏寒怕冷，四肢经常欠温。平时饮食不多，但体重一直增加，四肢无力，大便时溏时秘，无一定规律。现体重 75kg，喜坐懒动。舌体胖大，边有齿痕，舌质淡红，苔白腻，脉濡缓。

中医诊断：肥胖病（脾虚失运）。

治法：温中健脾，祛痰利湿。

处方：白术 9g，茯苓 15g，泽泻 12g，玉米须 30g，桂枝 6g，旱半夏 9g，砂仁 6g，厚朴 9g，木香 6g，山楂 15g，鸡内

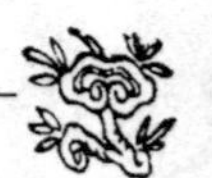

金10g，甘草3g，芡实15g。10剂，水煎服。

医嘱：① 加强体育锻炼，参加力所能及的体力劳动；② 饮食有节，忌食生冷油腻之品。

二诊：1993年3月25日。饮食有所增加，大便基本成形，身体感觉较前有力。舌体胖大，边有齿痕，舌质淡红，苔薄白稍腻，脉象濡缓。上方去芡实。10剂，水煎服。

三诊：1993年4月10日。各种症状基本消失，能食能睡，精神饱满，身体感觉较前轻快，但体重无明显变化。舌体略大，舌质淡红，苔薄白，脉沉缓。

处方：党参10g，白术10g，茯苓15g，陈皮10g，旱半夏10g，桂枝6g，砂仁8g，三棱10g，莪术10g，木香6g，山楂15g，鸡内金10g，丹参20g，甘草3g。12剂，水煎服。

四诊：1993年5月20日。体重已下降7kg，由于身心舒畅，未再用药。近因咳嗽发烧而来诊治，舌淡，苔薄白，脉浮。证属外感风寒。治当祛风散寒，宣肺止咳。

处方：荆防败毒散加减：荆芥10g，防风10g，前胡10g，柴胡10g，杏仁10g，川芎10g，陈皮10g，甘草6g，生姜3片作药引。3剂，水煎服。

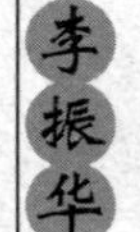

【按语】本例素体脾虚，脾失健运，水谷精微排泄输布失常，脂肪代谢障碍，水湿不化而致肥胖，治法重在温中健脾，增强其健运能力。方中白术、茯苓、泽泻、玉米须健脾利湿；桂枝振奋脾阳，通阳利湿；旱半夏、砂仁、广木香、厚朴理气燥湿，化痰醒脾；山楂、三棱、莪术、丹参、鸡内金消肉积，化瘀滞；甘草调和诸药。全方共奏温中健脾，祛痰利湿，消瘀祛脂以收功。

三、滋阴活血，祛湿清热治肥胖

病例 3

李某，女，29 岁。于 1980 年 4 月 23 日来诊。

主诉：肥胖 2 年余，伴头晕头痛，咽喉干涩，五心烦热，身倦乏力。舌质暗红，苔薄黄，脉沉细。

体检：对称性肥胖，体重 82kg，身高 1. 72m，血压 130/90mmHg，心肺（－），下肢轻度凹陷性浮肿。

中医诊断：肥胖，水肿（肝肾阴虚，湿热血瘀）。

治法：滋阴活血，祛湿清热。

处方：蒸首乌 20g，枸杞子 15g，丹参 20g，牡丹皮 10g，赤芍 15g，莪术 10g，桃仁 9g，郁金 10g，山楂 15g，鸡内金 10g，草决明 15g，荷叶 30g，泽泻 12g，琥珀粉 3g（分 2 次冲服）。

二诊：上方略有加减调服 35 剂后，体重下降至 76. 5kg，头晕头痛、咽喉干涩、五心烦热等症消失，面色红润，四肢有力。上方去鸡内金、草决明、荷叶、琥珀粉，加茯苓 20g、薏苡仁 30g、节菖蒲 10g，连服 20 剂以巩固疗效。

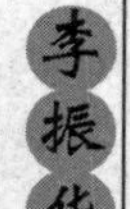

【按语】据症状分析，本案除有浮肿肥胖症外，兼有明显的头晕头痛、咽喉干涩、舌质暗红、苔薄黄、脉沉细等症。其病理既有水湿停滞，又有阴虚内热，湿阻气机，血行不畅，故治宜滋阴活血，祛湿清热。由于本案病理比较复杂，在用药上注意滋阴而不助湿，利湿而不伤阴，清热而不伤脾，活血兼以行气诸法，而收良效。

四、健脾豁痰祛湿，疏肝清热理气治肥胖

病例 4

杨某，女，45 岁。于 1982 年 4 月 12 日来诊。

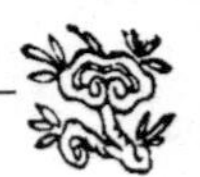

主诉：形体逐渐肥胖1年余。

病史：患者自述于去年3月份以来体重持续增加，形体逐渐呈均匀性肥胖，现已达68.5kg。伴烦躁易怒，整日无缘故发火，眩晕耳鸣，神疲乏力，肢体困倦，胸闷脘胀，饮食二便如常，经多种检查未发现异常而来就诊。舌质红，舌体胖大，脉沉缓而滑。

中医诊断：肥胖（脾虚肝热，痰湿内蕴，聚生膏脂，堆积体内）。

治则：健脾豁痰祛湿，疏肝清热理气。

处方：白术10g，茯苓30g，泽泻18g，旱半夏10g，橘红10g，白蔻仁8g，荷叶30g，香附10g，节菖蒲10g，郁金10g，栀子10g，莲子心5g，龙骨10g，甘草3g。水煎服。

二诊：以上方加减调治30余剂，诸症消失，体重减为61.5kg。1991年4月16日患者带其女儿前来诊治肥胖病，自述体重未再增加，一切如常。

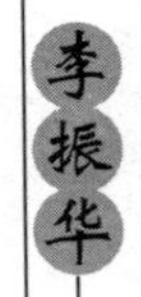

【按语】由于饮食结构不合理、活动量小、情志失畅等多种因素，导致肥胖者日益增多，因本病易并发高血压、冠心病、糖尿病、痛风等多种疾病，因此防治本病具有非常重要的临床意义。中医学对肥胖早有论述，如认为“肥人多痰而经阻气不通也”、“肥人多痰多湿，多气虚”、“唯是湿痰颇多”等。临床观察认为其成因与体质、年龄、饮食习惯、劳逸、情绪、遗传等因素有关。本例初因情志不畅，而致肝气郁结，胆失疏泄，不能正常泌输精汁，净浊化脂，则浊脂内聚而肥胖；又因肝木过旺克土，致脾胃升降功能失职，水谷精微运化输布失常，滋生水湿痰浊膏脂，停留堆积体内，亦致肥胖。总之，本证是以肝郁脾虚为本，痰浊、水湿、郁热为标的本虚标实证。有鉴于此，方中以白术、茯苓、甘草、

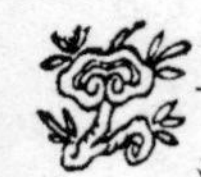

泽泻健脾利水渗湿；栀子、荷叶、莲子心清热利湿，清心除烦；旱半夏、橘红、白蔻仁、节菖蒲燥湿化痰，和胃行气；香附、郁金疏肝理气，活血通络；龙骨平肝安神。诸药为伍，标本同治，契合病机，故取效甚捷。其中荷叶升发脾胃之气，有降脂、利湿之功，古有“服之过多，令人瘦劣”之说，故荷叶在临床中被广泛运用于减肥。同时需说明的是：减肥绝非朝夕之功，必须坚持服药，在减肥过程中，配合节制饮食，适当运动，调畅情志等，则可事半功倍。

痹　证

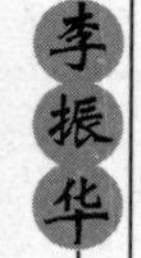

痹证是风寒湿热之邪，闭阻经络，导致气血不通，引起肌肉、关节、筋骨发生疼痛、酸楚、麻木、重着、屈伸不利等为主症的一种疾病，常在潮湿、感寒、或气候变化时复发或加重。辨证要重视风寒、湿热等相互交结而致病。

一、善于走窜之穿山甲，搜风活络之制马钱子为治痹证要药

病例1

刘某，女，30岁。于2004年12月15日来诊。

主诉：关节疼痛肿胀1年半。

病史：2003年5月间因居处新房潮湿，复感雨淋，致左髋关节疼痛，当时未予重视。2个月后，指、肘、腰椎、膝、两踝等关节均疼痛重着，指、膝、踝关节尚伴有肿胀，遇寒加重，活动不便。至今年8月份诸关节疼痛愈甚，终日卧床，

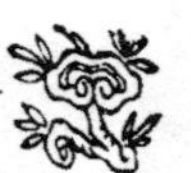

转侧困难，无法行走，在区、市级医院服中药汤剂200余剂，并配合针灸，效果不显，静滴抗生素及口服炎痛喜康等西药可取暂时之效。现身体发沉，上下肢及手足均屈伸不灵活，在床上翻身不易，走路困难，受凉加重，关节处自感冰凉。望之身着重衣，肢体关节肿胀，屈伸不利。舌体胖大，质淡，苔白腻，脉弦紧。

实验室检查：2004年10月11日在区医院化验结果：ESR：42mm/h；ASO试验：>500u；RF试验：阴性。

中医诊断：痹证（寒湿内蕴，闭阻经络，气血瘀滞）。

西医诊断：风湿性关节炎。

治法：温经散寒，健脾除湿，通经活络。

处方：五苓散、木防己汤及二妙散加减：白术20g，茯苓18g，泽泻12g，桂枝9g，防已15g，香附12g，制川乌5g，千年健15g，苍术10g，黄柏5g，穿山甲10g，木瓜18g，薏苡仁30g，制马钱子1g，甘草3g。6剂，水煎服。

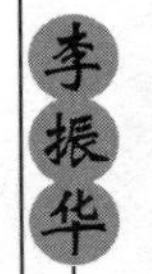

医嘱：避免风吹，注意防寒防潮，起居作息有规律。

二诊：2004年12月22日。关节疼痛、肿胀及关节处冰凉感减轻，屈伸稍感灵活。舌质胖大，质淡，苔薄白稍腻，脉弦紧。效不更方，上方继服30剂。

三诊：2005年1月23日。关节疼痛、肿胀基本消失，行走自如，关节皮肤处已无发凉感，可操持一般家务，偶可下地做些农活。舌体稍胖大，舌质淡，苔薄白，脉弦。

处方：生黄芪30g，当归15g，制首乌15g，菟丝子30g，杜仲15g，白术20g，茯苓18g，桂枝9g，制川乌3g，千年健15g，苍术10g，木瓜12g，薏苡仁30g，甘草3g。21剂，水煎服。

2005年3月下旬复查：ESR：7mm/h；ASO试验：<

500u；RF 试验：阴性。现关节疼痛等症消失而基本痊愈，做家务及农活与常人无异。

【按语】本例因寝处潮湿，又复冲寒，致寒湿袭人，闭阻经络而发为寒湿痹。因寒湿皆为阴邪，其性凝滞重浊，气血为寒湿之邪阻遏，经脉不利则关节疼痛，肿胀重着，手足沉重；寒邪阴凝于内，遇热而流通，遇寒则愈凝，故皮肤触之发凉，遇寒增剧；寒主收引，寒邪蕴于肌肤筋骨，故关节屈伸不利。舌质淡，白腻，脉弦紧皆为寒湿痹阻经脉之象。《素问·举痛论》载："寒气入经而稽迟，泣而不行，客于脉外则血少，客于脉中则气不通，故卒然而痛。"药用白术、苍术、茯苓、泽泻、薏苡仁、木瓜、防己、黄柏、千年健健脾除湿，舒筋活络，强筋壮骨；制川乌、桂枝、穿山甲温经止痛，祛除寒湿，活血通经；配香附行气止痛；更用制马钱子开通经络，透达关节，消肿定痛，以"搜筋骨之风湿"（《外科全生集》）效佳。药后关节疼痛及肿胀均有所减轻，表明体内寒湿之邪稍已温散，经络壅塞、气血运行不畅之病机得以缓解，然病久邪痼已深，非短时可奏大效，故宜守法守方，服药月余，患者体内寒湿除之八九，病症基本消失，气血通畅，经络已无窒滞之象，唯其系因机体正气不足，外无御邪之能，复因久居湿地，使寒湿得以内侵，致使邪气留恋，气血凝滞，脉络痹阻。故当以益气养血、补肾壮骨之品，使气血得补，诸筋得荣，本固而无病发之虞。

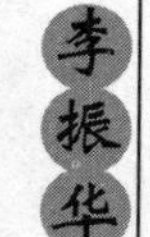

二、非附子、川草乌等药以温其经，非水蛭、穿山甲、莪术等药以通其络

病例 2

郭某，女，42 岁。于 2006 年 4 月 8 日来诊。

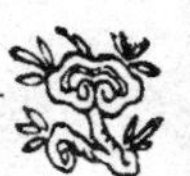

主诉：手指遇风及冷时发白、发紫、发红10余年。

病史：自述10余年前因产后未满月之时，汗出过多，复因冷水洗衣后时常出现双手冰凉、麻木无知觉，手指发白，后变青紫，继之又转红，得热水浸泡或烤火后恢复正常。平素时有肢体关节疼痛怕凉，周身皮肉有僵硬感。2004年9月在省人民医院诊断为雷诺病，去年11月复发，诊断治疗同前。现症见遇凉水及天气转冷时手指发白，继则转紫暗，然后变红，双手麻木无知觉，发凉，得温则轻，因口服激素已闭经，纳少，多食则吐，平素心烦急躁，夜寐多梦，二便尚可。舌体稍胖大，质淡，苔薄白，脉沉细缓。

中医诊断：血痹（气血虚弱，阴寒凝滞）。

西医诊断：雷诺病。

治法：益气养血，温经通络。

处方：十全大补汤加减：黄芪20g，党参15g，白术10g，茯苓15g，当归12g，川芎10g，桂枝8g，赤芍15g，制附子10g，丹参15g，水蛭10g，乌梢蛇15g，莪术12g，桑枝30g，木瓜18g，制川草乌各6g，木香6g，砂仁8g，甘草3g，穿山甲8g。14剂，水煎服。

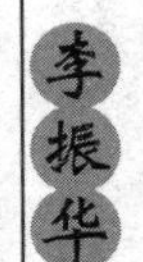

医嘱：注意保暖防寒。

二诊：2006年4月25日。手指麻木减轻，发凉减轻稍有温感，天气变冷时颜色变化和以前相同。食欲不佳，多梦。舌体稍胖大，苔白，脉沉细。上方加量：黄芪30g，党参18g。15剂，水煎服。

三诊：2006年5月13日。凉水洗手后手指紫暗减轻，手指稍感温热，食欲好转，仍多梦，出汗较多。舌体稍胖，苔薄白，脉沉细。上方继服15剂。

四诊：2006年5月30日。自诉前几天下雨时手指苍白

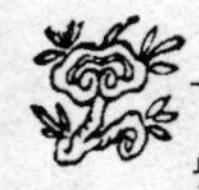

紫暗已经不明显，手指温热，出汗减少。食欲正常，多梦。近几天脸部和前胸起红疹，发痒，心烦。舌体稍胖，苔薄白，脉沉细。二诊方加白鲜皮 12g，地肤子 15g。15 剂，水煎服。

五诊：2006 年 6 月 13 日。每逢生气、受惊、遇凉水和冷空气后手指仍有发白，变紫，但较原来已明显减轻，已不麻木。出汗减少，面部已不红不痒，胸部红痒减轻。仍有心烦多梦。舌体稍胖，苔稍白腻，脉沉细。四诊方加蜈蚣 3 条。20 剂，水煎服。

遇冷后手指发白，发紫等症消失，手指常温，食欲好转，精神转佳，多梦基本消失。追访已愈。

【按语】本病由于胎产之后，气血亏虚之时，复感阴寒之邪，阴寒凝滞经络而致；血虚受寒，寒凝经脉，血脉不利，阳气不达四末故见手指皮色苍白，继则转紫，手指发凉；得温而经脉稍活，气血畅通，故见潮红，继而复常；寒凝血瘀，脉络阻滞，加之血虚，经脉失养，故见手指麻木；气虚脾运失健，故见纳少；血虚阴亦不足，故见心烦急躁。舌质淡，体稍胖大，苔薄白，沉缓而细等均为气血虚弱，阴寒凝滞之象。治宜益气补血，温经通络。方用十全大补汤加减，药用黄芪补气生血，升举阳气；当归养血通脉；桂枝温通经脉；党参、白术、茯苓益气健脾；制附子、川草乌温经通阳；川芎、丹参、赤芍、水蛭、莪术、穿山甲活血逐瘀；乌梢蛇祛风通络；桑枝、木瓜祛湿活络；木香、砂仁理气和胃。依此据其病症而增减使本病获愈。本案在用药中除益气养血药物外，选用制附子、川草乌等温通寒凝，水蛭、穿山甲、莪术逐瘀通络为其特色。

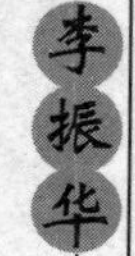

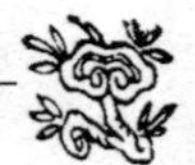

痿 证

痿证是指肢体筋脉弛缓，软弱无力的一种病证，严重者可伴有肌肉萎缩，甚则瘫痪。本病病位在筋脉肌肉，基本病机在于五脏虚损，精津气血不足，肌肉筋脉失养。证型以肺热津伤，湿热侵淫，脾胃虚弱，肝肾亏损为常见，日久兼有血瘀。李老认为治疗重在补益脾胃，应以“治痿独取阳明”为要点。

一、益气健脾，活血通络治痿证

病例 1

孟某，男，35 岁。于 1978 年 7 月 29 日来诊。

主诉：患周期性麻痹已 10 年。

病史：自述于 1968 年 8 月，两腿突然出现发软而跪倒，不能行走，然短时即恢复正常。1970 年 8 月和 10 月先后发作 2 次，同时两上肢亦感软弱无力，发作时间较前延长。此后发作次数逐渐频繁，多在早晨将起床时发作，在不发作时间两腿亦发软，行走无力，更不能跑步。曾经北京某医院诊断为周期性麻痹。长期服用药物（药物不详）效果不显。目前每月发作 3 ~4 次，发作时四肢软瘫，不能下床活动，一般持续 3 ~5 天。精神疲惫，呼吸气短，畏风怕冷，食欲欠佳。发病前大便常年溏泻，面色萎黄，舌质淡，苔薄白，舌体肥大，脉濡缓。

中医诊断：痿证（脾肺气虚，筋脉失养）。

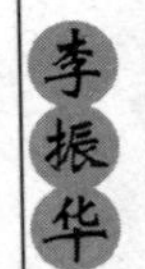

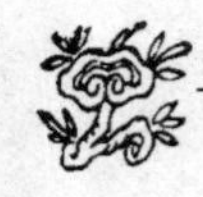

治法：益气健脾，活血通络。

处方：黄芪30g，党参15g，茯苓15g，白术10g，当归12g，川芎9g，白芍12g，桂枝6g，丹参24g，鸡血藤30g，川牛膝15g，木瓜21g，地龙15g，甘草6g。

1979年2月18日复诊：上方略作加减，坚持服用110剂，服药期间仅发作一次，时间较短，程度亦轻。服至135剂后，诸症消失，自觉四肢有力，体重较治疗前增加6kg，能经常参加体力劳动，面色红润，食欲正常，未见复发，嘱服一段时间的十全大补丸以巩固疗效，后追访已愈。

【按语】该患者由于长期腹泻，饮食欠佳，脾胃虚弱，精华之气不能输化，清阳不能充于四肢，故见四肢无力，瘫软不能行走。复又失于根治，使脾虚日久，土不生金，导致肺气虚弱，卫气不固，出现呼吸气短，畏风怕冷等症。中医学对痿证病因之形成，有肺热叶焦，筋脉失于濡润成痿；有湿热浸淫，阻滞经络，气血不畅，筋脉失养成痿等病因病机的论述。本案乃由脾胃虚弱，生化源亏，筋脉失养所致。故守方予益气健脾，活血通络之剂而获良效。用十全大补丸善后，意在使脾胃功能进而恢复，气血渐至充沛，化源一足，诸症悉安。

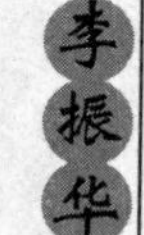

二、祛痰利湿，熄风通络治痿证

病例2

和某，男，59岁。于1991年4月9日来诊。

主诉：双腿麻木乏力半年余。

病史：半年前无明显诱因出现双下肢困乏无力，继而双下肢麻木，开始时依靠拐杖尚可自己行走，现在已不能下床。曾在当地医院及解放军某医院住院治疗，均被诊断为多发性

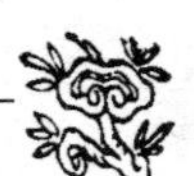

神经炎、进行性肌无力等，经治效果不佳。平素有高血压，冠心病史。现症见：患者体形较胖，不能行走，自觉双下肢发麻，身重乏力。痰多色白，平时口流痰涎不能自控。近半年来食欲不佳。下肢外形正常，未见肌肉萎缩。舌体偏大，边有齿痕，舌质淡红，苔薄黄腻，脉沉滑。

中医诊断：痿证（风痰内闭，脑脉不畅）。

治法：祛痰清热利湿，熄风通络振痿。

处方：白术 9g，茯苓 15g，橘红 10g，旱半夏 10g，泽泻 10g，节菖蒲 10g，黄芩 10g，地龙 20g，鸡血藤 30g，木瓜 20g，乌梢蛇 15g，蜈蚣 3 条，甘草 3g。6 剂，水煎服。

医嘱：① 加强下肢功能锻炼，但要适度；② 坚持服药治疗，忌食辛辣油腻食物。

二诊：1991 年 4 月 16 日。食欲有所增加，自觉周身较以前有力，痰涎较前减少。舌体仍大，边有齿痕，舌质淡红，苔薄黄腻，脉沉滑。上方加川牛膝 10g。9 剂，水煎服。

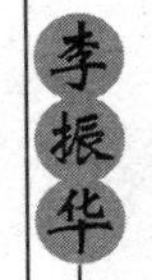

三诊：1991 年 5 月 21 日。诸症消失，患者已能下地活动，舌质淡红，舌苔薄白，脉象沉缓，改用健脾和胃药物以善其后。

处方：加味香砂六君子汤：白术 10g，茯苓 15g，橘红 10g，旱半夏 10g，香附 10g，砂仁 8g，枳壳 10g，厚朴 10g，木瓜 15g，当归 10g，鸡血藤 30g，桃仁 10g，甘草 3g。30 剂，水煎服。

患者基本痊愈，能下地行走如常。

【按语】本例由于平素脾虚，痰湿内盛，郁久化热，又因将息失宜而致肝风内动，风夹痰上扰清窍，横窜经络所致。风痰横窜经络，阻碍气血运行，故见双下肢麻木，乏力；口淡乏味，食欲不佳，痰多色白，头痛身重，倦怠乏力等均为

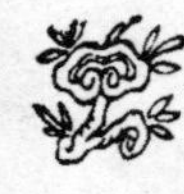

脾虚痰湿所致；舌体胖大，边有齿痕，舌淡红，苔薄黄腻，脉沉滑等皆为痰湿渐有化热之象。治宜祛痰清热利湿，熄风通络振痿；药用白术、茯苓、泽泻、橘红、旱半夏健脾化痰利湿；节菖蒲、黄芩清化痰热；地龙、鸡血藤、蜈蚣、乌梢蛇活血通络熄风；川木瓜，《本草正》载其“酸能走筋，敛能固脱，得木味之正，故尤专入肝，益筋走血。疗腰膝无力，脚气，引经所不可缺。”二诊、三诊诸症俱减，故仍以前方为主加牛膝引药下行以治之；四诊诸症悉平，故改用健脾和胃之品以调理善后。

颤　证

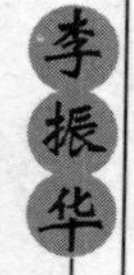

颤证是指恶寒发冷，振颤寒栗的一种自觉症状。本案颤证由于素体气虚，外感风寒，客于肌肤，营卫不和所致。治宜补气健脾，调和营卫；方用四君子汤合黄芪桂枝五物汤加减。

补气健脾，调和营卫治颤证

病例

郭某，男，75 岁。于 1991 年 12 月 9 日来诊。

主诉：发冷，振颤月余。

病史：今年 10 月份参加省教委系统体育比赛时，天气突然变冷，加之衣着比较单薄，随即出现浑身发冷、打颤等症状，发作时不能自制。经省人民医院检查被诊断为交感神经过敏，给予抗过敏药物治疗，但是效果不理想。后又去河南

医科大学一附院治疗，仍按交感神经过敏治疗，效果仍不佳。现周身发冷，自觉体颤。隔日发作一次，多在上午10点左右发作，一次持续大约3~4小时。发作之后浑身汗出，精神困乏，饮食减少，眠差梦多，少气懒言。舌红少津，苔白稍厚，脉象虚大无力。

中医诊断：颤证（气虚营卫不和）。

治法：健脾益气，调和营卫。

处方：四君子汤合黄芪桂枝五物汤加减：黄芪30g，红参（先煎）6g，白术10g，茯苓15g，桂枝6g，白芍15g，远志10g，炒枣仁15g，节菖蒲10g，制附子10g，山茱萸15g，防风5g，当归10g，丹参15g，炙甘草6g，生姜3片、大枣5枚为引。9剂，水煎服。

二诊：1991年12月15日。各种症状均有明显减轻。振颤发作没有以前频繁，发作持续时间较以前短暂。精神比以前好转，自觉全身不再疲乏。

处方：黄芪30g，红参（先煎）6g，白术10g，茯苓15g，桂枝6g，白芍15g，厚朴10g，炒枣仁15g，节菖蒲10g，制附子10g，枸杞子15g，川芎8g，焦三仙各12g，丹参15g，炙甘草6g，蒸首乌18g，砂仁8g，生姜3片、大枣5枚为引。10剂，水煎服。

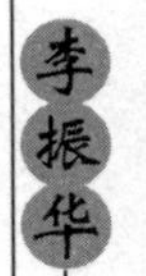

三诊：1991年12月26日。各种症状基本消失。舌淡红，苔薄白，脉有力。上方去川芎，加山茱萸15g，隔日一剂，以善其后。

【按语】 本例患者因年事已高，体质虚弱，复外感风寒，客于肌肤，营卫不和所致颤证。正如《灵枢·口问》所载："寒气客于皮肤，阴气盛，阳气虚，故为振寒寒栗。"寒邪外袭，营卫不和，卫外不固，故见发冷，打颤；平素气虚，故

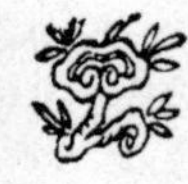

见精神萎靡，身倦乏力，食少，懒言；舌红苔白，脉虚大无力。此属气虚营卫不和之证。治宜补气健脾，调和营卫，方用四君子汤合黄芪桂枝五物汤加减。药用红参、白术、茯苓、甘草健脾益气；黄芪配防风甘温益气，相辅相成，补在表之卫气；桂枝散风寒且温通经络；二者相伍益气以振奋卫阳，固表而不致留邪；芍药与桂枝合用调营卫而和表里；生姜辛温以疏散风邪；远志、炒枣仁、节菖蒲养心安神；制附子大温阳气；山茱萸、当归、丹参配姜枣活血养血调和营卫。二诊诸症悉减，卫阳渐固，去远志、山茱萸等，加川芎、首乌、枸杞子以增强滋阴养血，活血养营之功；又恐滋阴之品过众，故加砂仁、厚朴行气化滞；焦三仙健运脾胃。诸药和用，使营充卫固，气虚得复，故三诊诸症渐愈，再稍作加减，继服以调补善后。

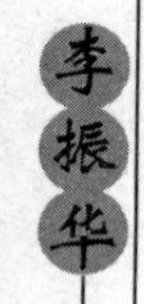

耳　鸣

耳鸣为听觉异常，患者自觉耳内鸣响，如闻潮声，或细或暴，妨碍听觉。发病与脾、肾、肝、胆关系密切。耳鸣辨证重在分清新久虚实，实证易治，虚证难疗。其主要证型：实证有肝胆火盛，痰火郁结，风热上扰；虚证有肾精亏虚，清阳不升。因其病机复杂，缠绵日久，临床常见虚实错杂之证。

一、健脾疏肝，平肝通窍治耳鸣

病例 1

马某，男，37 岁。于 2005 年 9 月 20 日来诊。

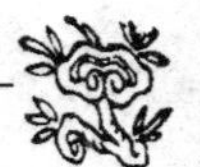

主诉：耳鸣，头晕2年余。

病史：患者2年前无明显原因出现双耳发胀，流脓，左耳鼓膜穿孔，在郑州武警医院、空军医院、郑大医学院诊为中耳炎，口服抗生素、外用滴耳液、口服中药（具体用药均不详）治疗，流脓消失，但遗留耳鸣、头晕至今未除。现耳鸣，两耳时有发胀，耳部无流脓、肿胀。头晕不痛，时有心烦急躁，乏力。舌体稍胖，舌质淡红，苔白腻，脉弦细。

中医诊断：耳鸣，眩晕（脾虚生痰，肝风内动）。

西医诊断：慢性中耳炎。

治法：健脾化痰，熄风通窍。

处方：香砂六君子汤加减：白术10g，茯苓15g，陈皮10g，旱半夏10g，香附10g，砂仁8g，木香10g，桂枝3g，白芍12g，西茴10g，乌药10g，灵磁石30g，蝉衣10g，天麻10g，细辛5g，佛手10g，菊花10g，甘草3g。14剂，水煎服。

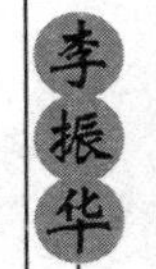

医嘱：忌食辛辣、肥甘食物。

二诊：2005年10月8日。耳鸣、头晕减轻，乏力好转，心烦急躁减轻，耳内仍胀。舌体稍胖，质淡红，苔白稍腻，脉弦细。上方去佛手，加郁金12g，节菖蒲10g。14剂，水煎服。

耳鸣、头晕消失。3个月后随访，耳鸣未再复发。

【按语】本例耳鸣属于脾虚生痰，肝风内动证。心烦急躁，乏力，舌质淡红，苔白腻，脉弦细为肝脾失和，肝郁脾虚所致；肝气上亢，耳窍失通则头晕耳鸣。治疗宜健脾化痰，熄风通窍，用香砂六君子汤加减。药以白术、茯苓、陈皮、旱半夏、砂仁、木香、桂枝、白芍、甘草健脾祛湿和胃；香附、西茴、乌药、佛手疏肝理气；天麻、菊花平肝降逆；灵

磁石、蝉衣、细辛潜阳通透耳窍。二诊耳鸣、头晕减轻，乏力、心烦急躁好转，苔腻稍化，服药见效，去佛手，加郁金、节菖蒲以通透耳窍而提高疗效。其中用灵磁石、蝉衣等治疗耳鸣是李老多年的用药经验。

二、滋阴补肾，平肝潜阳治耳鸣

病例 2

辛某，女，43 岁。于 2005 年 4 月 19 日来诊。

主诉：耳鸣、失眠半年余。

病史：半年前因工作紧张、加班熬夜导致耳鸣、失眠，曾至某医院按神经衰弱治疗，口服安定及中药“安神补脑液”，失眠逐渐好转，但持续耳鸣，甚则引起心烦、心悸，查心电图无异常。现耳鸣如蝉叫，多梦，视力模糊，心烦乏力。舌体不大，舌质红，苔黄，脉弦细。

中医诊断：耳鸣（肝肾阴虚，肝阳上亢）。

西医诊断：神经性耳鸣。

治法：滋阴补肾，平肝潜阳。

处方：蒸首乌 18g，白芍 15g，牡丹皮 10g，枸杞子 15g，黄精 15g，郁金 10g，节菖蒲 10g，炒栀子 10g，灵磁石 30g，蝉衣 10g，天麻 10g，菊花 12g，夜交藤 30g，钩藤 15g，石决明 15g，生龙齿 15g，夏枯草 15g，炒枣仁 15g，山茱萸 15g，甘草 3g。21 剂，水煎服。

医嘱：畅情志，按时休息，清淡饮食。

二诊：2005 年 5 月 12 日。心烦、乏力等症均有所好转。舌质淡红，舌苔薄黄，脉弦细。上方加细辛 5g，柴胡 6g，泽泻 12g。12 剂，水煎服。

三诊：2005 年 5 月 24 日。心烦、乏力等症大为减轻。

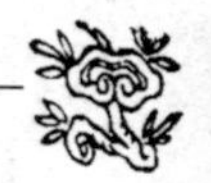

舌质淡红，舌苔薄白，脉细弦。继服15剂。

心烦、失眠、乏力等症状消失。随访3个月未复发。

【按语】本例患病已达半年，耳内犹如蝉鸣，伴有多梦、视力模糊等肾精不足之症。《灵枢·海论》：“髓海不足，则脑转耳鸣。”肾阴虚，髓海不足，耳失所养，故见耳鸣如蝉；肾为肝之母，母病及子，肝开窍于目，故见视力模糊；肾水不能上及于心，故见失眠多梦，脉弦细主肝肾阴虚。病位在肾，涉及于肝，辨证为耳鸣肝肾阴虚，肝阳上亢型。治疗以补肾益肝、滋阴潜阳为主。药用蒸首乌、黄精、山茱萸、枸杞子滋补肝肾；郁金、白芍舒肝解郁；灵磁石、钩藤镇肝熄风；夏枯草、菊花、炒栀子、牡丹皮清肝除烦；生龙齿、炒枣仁、夜交藤宁心安神，使阴复阳潜，神安则耳鸣止息。二诊症状减轻，但病程较长，且仍有夜间明显耳鸣症状，故继守上方治则加柴胡、细辛疏肝解郁，升阳通窍；泽泻祛湿泄热。三诊耳鸣症状基本消失，睡眠明显好转，故继守上方治则，以滋阴补肾，平肝潜阳之剂服之善后。

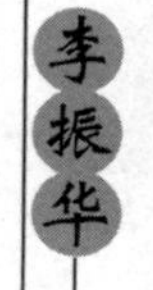

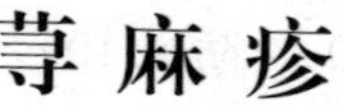

荨麻疹

荨麻疹为高出皮肤、边界清楚、时起时消、发无定处的红色或白色瘙痒性风团块，现代医学认为与食物药物过敏等因素有关。中医学认为此病多为脾失健运，肠胃湿热，湿留肌肤，或气血不足，卫外不固，感受风邪，营卫不和，湿邪不能透达，郁于肌肤腠理之间所致。李老治疗多以活血祛风，燥湿透表，且尤重健脾和胃，以求标本兼治，预防复发，常

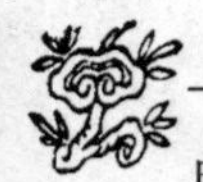

用自拟经验方解表消疹汤治疗。

解表消疹汤治疗荨麻疹

病例

周某，男，32岁。于1992年12月7日来诊。

主诉：全身出疹块发痒1周余。

病史：上周晚外出，天气较寒，冷风刺骨，回家不久，脸部先痒，很快遍及下肢，愈抓愈痒，抓后出现风疹块，疹块逐渐扩大，连成大片。当晚即到医院治疗，医生给抗过敏药物对症治疗，服药后瘙痒稍止，疹块缩小。第二天晨起又出现疹块，痒而不痛，稍停可消失。服药3天，时起时消，瘙痒不止。现四肢均有疹块，有抓挠痕迹，疹块高于皮肤，遇冷遇风加重，服抗过敏药物和得暖可缓解，面色微黄。舌淡红，苔薄白稍腻，脉濡缓。

中医诊断：荨麻疹（风寒束表）。

西医诊断：荨麻疹。

治法：活血祛风，燥湿透表。

处方（李老经验方）：解表消疹汤加减：当归10g，川芎10g，赤芍15g，羌活10g，防风10g，荆芥10g，地肤子15g，苦参10g，白术10g，茯苓15g，薏苡仁20g，甘草3g，生姜5片。5剂，水煎服。

二诊：1992年12月12日。疹痒减轻，疹块缩小，发作次数较前减少。舌淡红，苔薄白，脉沉细。治以健脾和胃，活血祛风。

处方：当归10g，川芎10g，赤芍15g，荆芥10g，地肤子10g，白术10g，茯苓15g，陈皮10g，香附10g，砂仁8g，甘草3g。5剂，水煎服。

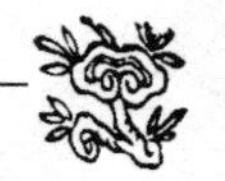

三诊：1992 年 12 月 17 日。瘙痒已止，疹块未再出现。舌淡红，苔薄白，脉沉细。

处方：党参 10g，白术 10g，茯苓 15g，陈皮 10g，香附 10g，砂仁 8g，川楝子 10g，厚朴 10g，枳壳 10g，乌药 10g，焦三仙各 12g，甘草 3g，生姜 5 片为引以善其后。

【按语】中医“荨麻疹”，俗称“抓风疵”，“风疹块”，临床多以皮肤突然出现风团块剧痒，发无定处，时起时消，愈抓愈痒，消退后，不留抓痕为主症。此病多为脾虚失运，或肠胃湿热，湿留肌肤，或气血不足，卫外不固，复感风邪而发病。本例素体脾胃虚弱，脾失健运，水湿内生，复感风寒，湿郁肌表，营卫不和，湿邪不能透达，郁于肌肤腠理之间而发疹块。李老以解表消疹汤治疗，方中当归、川芎、赤芍行血活血；羌活、防风、荆芥祛风燥湿；地肤子能外散皮肤之风而治皮肤瘙痒；白术、茯苓、薏苡仁健脾利湿；生姜温中发散；甘草益气调和诸药。全方共奏活血祛风功效。二诊疹块渐消，寒湿束于肌表渐去，故去祛风之品，加重健脾温中理气之药以巩固疗效。三诊疹块消失，脾气虚弱，则以补气健脾，和胃温中理气以善其后。

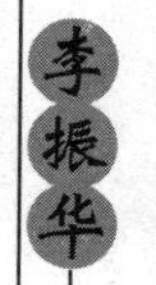

瘀血流注

瘀血流注又称股肿，是深部静脉血栓形成和炎性病变引起的局部静脉不通，血流瘀滞的疾病。其主要病机为瘀血阻于脉道，脉络不通，水津外溢，聚而为湿，流注下肢而成。证型多为气滞血瘀，或气虚血瘀。

瘀血流注气虚血瘀证，治以益气通络，活血化瘀法

病例

张某，男，40岁。于1978年1月18日来诊。

主诉：左下肢肿痛已2月余。

病史：1977年11月，左下肢小腿被狗所咬，局部皮肤虽未咬破，但很疼痛。10余日后，狗咬处出现一肿块，如胡桃大，疼痛逐渐加剧，足面以上至膝关节相继出现水肿，皮肤颜色红紫，不能行走，经省级医院检查诊断为深部静脉血栓形成。用消炎痛、维生素B_1、青链霉素等药治疗无效而来诊。舌质暗红，苔薄白，脉涩而无力，左趺阳动脉正常。

中医诊断：瘀血流注。

西医诊断：深部静脉血栓形成。

治法：益气通络，活血化瘀。

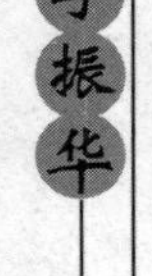

处方：血府逐瘀汤加减：黄芪30g，当归9g，川芎9g，赤芍15g，桃仁9g，红花9g，川牛膝15g，川木瓜21g，牡丹皮12g，丹参24g，香附9g，知母9g，鸡血藤30g，广木香6g，甘草3g。30剂，水煎服。

二诊：1978年2月8日。左小腿肿块缩小如枣核大，疼痛及水肿均减轻，皮肤红色消失，紫色亦轻。脉涩，舌质舌苔同上。上方去知母、木香，加土茯苓30g、生薏苡仁30g、乌药9g、制乳香6g。24剂，水煎服。

三诊：左小腿肿块缩小如黄豆大，已无压痛。左下肢疼痛、水肿均消失，可以走远路；唯行走半小时后，左下肢有沉重感，足面少有浮肿，休息后肿胀即消失。脉舌已恢复正常。

处方：黄芪30g，当归9g，川芎9g，赤芍15g，桃仁9g，

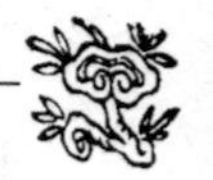

红花 9g，川牛膝 15g，川木瓜 21g，牡丹皮 12g，丹参 24g，香附 9g，鸡血藤 30g，生薏苡仁 30g，党参 12g，穿山甲 9g，甘草 3g。15 剂，水煎服。

1979 年 12 月患者告知，症状全部消失，已停药半年多，未见任何不适。

【按语】 本病属于中医学“瘀血流注”范畴，其病因和部位多种不一，如产后恶露停滞引起者多发于下肢；感受风邪，发热瘀滞，络道不同引起者多发于上身；跌打损伤而引起者常在伤处发病。本例左下肢足面以上至膝关节水肿较甚，皮肤紫红，腓肠肌狗咬伤处有肿块，如胡桃大，质硬有压疼，脉涩，舌质暗红，证系左下肢因外伤导致脉络损伤，气血壅滞，经络不畅，水湿聚留。据临床观察，本症自行消散者少，自行溃破者多。现患者左下肢虽有结块，但结块质硬，尚未有变软化脓征象，左下肢皮肤红紫、水肿，但尚未出现全身发热等症状。证仍属于瘀血流注初期，治宜内消为主，唯脉象无力，故法当益气通络，活血化瘀。方中重用黄芪补气，香附、广木香以调气；补气调气，相辅相成，共增血行之力；当归、川芎、赤芍、桃仁、红花、丹参、鸡血藤活血化瘀以散脉络瘀结；川牛膝、川木瓜通经活络，引药下行；牡丹皮、知母清热凉血行血；甘草调和诸药。本方主以益气通络，活血化瘀法取效。

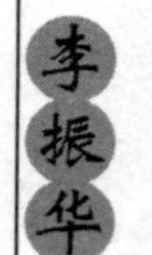

乳 癖

乳癖是中青年妇女乳房部常见的慢性肿块，常因情志内伤，肝郁痰凝，积聚乳房脉络而致。治当疏肝健脾，化痰软坚，活血通络，调摄冲任，李老以自拟软坚消癖汤（当归、白芍、白术、茯苓、柴胡、香附、木香、厚朴、合欢皮、郁金、穿山甲、旱半夏、牙皂、昆布、海藻、节菖蒲）加减治之。本方不但疏肝健脾，尤其是化痰软坚，活血通络的药物在该方的治疗中起着关键的作用。如肿块大，可配服巴腊丸，日 3 次，每次 3 ~5 个。

软坚消癖汤治疗乳癖效佳

病例 1

应某，女，53 岁。于 2005 年 5 月 21 日来诊。

主诉：发现右侧乳房结块 1 月余。

病史：患者于 2005 年 4 月发现右侧乳房结块，触之如花生米大小，光滑易移动，按之有轻度疼痛。乳房摄片提示：右侧乳腺囊性包块。现右侧乳房结块，1.1cm×1.2cm，触之光滑，可移动，有轻度压痛，双下肢稍感酸痛，饮食略为减少，面色无华。舌质淡，舌体稍胖大，边有齿痕，苔白腻，脉弦细。

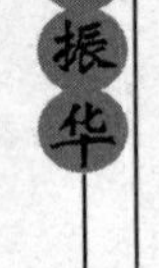

中医诊断：乳癖（肝郁脾虚，痰瘀互结）。

西医诊断：右侧乳腺囊性包块。

治法：疏肝理脾，活瘀化痰，软坚散结。

处方：软坚消癖汤加减：当归 10g，白芍 12g，白术 10g，茯苓 15g，柴胡 6g，香附 10g，西茴 10g，乌药 10g，牙皂 5g，穿山甲 8g，旱半夏 10g，节菖蒲 10g，木香 6g，昆布 12g，海藻 12g，牡蛎 15g，元胡 10g，炒薏苡仁 15g。14 剂，水煎服。

医嘱：保持情志舒畅；勿食生冷油腻。

二诊：2005 年 6 月 7 日。肿块减小，右乳房仍有疼痛，

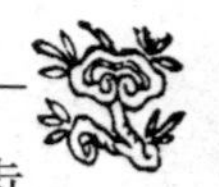

饮食不佳，双下肢仍酸困倦怠。舌质淡，体稍胖大，边有齿痕，苔白腻，脉弦细。上方加枳壳10g，继服17剂。

三诊：2005年6月25日。乳房肿块基本消失，触之已不明显，按之基本不痛，饮食增加，双下肢酸困明显减轻。舌质淡，体稍胖大，苔稍白腻，脉弦细。上方加枳壳10g，炒薏苡仁加量至30g。30剂，水煎服。

患者右侧乳房肿块消失，触之疼痛亦消失。3个月后随访未再发现乳房肿块。

【按语】本例乳癖属脾虚肝郁，肝脾失调。肝气郁结，气机郁滞，脾失健运则生湿酿痰，痰气郁结于乳房则结生肿块；舌质淡胖，边有齿痕，苔白腻为脾虚蕴湿；脉弦为肝气郁滞。治疗采用疏肝理脾，软坚散结法，李老用经验方软坚消癖汤治之。方中当归、白芍、柴胡、香附、西茴、乌药、枳壳疏肝理气；白术、茯苓、广木香、炒薏苡仁健脾祛湿；旱半夏、牙皂、节菖蒲祛湿消痰；昆布、海藻、穿山甲、牡蛎软坚散结；元胡行气活血，通络止痛。二诊乳房肿块减小，右乳房仍有疼痛，舌淡苔腻，上方加枳壳行气止痛，重用薏苡仁以健脾祛湿，终使肝脾和调，乳络通畅，乳癖消散。

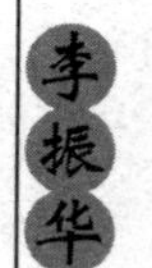

病例2

王某，女，37岁，于2006年4月18日来诊。

主诉：双侧乳房胀痛6年，加重1周。

病史：患者自述平素急躁易怒，6年前出现双侧乳房胀痛，月经来前加重，在四川省某医院诊断为双侧乳腺增生，服桂枝茯苓胶囊疗效不佳，病症时轻时重，1周前因症状加重，特来求诊。现症见双侧乳房胀满疼痛，情绪急躁及月经来前胀痛加重，乳房双侧有肿块，大小如杏，质地较硬，边缘清楚，压之疼痛，活动度较好。时常伴有头晕、夜寐多梦，

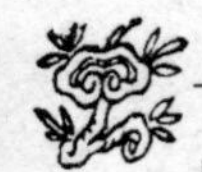

口干，食欲不振，脘腹胀满，月经正常，二便尚可。舌质稍淡，边尖红，舌体稍胖大，苔稍白腻，脉细弦。

2005 年 7 月在四川省中医药研究院行红外线检查诊断为双侧乳腺增生。

中医诊断：乳癖（肝郁化热，气血瘀滞）。

治法：疏肝清热，凉血活血，软坚散结。

处方（李老经验方）：软坚消癖汤加减：当归 10g，白芍 12g，白术 10，茯苓 15g，柴胡 6g，香附 10g，郁金 10g，节菖蒲 10g，牙皂 6g，穿山甲 10g，蒲公英 15g，牡丹皮 10g，昆布 12g，海藻 10g，元胡 10g，木香 6g。10 剂，水煎服。

医嘱：保持情志舒畅，勿郁怒。

二诊：2006 年 4 月 28 日。乳房胀痛，肿块变软，头晕、梦多、口干均减轻，可见肝气渐舒，肝火渐清，气血渐活；效不更方，续施前法，守上方继服。10 剂，水煎服。

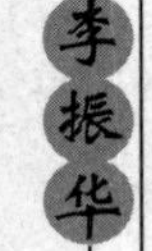

三诊：2006 年 5 月 8 日。口干减轻，乳房胀痛亦减轻，惟月经来前，胀满为甚，可见热象虽减，气机郁滞之象仍著；肿块变软缩小，如杏核大，可见痰凝之象渐祛。由于气滞之象仍著，故加枳壳 10g、青皮 10g，以增强疏理气机之力。10 剂，水煎服。

四诊：2006 年 5 月 18 日。乳房已不胀痛，惟月经来前稍有胀感，肿块消失，可见积聚乳络之痰瘀已化，气机渐畅，乳癖向愈；头晕、梦多仍时作，乃为肝郁日久，痰火内盛，扰及心神所致。积聚乳络之滞气痰瘀虽化，但脏腑内盛之痰火仍著，故宜疏肝健脾，清心豁痰，安神宁志法治之。

处方：清心豁痰汤加减：炒栀子 8g，合欢皮 15g，龙齿 20g，白蔻仁 10g，天麻 10g，竹茹 8g，白术 10g，茯苓 12g，橘红 10g，旱半夏 10g，香附 10g，郁金 10g，节菖蒲 10g，西

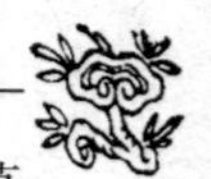

茴 10g，乌药 10g，莲子心 6g，夜交藤 20g，枳壳 10g，甘草 3g。14 剂，水煎服。

乳腺肿块等症消失，睡眠好转。

【按语】乳房为肝经脉络所属，乳癖之形成，主要为情志不遂，忧郁不解，使肝气郁结，乳房脉络不通，气滞痰凝，血瘀积聚乳房而成肿块。治宜疏肝行气，化痰通络，活血散结法。李老以自拟软坚消癖汤治疗。该方除以逍遥散为基础加味以疏肝理气，健脾豁痰外，其重点药物多为入肝经之药，诸如行气解郁、凉血破瘀之郁金，消肿散结之牙皂，消积活络散结之穿山甲，散结豁痰软坚之昆布、海藻，诸药共奏疏肝理气，软坚活瘀，通络豁痰之功，则乳癖自消。

痛　经

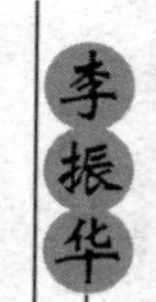

凡在经期及月经前后出现明显下腹痉挛性疼痛、坠胀或腰酸痛等不适者谓之痛经。辨证应重虚实，虚证多为气血虚弱、肝肾亏损，不荣则痛；实证多为气滞血瘀、寒湿凝滞或湿热下注，不通则痛。

痛经肝脾失调，气血瘀滞证以自拟活血止痛汤加减治之

病例

贾某，女，24 岁。于 2006 年 3 月 20 日来诊。

主诉：经期腹痛 2 年余。

病史：2 年前无明显原因出现经期少腹作痛，痛引腰骶部，经检查诊断为子宫内膜炎，服药治疗效不佳，每随月经而周期性发作，妇科检查提示：盆腔炎、盆腔积液。在省妇幼保健院治疗，疗效仍不佳。现症见经期少腹疼痛拒按，痛引腰骶，月经量少，色黯黑有血块，经前乳房胀痛，心烦急躁，食欲不佳，夜寐及二便尚可。舌质紫黯有瘀点，舌体稍胖，苔薄白，脉沉涩弦。

2004 年省人民医院妇科检查：子宫内膜炎；2004 年妇幼保健院妇科检查：盆腔炎、盆腔积液。

中医诊断：痛经（肝脾失调，气血瘀滞）。

西医诊断：继发性痛经。

治法：疏肝健脾，活血止痛。

处方（经验方）：活血止痛汤加减：当归 10g，白芍 15g，白术 10g，茯苓 15g，柴胡 6g，香附 10g，西茴 10g，乌药 10g，蒲公英 15g，木香 6g，桃仁 10g，丹参 15g，青皮 10g，牡丹皮 10g，甘草 3g，元胡 10g。3 剂，水煎服。

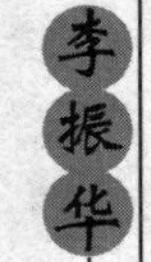

医嘱：月经将至，少腹出现胀痛时服药；保持情绪舒畅。

二诊：2006 年 4 月 2 日。经期腹痛及急躁易怒减轻，月经量少，色黯，脉沉弦，食欲好转，舌体稍胖大，舌苔薄白，脉沉弦。去疏肝理气之西茴、青皮，加田三七 3g（研末冲服），以增强活血化瘀止痛之功。5 剂，水煎服。

三诊：2006 年 5 月 12 日。月经来时腹痛减轻，疼痛时间缩短，腰部已不疼痛，月经颜色暗，量少，已无血块。舌体稍胖大，舌苔薄白，脉沉弦。嘱月经将至，少腹出现胀痛时服上方药 5 剂。

腹痛等症消失而痊愈。追访 3 个月，未见复发。

【按语】 本病由于肝气郁结，血瘀阻滞，使胞宫血行不畅，不通则痛，故每逢月经将至时少腹疼痛。治宜疏肝健脾，活血止痛。方用自拟活血止痛汤加减。药以柴胡、香附、西

茴、乌药、青皮、木香疏肝解郁，理气止痛；当归、白芍、丹参、元胡养血活血通经；蒲公英、牡丹皮、清热凉血；白术、茯苓、甘草健脾和胃，协调肝脾。二诊经期腹痛及急躁易怒减轻，可见肝郁气滞之象渐解，瘀血之象渐除；白带量减少，食欲好转，可见脾虚之证渐复。气滞血瘀渐减，去疏肝理气之西茴、青皮，加活血止痛之田三七以增强活血化瘀止痛之功。三诊诸症向愈，故守上方续服，以巩固疗效。

月经不调

凡是月经周期或经量出现异常者，称为“月经不调”。如《妇科玉尺》云：“经贵乎如期，若来时或前或后，或多或少，或月二三至，或数月一至，皆为不调。”所以月经不调有以月经周期改变为主的月经先期、月经后期、月经先后无定期、经期延长，和以经量改变为主的月经过多、月经过少等。月经不调是常见的妇科疾病，除经期、经量的异常改变外，常伴有经色、经质的异常，临证时，应结合色、质、时间等进行辨证施治。

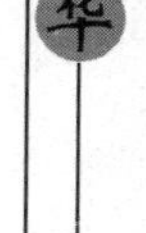

清心豁痰汤加减治月经紊乱

病例

赵某，女，41岁。于2006年4月18日来诊。

主诉：月经紊乱8个月。

病史：患者自述于8个月前无明显原因出现月经推迟，最长时间为2～3个月，需口服黄体酮方能来潮。近2个月月经提前，来潮一天即止，量少，色淡红，无腹痛，伴见心烦急躁易怒，夜寐易醒，醒后不易入睡，背部及双下肢怕凉酸困，食欲尚可，大便3～4天一次。舌质淡稍红，舌体稍胖大，苔薄黄，脉弦稍数。

中医诊断：月经不调。

西医诊断：月经紊乱。

治法：健脾疏肝，清心豁痰，凉血活血。

处方（李老经验方）：清心豁痰汤加减：白术10g，茯苓12g，橘红10g，旱半夏10g，炒栀子10g，合欢皮10g，龙齿10g，牡丹皮10g，丹参15g，香附10g，郁金10g，节菖蒲10g，西茴10g，乌药10g，莲子心6g，夜交藤20g，枳壳10g，甘草3g。14剂，水煎服。

医嘱：情志舒畅，饮食宜清淡。

二诊：2006年5月2日。心烦急躁减轻，已不失眠，但白带量多，月经未来潮，舌体稍胖大，舌苔薄，脉弦。

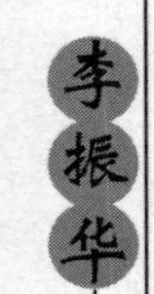

处方：逍遥散加减：当归10g，白芍12g，白术10g，茯苓15g，柴胡6g，香附10g，西茴10g，乌药10g，丹参15g，川牛膝15g，桃仁12g，红花10g，木香6g，芡实10g，生薏苡仁30g，元胡10g，艾叶6g，甘草3g。10剂，水煎服。

三诊：2005年5月12日。月经已来潮，但初呈咖啡色，行经时腹痛，惟白带仍多，舌体正常，舌苔薄白，脉弦。上方去桃仁、艾叶，加泽泻15g。7剂，水煎服。

月经正常。半年前随访，经期仍正常。

【按语】 本案由于情志不遂，肝气郁滞，肝失条达，横乘及脾，脾虚失运，气血亏虚，脾失统摄，冲任不固，血虚经血不足，以致经行或先或后，此属脾虚肝旺之证；脾虚气血亏虚，经血不足，故见月经时前时后，量少，色淡；平素

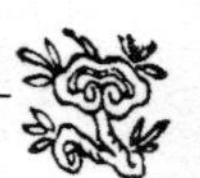

急躁易怒，乃为情志郁结，肝气不疏之象；脾虚日久生湿，故见背部及两腿怕凉酸困；湿阻气机，郁久化火生痰，扰及心神，则见心烦急躁易怒，夜寐易醒不易入睡；舌淡红，体稍胖大，苔薄黄，脉弦稍数等均为脾虚肝旺之象。治宜健脾疏肝，清心豁痰。方用自拟清心豁痰汤加减，药用白术、茯苓健脾祛湿以绝生痰之源；橘红、旱半夏、枳壳豁痰降逆；香附、郁金、西茴、乌药疏肝解郁，使气行湿行，郁解则热散；郁金配节菖蒲，透窍效佳；栀子、莲子心清热除烦；合欢皮、夜交藤、龙骨安神宁志；牡丹皮、丹参凉血活血。二诊时痰火渐清，心神渐安，故去清心豁痰安神之品，而在逍遥散疏肝行气基础上加桃仁、艾叶、川牛膝、红花、元胡温经活血化瘀；佐以生薏苡仁、芡实健脾利湿止带。三诊时月经已来潮，为血瘀渐活；白带仍多，乃湿象仍存；故少去活血之品如桃仁及止血之艾叶；加泽泻以增强利湿止带之力而使诸症向愈。

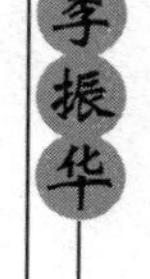

闭　经

妇科病有经、带、胎、产之分，闭经属于月经病，指月经周期已建立后又中断 6 个月以上者，多伴有月经失调。本例患者闭经，李老自拟加味逍遥散加生大黄、广木香疏肝健脾，活血通经。生大黄、广木香用于通经为李老独到之用药经验。

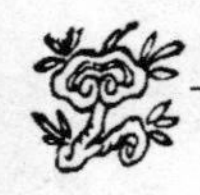

逍遥散加生大黄、广木香疏肝健脾，活血通经

病例

陈某，女，30岁。于2005年5月4日来诊。

主诉：闭经7个月。

病史：患者15岁月经初潮，至今10余年来月经不调，每次经期延后，月经量少，经色暗红，伴有痛经，小腹有下坠感，腹部怕冷，经前两乳发胀。平常胸胁稍胀，心情烦躁。自2004年10月至2005年5月，月经未至，伴心情烦躁，胸闷，两胁胀满，腹部怕凉，夜寐梦多，胃内有空洞感，稍食即欲大便，面白无华。舌质淡，舌体稍胖大，苔白腻，脉沉细弦。

中医诊断：闭经（肝郁脾虚，寒凝血脉）。

西医诊断：闭经。

治法：疏肝理脾，温通经脉。

处方：逍遥散加减：当归10g，白芍12g，白术10g，茯苓15g，柴胡6g，香附10g，西茴10g，乌药10g，川牛膝15g，桃仁10g，红花10g，大黄10g，广木香6g，丹参15g，元胡10g，艾叶6g，甘草3g。18剂，水煎服。

医嘱：情志舒畅，勿食生冷寒凉食物。

二诊：2005年6月4日。胸闷、两胁胀满、多梦好转，月经仍未行，仍心烦急躁。舌质淡，体胖大，苔白微腻，脉沉细弦。仍用上法，原方继服，加郁金10g以疏肝解郁，吴茱萸6g以温经，炒薏苡仁30g以祛湿，莪术10g以祛瘀通经。18剂，水煎服。

三诊：2005年6月25日。服药12剂时始来月经，经量极少，色暗红，痛经，腹痛较甚，痛不能坐，痛经甚时欲昏

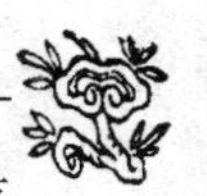

厥，出虚汗，周身发冷。舌质淡，舌体胖大，舌苔白，脉弦细数。李老认为因肝郁气滞日久，月经闭久不通，月经始通之时经量少色暗红等亦属正常现象。然现在腹痛较甚，以痛经为主，乃为气滞血瘀所致，当以治疗痛经为主，以行气活血，温经止痛为法，改用治疗痛经方药，暂用以治标急。

处方：桃红四物汤合温经汤加减：当归10g，川芎10g，赤芍10g，桃仁10g，红花10g，香附12g，西茴10g，乌药10g，艾叶6g，吴茱萸5g，桂枝6g，茯苓15g，木香6g，甘草3g。3剂，水煎服。

四诊：2005年6月28日。痛经已止，目前本次经期已过，胁部略胀，心烦急躁，腹部怕凉不痛。舌质淡，体稍胖大，舌苔薄白，脉弦细数。李老指出治疗闭经不能仅仅停留在促使月经来潮上，重要的是月经来后，还要注意调整好月经周期，使之能保持正常。本患者虽经行，但肝郁气滞征象仍然存在，如胁胀，心烦急躁，脉弦等。现痛经已止。继用一诊、二诊之治法方药，以疏肝健脾，理气活血，温通经脉法巩固治之。

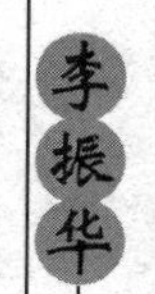

处方：逍遥散加减：当归10g，白芍12g，白术10g，茯苓15g，柴胡6g，香附10g，西茴10g，乌药10g，川牛膝15g，桃仁10g，红花10g，大黄10g，木香6g，丹参15g，元胡10g，艾叶6g，郁金10g，吴茱萸6g，莪术10g，甘草3g。20剂，水煎服。

五诊：2005年7月25日。7月18日月经二次来潮，周期亦准（26～28天），但量仍较少，开始仅为血丝，经色暗红，行经已逾7天仍未净，有轻微腹痛。非经期腹不痛不胀，腰不酸，亦无其他不适。舌质淡，体稍胖大，舌苔薄白，脉沉细。病情继续好转，继服上方10剂。

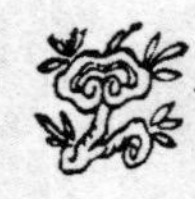

治疗后月经基本正常。

【按语】本例闭经为肝郁脾虚，寒凝血脉所致。患者自初潮至今10余年月经不调，经期后延，量少，色暗红，痛经，两乳房发胀，平时烦躁，胸闷胁胀，可知其为肝郁气滞，经行不畅。今肝郁日久，气血失于流畅，发展而为闭经。腹部怕冷为寒凝经脉；舌体胖大，苔白腻为脾虚湿蕴征象。治用疏肝健脾，温通经脉之法，以自拟加减逍遥散治之。药用柴胡、香附、当归、白芍疏肝养血解郁；西茴、乌药、艾叶理气温经；川牛膝、桃仁、红花、丹参、元胡活瘀通经；白术、茯苓、甘草健脾祛湿；生大黄、广木香化瘀行气通经，开通闭塞。复诊时加郁金以疏肝，吴茱萸以温经，炒薏苡仁以祛湿，莪术以活瘀而获良效。需指出的是，生大黄、木香用于通经，是取《金匮要略》大黄附子汤之意。原方大黄配伍附子，是借附子之温热，反大黄之寒而除寒疾，即“反其气而取其味也”。今未用附子而用吴茱萸，是该药不但可入肝脾肾三经，且因有西茴、艾叶相佐而温热之力更著，并走中下焦，以温营血而散寒凝。

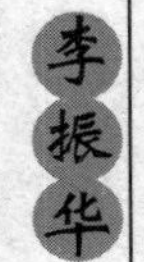

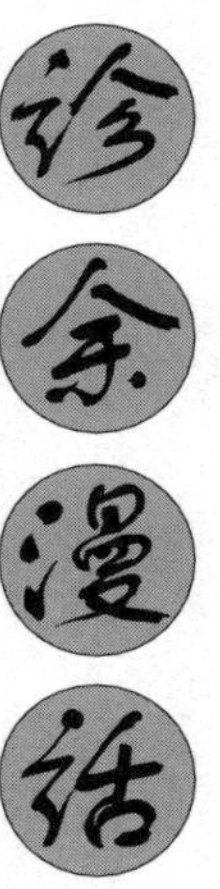
诊余漫话

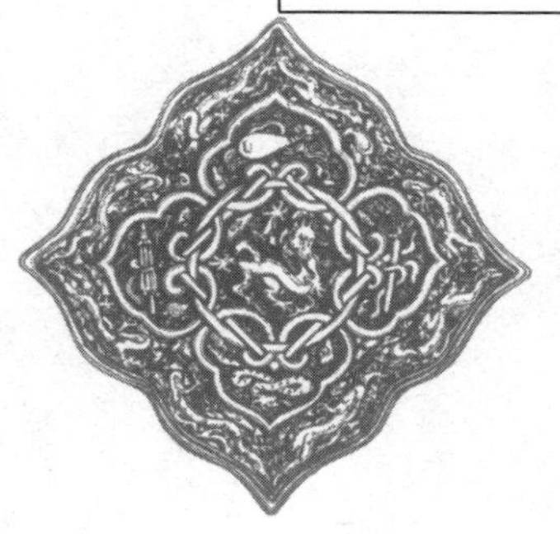

论治脾胃病

脾胃病的病因，概括起来主要有六淫侵袭，七情内伤，饮食不节，劳逸所伤，虫积，药毒所伤，痰饮瘀血及失治误治，病后失调等因素。其病机多为纳化失常，升降失司，润燥失济，清浊不分，阴阳失调。把握住这些病因病机，辨证求因，审因论治，才能做到“治病求本”。究其辩证要点，当以辨识主证，注意转化；追溯病史，全面分析；辨明病性，权衡主次；确定病位，分清阶段；详审病势，观察预后。而治疗原则，则以升降结合，相辅相成；润燥相合，各得其宜；温清并举，主次有别；消补兼顾，掌握分寸；调治五脏，以安脾胃。关于预防与护理则以舒情志，畅气机；调饮食，摄五味；避六淫，适寒暑；慎起居，节劳逸为要。

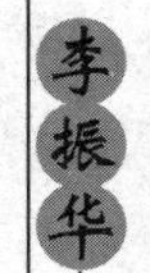

论胃痛的治疗

胃痛的病理核心乃由诸种因素致使胃腑“不通则痛”或“不荣则痛”，故其治疗重点在于通降、补虚，至于虚实夹杂证，又当补虚泻实，通利胃腑。

1. 通降 用于胃痛实证。通降法即通过导滞祛邪的方法使胃腑复其以通为用，以降则和的职能。诸如寒邪客胃者，治以温胃散寒；食滞胃脘者，治以消食导滞；肝气犯胃者，

治以疏肝行气；肝胃郁热者，治以疏肝泄热；瘀血停滞者，治以活血化瘀等，均属通降法。通过通降，使胃腑的气机及脉络通畅，胃腑的和降得常，而“通则不痛”。疼痛消失后，则应健脾益气和胃，以扶正固本。

2. 补虚　用于胃痛虚证。补虚法即通过补益脾胃使胃腑得以温煦或濡润而达到止痛的疗法。诸如脾胃气虚者，治以补脾益胃；脾胃虚寒者，治以温中祛寒；胃阴不足者，治以养阴益胃等，均属补虚法。但需注意补中寓行，以使补而不滞。

3. 补虚泻实　用于胃痛虚实夹杂证。由于慢性胃痛的病理特点多为虚实夹杂，故补虚泻实是慢性胃痛的治疗特点。诸如脾胃气虚无力运行其气所致的中虚气滞证，治以补气疏理，调畅气机；脾虚胃弱，使谷食难化所致的中虚食滞证，治以补中助运，消食导滞；中气不足，无力推动血液运行的气虚血瘀证，治以益气化瘀，活血通络；脾胃虚寒，使水津失布所致的中虚痰湿证，治以温中散寒，燥湿化痰等，均属补虚泻实法。通过补虚泻实，使胃体得养，胃腑得畅而胃痛获愈。

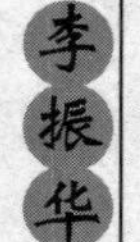

胃痛的治疗宜忌

1. 辛香理气，中病即止　对于肝胃气滞所致的胃痛首推辛香理气之品，是谓正治。然而用之不可过剂，应中病即止，因理气药多有化燥伤阴，损伤正气之弊。尤其对于年老体虚、素体阴虚、血虚及阳亢、火旺者，用之更须注意。如《丹溪

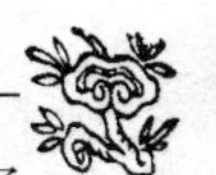

心法·破滞气六十九》云："滞气用青皮，勿多用，多用泻真气。"《证治汇补·气证·辛香暂用》曰："辛香之剂，但治初起，郁结之气，借此暂行开发，稍久气郁成热，便以辛凉折之，最忌香燥助火。"近代医家许寿仁亦云："阴虚之人，津液枯涸，阳气亢盛……切忌使用温燥药，以致伤津耗气。"指出了应用辛香行气药的注意事项及过用的流弊。

2. 苦寒泻热不可过剂 对于肝胃郁热或湿热之胃痛，常投苦寒泻热之品，因苦能燥湿，寒可清热，然不可久服，恐有苦寒伤胃或伤阴损阳之弊，故应适可而止。对脾虚产生之湿热，湿热去，则应及时健脾以治本。

3. 宜行补、通补，不可峻补、壅补 脾以健运为常，胃腑以通为贵，尤喜通利而恶壅滞，是其生理特性。因此，对于脾胃虚证，亦当注意运用行补、通补的原则，不可大剂峻补、壅补，药宜轻灵。在补药之中，酌加理气醒脾之品以调畅气机，使补而不壅，通而不峻，达到补不滞邪，通不伤正。在药物的剂量上当轻施为宜，宁可再剂，不可重剂。正如名医蒲辅周谓："中气虚馁，纯进甘温峻补，则壅滞气机，反而增加脾胃负担，甚则壅塞脾之运化，使胃腑更难通降。"况且，脾胃虚弱每致气滞、食积、痰湿、瘀血停留，若大剂壅补，则碍祛邪，故当补中寓行，轻剂收功，使中气渐强，运化得力，则正气渐复。

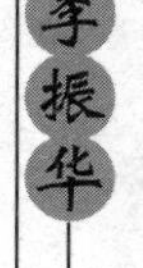

治胃痛扶中不忘调肝

脾胃与肝关系密切。脾胃得肝之疏泄，则纳运健旺，清

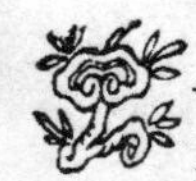

升浊降，而肝得脾胃所化生之气血以荣养，疏泄才能正常。因此，肝病常可犯及脾胃，而脾胃之病亦每累及于肝。脾胃气虚，气血化生不足，使肝体失养，则可影响肝之疏泄，以致土虚木郁，或由中虚，脾胃升降纳化失司，以致痰、湿、食、瘀等壅滞中焦，气机不畅，阻遏肝之条达，亦使土壅木郁。从临床所见，脾胃气虚，纳化、升降失司，往往与肝郁气滞相兼出现。肝郁气滞常在脾胃气虚的基础上产生，同时，肝郁气滞又可导致或加重脾胃气虚。所以治疗本证，扶中不忘调肝，实乃重要一环。治疗可以香砂六君子汤加西茴、乌药。一取走中焦，入脾胃以舒畅气机；二取入肝经，舒达肝气，使肝木不郁。此外，根据肝为刚脏，宜柔不宜刚的特点，疏肝之药不可过燥，常配以芍甘汤加乌药、郁金之类，以柔肝之体，缓肝之急，疏达肝气，且无伤阴之弊。通过疏肝达到益胃，则于胃痛的调治具有一定意义。此举验案一则如下：

杨某，男，43岁。于1982年11月21日来诊。

主诉：胃脘胀痛时作8年余。

病史：胃脘胀痛，每因情志不畅或劳累而诱发已8年余。曾服胃舒平、胃复安等药效果不显。1977年胃镜检查提示：慢性浅表性胃炎。近因郁怒而胃痛复作。现症见：胃痛连及两胁，时有嗳气，腹中窜痛，食少纳呆，嘈杂泛酸，身困乏力，大便溏薄，舌质胖淡，苔薄白，脉弦细。

诊断：中医：胃脘痛；西医：慢性浅表性胃炎。

辨证：中气不足，土虚木郁，胃气不畅，气滞作痛。

处方：香砂六君子汤加减：党参12g，白术10g，茯苓10g，旱半夏8g，木香10g，砂仁8g，陈皮8g，白芍10g，川楝子10g，香附10g，青皮10g，枳壳10g，吴茱萸5g，黄连6g，炙甘草3g。

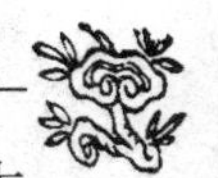

服药10剂，胀痛减轻，纳谷知味。服药20剂，胀痛大减，已不泛酸，大便正常，以后则以本方为主，稍作增减。两个月后诸症基本消失。但患者由于家事烦扰，情志不畅，病情不易稳定。嘱其调摄情志，戒忧戒怒，原方继服而愈。

谈消化性溃疡合并出血或梗阻的治疗

1. 溃疡导致大出血的病理一般有两个方面：

（1）呕血不止、面色红紫、恶心口干、心烦面赤、胃脘疼痛、舌苔黄而质红、脉象弦数者，证系肝郁化火，横逆于胃，肝胃郁热，气血壅滞，热邪逼血妄行而出血。治宜泻火平肝止血。方用自拟“三黄止血汤”：黄芩9g，黄连6g，大黄9g，代赭石30g，白及、黑地榆、黑柏叶各12g，水煎服。

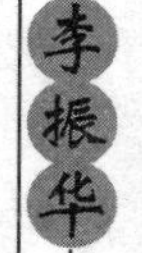

（2）呕血较多，或黑便持续，胃脘胀满隐痛，神疲气短，面白唇淡，语言无力，舌苔白而质淡，脉象虚弱或见芤脉者，证系脾胃虚寒。气虚则血行不畅，寒凝则血瘀而出血。治宜补气统血止血，方用自拟“温中止血汤”：黄芪30g，党参21g，白术9g，茯苓15g，炮姜炭6g，黑地榆12g，田三七3g（分两次冲服），炙甘草9g，水煎服。

如大量出血、持续不止，或曾多次大量出血、相隔不久以及出血量不多但反复出血者，宜用中西医结合或采取镜下治疗，必要时行外科手术等疗法。

在出血期间，患者应绝对卧床休息，注意保暖，注意测量血压、脉搏，严密观察病情。大量出血要禁止饮食。如少量出血可给予少量流质饮食。

2. 幽门梗阻一般也有两个方面：

（1）腹胀嗳气、食后即吐，或朝食暮吐，吐出物多为宿食，且有食臭味，食欲减退，舌苔薄腻而质淡红、脉象弦者，证系脾虚肝乘、肝气上逆，致水谷不得运化、胃失和降、食物郁积于胃、随肝气上逆而吐出。治宜健脾疏肝降逆，方用自拟“和中降逆汤”：党参、白术各9g，茯苓15g，陈皮、旱半夏、香附各9g，砂仁6g，西茴9g，吴茱萸6g，丁香5g，代赭石21g，柿蒂12g，甘草3g，水煎服。

（2）症见泛吐清水及食物，胃部有凉感，四肢欠温，舌质淡而苔白，脉细无力者，证系脾胃阳虚较甚，肝气上逆，胃失和降而呕吐。上方可去代赭石，加干姜9g，甚至加制附子9～15g等温阳药物。

本证可配合针灸、按摩等法治疗。针刺足三里、中脘、脾俞、胃俞。

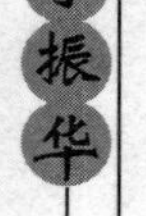

如经治无效，持续呕吐食物，多为溃疡引起的瘢痕性幽门梗阻。可中西医结合进一步检查，必要时可采取外科手术疗法。

何谓“胃缓”

胃缓是以脘腹痞满坠胀，嗳气不舒，胃脘疼痛，胃肠间辘辘有声，平卧则减轻为特点的疾病，与西医的胃下垂颇为相似。多由饮食失节，劳倦过度或七情内伤，损伤脾胃而致升降失常，中气下陷而发为本病。

本病治疗宜健脾和胃，升阳举陷为主。用药时应考虑到

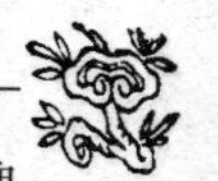

脾胃升降之特点，脾宜升则健，但升阳举陷必须在益气健脾的基础上，否则为无源之水；健脾益气勿过于呆滞，以防阻碍脾胃之转输。另外，还需根据食积、痰饮、湿热、血瘀之不同，佐以消积、化饮、开泄及活血之法治之则效更佳。

痞满治验

痞满的致病因素主要是饮食所伤和情志失调，导致肝胃不和，胃失和降，脾失健运，久之脾虚胃弱，健运失职，气机不利，胃部痞满。其病位在胃，发病过程与肝脾密切相关。脾虚肝郁为病发之本，饮食或外邪伤中，常为发病之标。肝郁气滞，随着机体素质的强弱，阴阳的盛衰，病程的长短以及用药情况，气郁可化热伤阴而出现脾胃阴虚证；亦可不经化热而成脾胃气虚甚至阳虚证。所以临床上脾胃阴虚和脾胃气虚（包括脾胃阳虚）可作为辨证的内在病理依据，也是临床认证的两大证型。由于本病病位在胃，易伤中焦之气，因而脾胃气虚证多于脾胃阴虚证。此外，肝郁气滞在两证中均可出现偏于气滞，或气滞血瘀，或气虚血瘀，或痰湿较盛，或气虚化热短时出现热盛伤津等兼证，在辨证中均须注意。本病的治疗，在脾虚肝郁为发病之本这一基础上，分清脾胃气（阳）虚证和胃阴虚证。脾胃气（阳）虚者，宗东垣之说甘温以补之；胃阴虚者遵天士之论甘凉润养之。但两证均须强调疏肝理气，注意兼证，务使脾土敦厚，胃气和降，肝气条达，则痞满自愈。临证以自拟加味香砂六君子汤和沙参益胃汤为基本方，随证加减，疗效颇为满意。

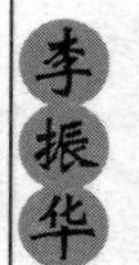

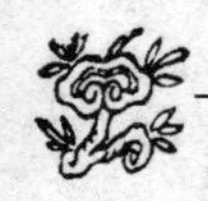

病例

王某，男，54 岁。于 1987 年 4 月 3 日就诊。

主诉：反复胃满腹胀 10 余年。

病史：10 年前因情志不畅出现胃满腹胀，以后常因饮食失宜或情志不畅症状加重。1986 年 4 月经纤维胃镜检查及病检：胃黏膜萎缩性胃炎伴轻度肠上皮化生，诊断为萎缩性胃炎。几年来经常出现胃满腹胀，时轻时重，喜温喜按，饮食减少，食后胀满，下午及夜间尤甚，大便溏，日行 1～2 次，四肢倦怠乏力。

检查：形体消瘦，面色无华，精神倦怠，皮肤干燥，舌质淡，苔薄白，舌体胖大，边有齿痕，脉弦细无力。

诊断：痞满（脾胃气虚兼肝郁）。

治法：温中健脾，疏肝解郁。

处方：加味香砂六君子汤：党参 12g，白术 10g，茯苓 10g，陈皮 10g，旱半夏 10g，香附 12g，砂仁 8g，厚朴 10g，乌药 10g，丁香 5g，干姜 10g，山楂 15g，神曲 12g，麦芽 12g，甘草 3g，水煎服。

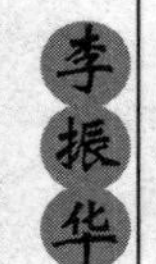

5 月 5 日二诊：服上药 25 剂，胃满腹胀减轻，饮食增加，精神好转，大便正常，脉象细弦，舌质淡红，舌体肥大。上方去丁香，加川芎 8g，党参改为 15g，继服。

7 月 15 日三诊：上方又服 40 余剂，饮食正常，诸症消失，体重增加 2kg，纤维胃镜及胃黏膜病理活检：胃黏膜呈轻度浅表性炎症。

泄泻的治疗宜忌

泄泻的治疗宜忌要注意以下两个方面：

1. 权衡治病，治泻之主从 《素问·标本病传论》云："先病而后泄者治其本，先泄而后生他病者治其本。"意即因先患他病而致泄泻者，当以治疗原发病为先，病愈泻自止。因泄泻而致其他病证者，当以治疗泄泻为要，泻止病自复。强调了辨证求因和治病求本的重要性，以免见泻治泻之弊。

2. 用药四不宜 据《证治汇补·泄泻》提出四个"不可"的原则："补虚不可纯用甘温，太甘则生湿；清热不可纯用苦寒，太苦则伤脾；兜涩不可太早，恐留滞余邪；淡渗不可太多，恐津枯阳陷。"对老、幼、孕妇患者或素体虚弱者，尤当注意。

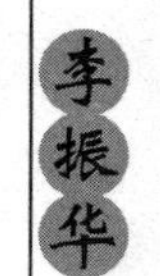

泄泻的辨治

泄泻之病，主要责之内伤饮食、情志，或外感寒湿、湿热之邪，导致脾胃损伤，纳运、升降失常，清浊不分而成泄泻。在辨证上除分清表、里、虚、实、寒、热外，暴泻多实多热，但亦注意脾胃之虚；久泻脾胃虽多虚多寒，但易虚中夹实。泄泻本在脾胃，但久泻易波及它脏，如脾虚及肺，上不制下，中气下陷；脾虚肝乘；脾肾阳虚等。

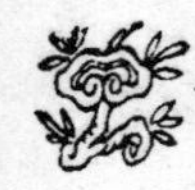

在治疗方面，暴泻宜祛邪导滞为主，但应加健脾和胃之品以固其本，防止传为慢性泄泻，或反复发作。久泻本虚，在益气健脾，温中收涩的同时，需增加导滞和胃之品，以防虚不受补，或邪恋不愈。此为临床常见之病机和治法，如见其他病机，可随证治之。

在方药运用方面，暴泻要注意表里，如外感湿热，表里俱热者，宜用葛根芩连汤为主方，如夹暑湿，可与香薷饮化裁应用。如外感寒湿，土德不及，恶寒发热泄泻者，宜用柴苓汤为主方，如伤胃呕吐，可与藿香正气散化裁应用。内伤饮食泄泻而无表证者多见，每以胃苓汤去苍术加香附、砂仁、白芍、吴茱萸、焦山楂、薏苡仁、生姜、大枣以健脾利湿，祛邪导滞而收效，滞祛脾健，暴泄者可根治而不反复。如舌苔黄腻，大便色黄，肛门灼热，内有湿热者，可去吴茱萸，加木香、黄连。如久泄脾胃虚弱，泄泻反复发作，可去吴茱萸、焦山楂，加党参、煨肉蔻、诃子肉等益气收涩之品，但香附、砂仁、陈皮、厚朴等行气导滞之药仍需酌予保留。如久泻气虚下陷，脱肛下坠者，宜用补中益气汤加诃子肉、煨肉蔻、薏苡仁、赤石脂等收涩固脱之品。如脾肾阳虚，出现五更泻，或久泻形寒肢冷，四肢欠温者，每以五苓散配四神丸加砂仁、白芍、诃子肉、薏苡仁、赤石脂等收效。本证如大便有白色黏液者，注意用干姜，肢寒者用制附子；本证如大肠湿热，大便有脓血者，注意用木香、黄连、黑地榆。

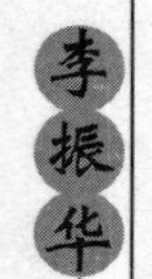

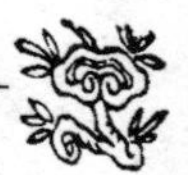

痢疾的分型论治

痢疾的病理多为湿热疫毒侵入肠胃，气血阻滞，大肠传导失司。以湿热为主者为湿热痢；热毒过盛，热入清窍，或热极生风者为疫毒痢；久痢不止，湿邪寒化，导致脾肾阳虚者为虚寒痢。此三种不同的病理较常见，也是临床辨证分型的依据。

1. 湿热痢 治以清热利湿，调气行血。方用自拟芍苓汤：当归9g，白芍15 g，白术9g，茯苓15g，猪苓9g，泽泻9g，桂枝5g，广木香6g，黄连6g，黄芩9g，焦山楂15g，香附9g，黑地榆12g，甘草3g。本证初起如有发热、恶寒、头痛等表证者，上方可加柴胡9g、葛根15g，即成加味柴苓汤。如炎暑之季，痢疾初起，高热不恶寒，自汗出，口渴，小便赤，表里热盛者，方用加味葛根芩连汤：葛根12g，黄芩9g，黄连9g，广木香6g，滑石18g，焦山楂15g，甘草3g。如热退后，仍按上方加减调治。噤口痢为湿热痢中较重者，治宜和胃降浊、清热利湿法，方用加减开噤散：陈皮9g，旱半夏9g，茯苓15g，节菖蒲9g，冬瓜子30g，荷叶30g，大黄9g，黄连9g，粳米30g。如出现呃逆并呕吐不能进食者，系胃阴大伤，胃气将败，为噤口痢危候。可用益气养阴化浊法，方用自拟加减益气养胃汤：人参6g，石斛30g，麦冬15g，陈皮12g，旱半夏9g，荷叶30g，柿蒂12g，代赭石30g。

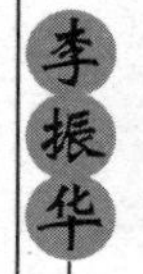

2. 疫毒痢 治以清热解毒，透窍熄风。方用黄连解毒汤和白头翁汤化裁：黄连、黄柏、黄芩各9g，白头翁12g，秦

皮9g，金银花30g，牡丹皮12g，玄参15g，赤芍12g，栀子9g。如热入清窍、引动肝风，症见神昏、谵语、抽搐，可配服安宫牛黄丸或紫雪丹以透窍熄风。

3. 虚寒痢 治以温中健脾，收涩固脱。方用自拟温中止痢汤：党参15g，白术9g，茯苓15g，干姜9g，肉桂6g，诃子肉9g，炙米壳9g，赤石脂30g，当归9g，白芍15g，炙甘草6g。如形寒畏冷，四肢欠温，可加制附子12g，以增强温肾之力。如久痢不止，中气下陷，导致脱肛者，可用加味补中益气汤，益气健脾，升阳固脱：黄芪30g，党参15g，白术9g，当归9g，柴胡6g，升麻6g，陈皮9g，赤石脂30g，五倍子9g，诃子肉12g，炙甘草9g。

休息痢在病理上主要为脾阳虚弱，正虚邪恋，每遇饮食不当等诱因，或夏秋之际，以致湿邪加重，阻滞气机化热，湿热壅塞，大肠传导失常而发病。在治疗上则需扶正祛邪，宜用补气健脾，燥湿清热法。方用加味香砂六君子汤：党参12g，白术9g，茯苓15g，陈皮9g，旱半夏9g，广木香6g，砂仁6g，白头翁12g，甘草6g。

健脾舒肝兼以通利治腹痛

孟某，男，68岁。于1992年3月24日初诊。患者病起饮食不节，腹部胀痛经常发作达3个月之久，曾按“胃肠痉挛”治疗，肌注阿托品、654－2，效果不甚明显，腹透、B超等检查未发现明显异常。就诊时症见：腹部胀痛，拒按，胸闷，气短，厌食，呕恶，得矢气则舒，大便3日未行，舌

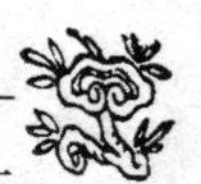

质淡红、体胖大，苔黄腻，脉弦滑。证属脾胃不和，食滞不化。治以和胃，消食，导滞。处方：白术10g，茯苓15g，陈皮10g，旱半夏10g，广木香6g，白蔻仁8g，厚朴10g，枳实8g，元胡10g，乌药10g，山楂12g，麦芽15g，大黄5g，竹茹10g，甘草3g。服药1剂，泻下秽臭大便、量多，腹部胀痛大减，去大黄、枳实，加薏苡仁30g、佛手12g、枳壳10g，服药3剂，诸症皆除，故去佛手、薏苡仁，加党参10g，再进3剂，病获痊愈。

按：腹痛一证，古人多以“不通则痛”立论。本患者年近古稀，脾胃功能已弱，加之不节口腹，恣食过量，脾运不及，宿食停滞，而生腹痛，且疼痛拒按，证乃属实，故首剂在调和脾胃的基础上配以小承气，使邪食外出，腹痛则除。虽腹痛已去，考虑其年事已高，且舌体胖大，故加党参以健脾益气，增强其脾胃运化之功能，以善其后。

漫谈治疗肠痈

热毒内聚，瘀结于肠道所生的痈肿，称之“肠痈”，临床以发热恶寒、少腹肿痞、疼痛、拘急为特征，是最常见的外科急腹症。

肠痈由肠腑气滞血瘀，湿热内生所致。故治疗宜行气化瘀，清里泻热为总则。具体应用时，早期气滞重以行气为主，佐以活血化瘀，清里泻热；若热毒内盛，以通里泻热为主，促进糟粕的排泄，减少毒素的吸收。肠痈恢复期，由于大量使用清热行气，通里泻热之品，致使脾胃虚弱，故宜健脾和

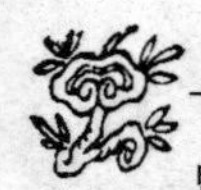

胃促进机体恢复。

由于肠痈属急腹症，病情急变化快，用药需注意以下几点：

1. 在肠痈治疗中，如大便不解，通里泻热药要早用。服药后，若能在4～6小时内连泻2～4次，患者腹痛大减，精神顿觉爽快，体温、血象也会相应随之而降，故治疗肠痈，关键在于通泻要早、要快，但克伐不可太过，一般服药第一天要泻净，以后每天1～2次，稀便即可。一般可用大黄牡丹皮汤。

2. 年老之人体质多差，各脏器生理功能减退，机体对外界刺激反应迟钝，对药物的耐受性降低，由于腹部肌肉松弛或过于肥厚，不仅难以触诊，且腹肌紧张表现不明显，因此要注重舌苔、脉象变化，结合发病时间演变、体温血象，综合分析，切不可以腹部压痛不明显、腹肌不紧张而忽视治疗，造成病情恶化甚至不良后果。在用药上，药量不可过大，可用成人量的2/3。通里攻下要适可而止，切勿太过，以免伤阴。

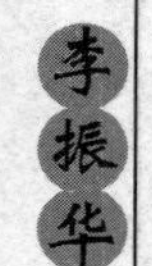

3. 幼儿由于发育不全，一般肠壁偏薄，极易穿孔，加重病情。故在诊断治疗方面，应十分小心，严密观察。尤其中药，小儿难以接受，要想方设法使小儿按要求服药，以保证满意疗效。

4. 对孕妇肠痈的治疗，慎用活血化瘀药物，如牡丹皮、赤芍、桃仁、红花等；对有习惯性流产的肠痈患者，要忌用泻下药，如大黄、芒硝等品。确需使用时，亦应遵循《内经》“妇人重身毒之何如？曰：有故无殒，亦无殒也”的原则，谨慎用药，中病即止。

5. 肠痈常见病机是湿热蕴结，气血瘀滞。临床以右下腹

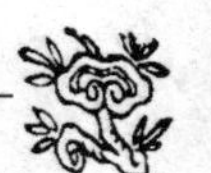

疼痛，按之反跳疼痛明显，恶心呕吐，发热等为主症。余自拟“清热散痈汤”每获良效。连翘 12g，金银花 24g，公英 30g，枳壳 10g，青皮 10g，元胡 10g，牡丹皮 12g，赤芍 15g，大黄 10g，木香 8g，日 2 剂，6 小时服 1 次。外敷法：大青盐 1500g，将一半放铁锅内炒极热，装布袋内，放右下腹，下垫毛巾，以能忍受为度，与另一半盐轮流热敷，每次半小时，2～3小时可止痛。

疏肝利胆汤治慢性胆囊炎

肝胆气滞是慢性胆囊炎的常见发病机制，且多兼有中焦湿热。临床多表现为右胁下隐痛，胃脘胀满，嗳气则舒，胸闷气短，反复发作，口干口苦，食欲减退，厌油腻，心烦易怒。舌苔薄腻微黄、质边红，脉弦等。

治宜疏肝理气，清热利胆。李老拟疏肝利胆汤治疗，药用当归 9g，白芍 12g，白术 9g，茯苓 15g，柴胡、黄芩、香附各 9g，郁金、川楝子各 12g，胆草 9g，茵陈 15g，牡丹皮、莪术各 9g，甘草 3g。

方中当归、白芍、柴胡、香附、郁金、川楝子疏肝理气；胆草、茵陈、黄芩苦寒燥湿清热；配白术、茯苓以增强脾之健运，使除湿务尽；当归、白芍配牡丹皮、莪术行气活血。气血通畅，湿祛热清，则疾患可愈。

如症见右胁下持续刺痛、固定不移、舌质暗红、脉象弦涩者，证系血瘀，上方可去胆草、黄芩，以免过寒血行不畅，再加元胡、五灵脂各 9g 以增活血化瘀之力。

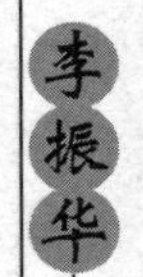

谈黄疸的治疗

黄疸病的治疗，贵在辨清病机。黄疸始发，以湿邪为患，即《金匮要略·黄疸病脉证并治》说："黄家所得，从湿得之。"湿虽为有形之阴邪，但可随着患者年龄体质之强弱，脾阳之盛衰，用药之过热过寒，病程长短等，湿阻气机而热化或寒化，此即谓阳黄或阴黄证。阳黄热盛化火，火热极盛为之毒，热毒内盛，可出现急黄。阳黄除急黄外，一般需辨清热重于湿或湿重于热，如热重于湿，当以苦寒的茵陈蒿汤治之，而湿重于热，湿为阴邪，"祛湿当以温药和之"。故从热重于湿所用的茵陈蒿汤的全部苦寒药，改加温性药，仅有苦温的白术药力还不够，关键在于有辛温的桂枝以通阳，助膀胱之气化而达到利湿，同时佐以茯苓、猪苓、泽泻淡渗利湿。阳黄一个热重一个湿重，虽同用苦寒燥湿、利胆退黄的茵陈，但调整机体，改变病理的主药有原则性的区别，这是临床治疗阳黄必须严格掌握的。此外在用药上宜注意以下问题：

1. 阳黄热重于湿，用药虽以清热为主，但苦寒药不能过量，过则寒伤脾阳，形成热去湿重，腹胀加重，转为湿重于热，甚者转为阴黄。湿重于热证，茵陈等苦寒药更不宜过重，以防转为阴黄，缠绵难愈，甚至转为鼓胀。

2. 治黄疸病应加疏肝理气之药。盖气行则湿行，湿行则热无所存。但阳黄尤其热重证，理气药多香燥，不宜多用。

3. 黄疸之病机主要在湿。脾虚多生湿，故治黄疸，始终

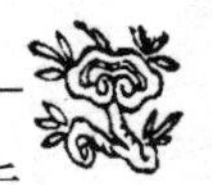

要注意健脾以根除湿邪。阳黄热重证用苦寒药，当热清之后要注意健脾。

4. 黄疸病湿阻气机，易气滞血瘀，所以治疗中应注意活血化瘀药的应用。

5. 阴黄证应以茵陈术附汤为主。

6. 急黄证应以犀角散为主，随证加减。如见神志不清，可配用安宫牛黄丸。

7. 黄疸病应早治疗，如张仲景说："黄疸当以十八日为期，治之十日以上者瘥，反剧者为难治。"

论治积聚

聚证多由情志因素伤及于肝，使其疏泄功能失常，气结不行或气结逆乱所致，治疗当以疏之、散之，使肝气疏畅条达，而气行则已。《素问·六元正纪大论》云："木郁达之。"《素问·藏气法时》说："肝欲散，急食辛以散之。"治疗当以辛散之品，如柴胡、薄荷、香附、青皮、郁金之类，疏解肝郁。肝气横逆，则应缓之、和之，使肝气和畅，气平则已。《素问·藏气法时》又云："肝苦急，急食甘以缓之。""……用辛补之，酸泻之。"治疗除用调气药物外，还应选入酸、甘之味，如白芍、当归、甘草之类，以缓肝之急，柔肝之体，使之疏泄不致过极，这在临床中尤须注意。

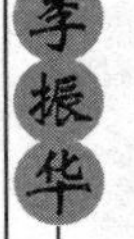

积证初期，病邪初起，正气尚强，故应着重于攻，以理气活血，通络消积为治则，但不可攻伐无度，积消后选用六君子之类，以善其后。积证中期气结血瘀，正气渐虚。故治疗上活血化瘀虽当首用，而扶正健脾亦当重视。否则，徒以大剂猛剂专攻其积，则益损正气，使积反愈甚，以致转向末期，而终属难治。同时，积至中期，非一朝一夕所致，所以在运用攻邪破积药时，切应注意法度，“攻”“补”贵在适宜，不可急于求成。积证末期，邪盛正衰，脾气虚损，精血亏耗，治疗时，不仅要看到邪实，更须着眼于正虚。诚然有形之积，非攻不去，而妄行攻伐，则正气愈虚，血瘀更甚，又复加重其积。所以，本证首当补虚扶正，而配以祛邪消积，取“强主可助逐寇”之意。至于临证是攻补兼施，或是先补后攻，或先攻后补，当视具体情况而定。明·李中梓于《医宗必读·积聚》提出：“补中数日，然后攻伐，不问积去多少，又与补中，待其神壮，则复攻之，屡攻屡补，以平为期。”《医彻·积聚》云：“察其脏腑之阴阳……气血之多寡，新久之浅深，元气之厚薄，或十攻而一补，或半攻而半补，或十补而勿一攻，握一定之算，然后能取决必胜也。”总之，或攻，或补，必量人之虚弱、强盛而施之可也。另外，对于病人末期的患者，尤当注意饮食情况，若饮食量少则首当调理脾胃，选用适当的药物以开胃进食，使中气振，气血生化有源，正气强盛，则有助于攻邪。正如《医学心悟·积聚》曰：“必先补其虚，理其脾，增其饮食，然后用药攻其积，斯为善治。”

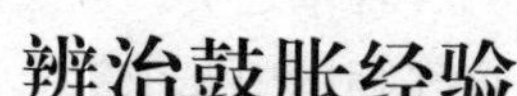

辨治鼓胀经验

鼓胀主要由情志不遂、饮食不节、血吸虫感染或其他疾

病传变而来。

情志不遂，伤肝日久，必致肝郁。肝郁日久，横乘脾土，脾失健运，水湿内停。水湿阻滞气机，肝郁更甚，一方面致血瘀；一方面可致脾气更虚，水湿更盛。脾虚日久，可致肾脏亦虚。肾阴虚肝失所养，肝气愈旺，更耗肾阴，阴虚及阳，肾失气化，关门开合不利，即可形成气滞血瘀，水湿内停出现腹水。简称“木郁克土”。

若饮食不节，嗜酒肥甘，脾阳受损，水湿壅滞，湿阻气机则肝郁。肝郁日久则血瘀，脾更虚，脾虚湿盛，由脾及肾，出现水液施泄无力，小便不利，形成气滞，血瘀，水停出现腹水。简称“土壅木郁”。

鼓胀病不论何种病因或它病转化而成，最终殊途同归，均导致肝、脾、肾三脏彼此功能失调，形成气滞、血瘀、水停。

鼓胀初期，多属肝郁气滞，脾失健运，水湿停滞的气滞湿阻证。治宜疏肝健脾，行气利水，方用逍遥散加减即可。

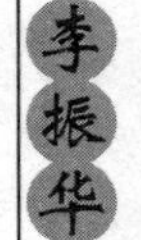

水湿阻滞气机可随脾阳盛衰、年龄体质、用药过于寒热等因而转化为寒湿困脾或湿热蕴结证。如湿从寒化，为寒湿困脾证。治宜温中健脾，行气利水。方用胃苓汤合实脾饮化裁。若腹水日增，面色白，四肢不温，形寒畏冷，便溏溺清，脾虚及肾，证属脾肾阳虚。治宜健脾温肾，通阳利水。肾阳虚用济生肾气丸合五苓散加减，脾阳虚用附子理中丸合五苓散加减治之。如湿阻气机，郁而化热成湿热蕴结证，治宜健脾行气，清热利水。方用加减茵陈五苓散。由于湿为阴邪，热为阳邪。治热当用苦寒，过则损伤脾阳，祛湿当以温药和之，但温药又能助长热邪，本证湿热交错，阴阳互结，临床较为难治。如肝郁脾虚日久，气滞血瘀可形成肝脾血瘀证。

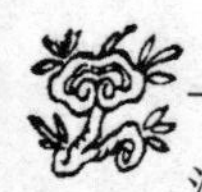

治宜疏肝健脾，活血化瘀。方用自拟疏肝活瘀汤。若患者素体阴虚，或肝郁化热，耗伤肾阴，可出现舌红，少津，脉弦细数的肝肾阴虚证。治宜滋阴清热，疏肝利水。方用自拟加减滋水清肝饮。本证寒热虚实交错，病机复杂，健脾通阳利水易伤阴助热，滋阴清热易加重腹水，补虚易助实，泄实易伤虚，治多不易。

上述各证，临床多不单独出现，往往合而为病。治宜认真分析，全面权衡。

鼓胀气滞湿阻证，多为初次腹水，由于患者正气未衰，预后多属良好；若湿从寒化，寒湿困脾证，由于寒湿皆属阴，治疗当用温药通阳利水祛邪与扶正并用，预后多属良好。若脾肾阳虚，患者反复腹水，腹大如鼓，四肢消瘦，大肉已脱，正气衰败，预后多不良。湿热蕴结证常与肝脾血瘀证结合，晚期会出现肝昏迷或食道胃静脉曲张大出血，预后不良；肝肾阴虚，患者后期常因内热不解，热入清窍而致肝昏迷。

肝昏迷有热入清窍和痰蒙清窍之分：热入清窍者昏迷前多有失眠烦躁不安，宜安宫牛黄丸治之；痰蒙清窍者，昏迷前往往出现嗜睡转入昏迷，宜用苏合香丸治之。

内伤发热的治疗宜忌

临床上，内伤发热多表现为低热，但有的可以是高热，部分患者仅自觉发热或五心烦热，而体温并不升高。本病一般起病缓慢，病程较长。治疗时应注意以下两点：

1. 内伤发热禁用汗法，慎用苦寒，以免“虚虚实实”。

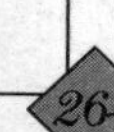

内伤发热病情日久，往往阴阳气血已伤，如果采用辛散之剂，势必化燥伤阴，辛散发汗之后，使阴血更虚，阴虚则火更旺，而使发热更甚。苦寒之剂，容易损伤脾阳，使气血生化之源受到影响而使病情更重。

2. 内伤发热，脾胃已弱，补益太过，则虚不受补；滋阴太过，又碍脾胃，故用药剂量宜轻。诚如蒲辅周所说：“治疗内伤发热宁可再剂，勿用重剂，用之欲速则不达，反伤中气，宜服服停停，以保脾胃”。

治流行性脑脊髓膜炎临床所得

流行性脑脊髓膜炎为急性传染病，病情发展迅速，应早发现早治疗。若失于及时治疗，病理则由卫分气分转入营血，此时较难治疗，且易出现呼吸或循环衰竭而致死亡。所以在辨证治疗时，根据临床观察，掌握以下几点：

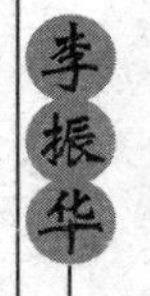

1. 辨证时不可拘泥于时间，要随证用药。原则上病在卫分可用辛凉轻剂以清热解表；病在气分可用辛凉重剂以清热解毒；病入营血可用清热凉血熄风透窍。同时根据出现的不同症状，还需注意随症加减用药。

2. 本病除用药物治疗外，并可根据症状配合针灸。

3. 本病初期有类似风寒感冒症状。但风寒感冒系感受寒邪，病理为损阳伤正。在这两种截然相反的病理情况下，本病初期需与风寒感冒在症状上严格区别。同时在治疗上要严格忌用治风寒感冒之方药，如辛温解表发汗等，以免汗出伤阴，热盛于内，热邪很快转入营血出现危候。在防治本病时，

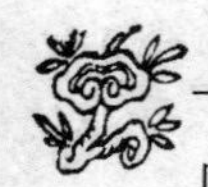

见到有的患儿家长将本病误为风寒感冒，给以发汗解表药，多数汗出后即转入昏迷抽搐。

4. 病邪入于血分，如症见四肢厥冷，体温下降，口唇干燥有血痂，舌苔黄燥，昏迷抽搐，脉象数或促，证系热厥。即热深厥亦深。切勿作为寒厥而误用四逆汤等大辛大温之药以助阳。需重用清热凉血、熄风透窍之品，导热外散，以透营转气，如化斑汤合安宫牛黄丸、紫雪丹等。如体温逐渐上升、四肢转温、神智渐苏省，病情系为好转。如四肢厥冷、自汗出、体温下降、面色苍白、口唇白、血压下降、脉微欲绝，证系亡阳欲脱之危候，宜急服生脉散，独参汤并配合中西医抢救。待脱象解除后，再予以辨证施治。

5. 所用方剂中凡有生石膏需先煎20分钟左右再纳诸药，以使生石膏溶解于水。所用方中药量应注重成人、儿童有别。所用方剂的药物水煎成后徐徐热服，即凉药热服，以免刺激胃而呕吐或腹痛。

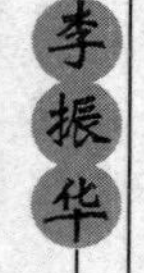

论加减小青龙汤治疗风寒型支气管哮喘

支气管哮喘系肺有宿饮，风寒客表，水饮内停，肺气不宣，气机壅遏而发。而加减小青龙汤具有温肺宣肺，散寒降逆的作用。适用于肺有寒饮，复感风寒的表里俱寒证。方中麻黄有发汗散寒、宣肺平喘行水之功，是本方之主药；小青龙汤原有桂枝，系助麻黄以解表，又能温阳化气，行水涤饮，但本证多系慢性反复发作，肺卫气虚，本虚标实，恐麻、桂

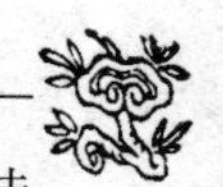

并用发汗解表力过强，汗多损阳伤阴，肺气更虚，故删去桂枝（如肺气较壮，表寒重者仍可用之）；干姜，能温脾肺之寒，温脾通阳，则脾能散精上归于肺，温肺则能通调水道，下输膀胱，水液在体内正常运行，不能停蓄为患，则肺之顽痰宿饮即可根治，一药关乎二脏功能之恢复，故为解决脾为生痰之源，肺为贮痰之器的要药；细辛，辛温而散，既可助麻黄以散寒平喘，又可控制五味子酸敛之性碍于发散表邪，二药并用，一散一收，相互制约，共达止咳平喘的作用。杏仁、苏子、桔梗、炙桑白皮、炙款冬花宣通肺气，祛痰止嗽；陈皮、旱半夏、茯苓、甘草为“二陈汤”，有健脾燥湿、祛痰降逆的作用。本方温肺平喘可散表里之寒，祛邪固正以祛邪为主，故适用于风寒型支气管哮喘。

谈慢性鼻炎的治疗经验

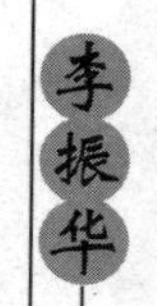

对于风寒遏肺、鼻息不畅引起的慢性鼻炎我常用加味苍耳子散。本方具有祛风散寒，宣肺通窍的作用，水不化气，上方可加黄芪 20g、薏苡仁 30g、茯苓 15g。如有恶风畏寒等症状者，可加桂枝 6g 以通阳行水。

如早晨或有时鼻流黄色黏液、额部时痛者，系风寒郁而化热之象。上方可加连翘 12g、金银花 15g。如黄涕多者，并加生石膏 15g 和泻白散以增强清肺的作用。

外用药：麝香 0.3g，辛夷 1.2g，共研细粉，装瓶密闭备用。每次取如绿豆大一小团，用药棉包药成棉球塞鼻。每次 30 分钟，每日早晚各 1 次。如两鼻腔均不通气者，可交替

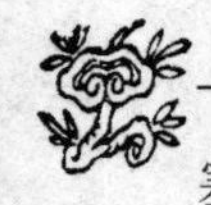

塞药。

本方具有祛风开窍，活血通络的作用。对一般急、慢性鼻炎，副鼻窦炎，额窦炎，过敏性鼻炎等均有一定效果。

治水肿可用补益之剂

素体脾胃虚弱，不能化气生血，充养脏腑，或久病后、产后而致气血两亏，脏腑失养，水液代谢的功能紊乱发为水肿者，临床常表现为精神不振，纳少体倦，头晕心悸，气短，晨起头面肿甚，动则下肢肿甚。治宜益气补血，健脾运湿。方用归脾汤加减。方中人参、黄芪、白术、炙甘草补益中气；当归、龙眼肉、远志养心血，安心神；茯苓、泽泻甘淡，健脾渗湿利水；少佐木香，理气醒脾，以防众多补剂之滞。诸药相合，共奏益气养心，健脾运湿之功。如水肿较甚者，加猪苓、车前子利水消肿。气血两亏浮肿，治疗以大补气血为主，不可多用通利之品。《医学正传》云："产后浮肿，必大补气血，少佐以苍术、茯苓使水自降，大剂白术补脾，壅满者，用半夏、陈皮、香附监之"。《类证治裁》云："病后虚肿，及产后面浮足肿者，补元气，六君子汤、归脾丸"。可见若为虚证之水肿可以补益之剂。如是急、慢性肾炎，则应辨证论治。

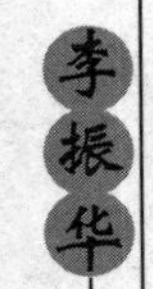

谈肾炎的巩固治疗

急性肾炎，发病在于肺、脾。病理属实，属热。当水肿消失，需服益气健脾之类药物以资调理而巩固疗效，防止转为慢性肾炎。慢性肾炎，发病在于脾、肾。病理多虚、多寒。水肿虽然消退，脾肾阳虚，往往一时难复。脾虚则气血生化乏源，肾虚则不能固摄，精微下渗（蛋白）随尿排出，日久五脏俱损，甚至阳虚阴逆，湿浊内停，出现阴阳闭绝之危证（尿毒症）。因此，慢性肾炎水肿消退后，仍必须坚持治疗，有方有守，重在培补脾肾，这对于治疗尿蛋白，改善肾功能将会起到根治的作用。如病情长期稳定，可易汤药为丸剂以便常服。如肺脾气虚者，可服归脾丸；脾阳虚者，可服理中丸或桂附理中丸；气血虚者，可服八珍丸或十全大补丸；肾阳虚者，可服金匮肾气丸；肾阴虚者，可服杞菊地黄丸；肾阴虚有轻度浮肿者，可服济生肾气丸。

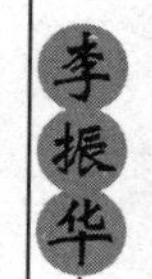

泌尿系结石论治

泌尿系结石包括肾、输尿管、膀胱和尿道内形成的结石。临床以血尿，或尿中夹有砂石，或排尿有时中断，腰部酸痛或突然发生肾绞痛等为主证。属于中医学“石淋”、“血淋”、“腰痛”等范围。

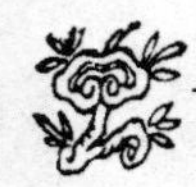

病机主要为湿热蕴结，伤津灼液，尿中杂质成为结石。结石日久，反复损伤血络，又可形成血瘀气滞。因此，治疗上当以清热利湿、活血排石为主，随症加减。方用清利排石汤：当归15g，赤芍15g，牡丹皮9g，川牛膝12g，金银花15g，蒲公英24g，川木通、防己、黄柏各9g，金钱草、石韦各30g，萹蓄24g，海金沙15g，滑石18g，甘草3g。

本方以当归、赤芍、牡丹皮行血化瘀；川牛膝引药下行；金银花、公英消肿清热；川木通、防己、黄柏、石韦、萹蓄苦寒燥湿清热；金钱草、海金沙利下焦水而治砂淋；滑石、甘草清热通淋。共奏清热利湿，活血排石的作用。如尿血，可加茅根30g、黑地榆12g；腰腹疼痛，可加乌药12g。

加味硝石矾石散：硝石15g，白矾9g，滑石27g，甘草6g。共研细粉，每服3g，早晚各1次。如服药后有恶心感觉者，可将药粉装入胶囊服用。

本方系在《金匮要略》“硝石矾石散”基础上演化而来。方中硝石苦寒无毒，治五淋，消积热，破积散坚，能化诸石，为本方的之主药；白矾酸寒无毒，通小便祛湿热；滑石、甘草，清热通淋。故本方有消石、排石、清热、利水的作用。和上方汤药可同时并用。

如肾或输尿管结石，经服上方结石下移至膀胱，同时下焦湿热已清，可改用益气健脾，通阳温肾法以增强膀胱气化功能，促使结石随尿排出体外。方用益气排石汤：黄芪30g，党参15g，白术9g，茯苓15g，桂枝6g，泽泻12g，生薏苡仁30g，巴戟天12g，菟丝子24g，海金沙15g，甘草3g。

方中黄芪、党参、白术、茯苓、甘草、泽泻、生薏苡仁益气健脾，淡渗利湿；桂枝配巴戟、菟丝子，温肾通阳，助膀胱气化而增强排尿功能；海金沙利水而治砂淋。故本方对

于结石下移膀胱者有促使排出的作用。

如结石直径较大，经较长时间服药效果不显著者，应采取手术治疗。

谈贫血的治疗经验

首先辩明贫血的原因，对于急、慢性出血，肠寄生虫，产后等因失血所致的贫血者，较易治疗。对于脾肾阳虚、气虚不能生血、精虚不能化血，生化乏源者，多属再生障碍性贫血，属难治之症，特别是阴虚难调。用中药，必须注意气与血、脾与胃、脾与肾、肾阴与肾阳等全面辨证关系。补无形之气，可生有形之血；但血虚亦可导致气虚，故养血补血，则应首先益气生血。益气补气，亦需注意养阴补血。既要注意孤阴不长，也要注意孤阳不生。对于脾肾阳虚，如脾不健运，胃失腐熟，食少腹胀，精微不化，首先应健脾助运，和胃进食，然后予以补益，或在补益药中注意健脾和胃，以增食欲。在补益精气以培根本时，首先分清肾虚系阴虚或阳虚为主。阴虚滋阴，亦需顾阳。阳虚则必须在补阴的基础上补阳，所谓有根之火方能巩固，达相互资生，阴阳互根。防止补阳伤阴，或补阴伤阳。同时在用滋阴补肾药物时，亦需防止药物过于滋腻壅滞，以免助湿伤脾。其次血虚易致外感，外感应先治标，但必须扶正顾本。阳虚者，宜益气顾阳祛邪。阴虚者，宜滋阴养血祛邪。防止祛邪而正愈虚。

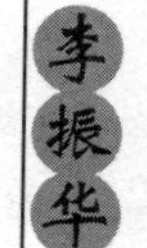

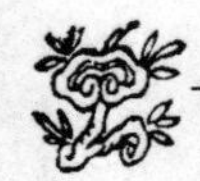

治肌衄三法

肌衄多由火热熏灼，阴虚火旺而致络脉损伤，血溢脉外，皮肤发斑，故治疗当以泻胃火，养胃阴为大法；而由素体脾虚或久病不愈，以致气血亏虚，气不摄血，血溢脉外者，治疗当以健脾益气摄血为大法。正如《景岳全书·血证》曰："凡治血证，须知其要。而血动之由，唯火唯气耳。故察火者，但察其有火无火；察气者，但察其气虚气实。知此四者，而得其所以，则治血之法无余义矣。"

1. 泻火 用于热盛迫血之实证，治以清热解毒，佐以凉血止血、化瘀消斑之法。

2. 养阴 用于阴虚火旺证，治以养阴清热，伍以凉血止血、化瘀消斑之品。

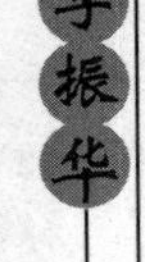

3. 健脾益气 用于脾虚气不摄血证，治以益气健脾，摄血为主，辅以止血消斑之药。

对于兼见两种证候者，如既有热盛，又有阴虚；或既有阴虚，又有气虚，应根据其侧重不同，两相兼顾治疗。

清消饮治肥胖病

肥胖病多以脾胃运化失常为本。多食肥甘，醇酒厚味，久卧久坐少动，损伤脾胃；或素体脾气亏虚，水湿不运，聚

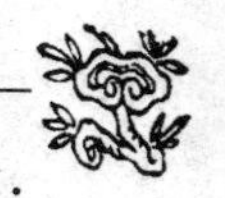

生痰浊，脂膏瘀积而成肥胖。临床上，李老常以清消饮治疗：荷叶 12g，泽泻 15g，茯苓 15g，草决明 15g，薏苡仁 15g，防己 15g，生白术 12g，陈皮 10g，黄芪 15g。

方中黄芪、白术健脾益气；茯苓健脾利湿；薏苡仁益脾而不滋腻。四药合用共具健脾渗湿之功效。更配泽泻利水渗湿而不伤阴，且白术伍泽泻乃《金匮要略》泽泻汤，亦可健脾利湿。防己行水，泻下焦湿热，善治水在皮中。荷叶利湿升发清阳，草决明能利水通便，二者合用一升一降，升清降浊，使湿去脾健，运化正常，寓补于渗利之中。若痰湿甚者加杏仁 10g，枇杷叶 10g；小便不利者加车前草 15g，猪苓 12g。

女科论治选粹

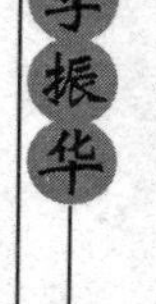

崩漏一病，虽为妇科疾患，但与脾胃有着密切关系。盖“女子以血为本”，而脾胃为气血生化之源，后天之本。脾又为统血之脏，其气主升，统摄血行，脾气旺则血能循常道而周流全身。若饮食失节，劳倦太过，或久病伤身，使脾胃虚损，中气不足，则血失统摄，气随血陷，冲任不固，而致崩漏。“急则治其标，缓则治其本”，“塞流、澄源、复旧”为治本病的基本原则。崩漏一病，急在暴失阴血。在暴崩之际，当益气健脾，养心安神以治本，塞流止血以治标；漏下不尽，更当益气健脾止血；血止后，宜澄源求因，复以调经固其本。

湿热下注是带下病的主要病因，诚如《傅青主女科》云：“夫带下俱是湿症”。而水湿的产生，可来自两个方面，一是脾肾功能失常，特别是脾虚失运所致内湿；一者是感受

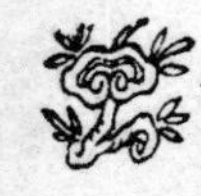

湿邪。湿邪又可内困脾阳，加重内湿。无论何种原因致脾失健运，皆可使水湿内停，流注下焦，损伤任带，任脉不固，带脉失约，而为带下。明代薛己在《薛氏医按》中说："妇人带下……凡此皆当壮脾胃、升阳气为主，佐以各经见证之药。"从治疗学角度进一步阐明了脾虚失运是带下病的主要病机。故治当健脾、升阳、除湿，而健脾除湿尤为重要。同时可针对肝郁、肾虚、湿郁化热等不同兼症，而伍用疏肝、益肾、清热等法。

妊娠后 6 ~ 12 周，出现头晕、恶心呕吐、厌食、恶闻食气，或食入即吐者，称为恶阻，又称"妊娠呕吐"。妊娠恶阻是因脾胃虚弱，冲气上逆而作，故治疗必以"平冲降逆，和胃止呕"为总则。但具体应用时，必须"谨守病机"，辨证施治。如肝郁有热者舒肝清热；痰湿盛者化痰除湿；湿热盛者清热利湿；脾胃虚弱者益气健脾；偏虚寒盛者湿中散寒；气阴两亏者益气养阴，安胎之法寓于各法之中。

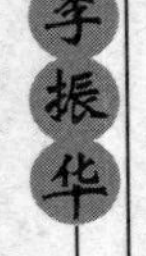

恶阻乃妇女妊娠期病证，用药要慎重，应注意以下几个方面：①由于本病乃冲任气盛上逆，故遣方选药时，忌用升散之品，如柴胡、升麻、黄芪之类应慎用，防其反助逆气加重。②在平冲降逆时，有损胎元的药物应慎用或禁用。重坠之品，如代赭石之类，若患者素有滑胎史者，要禁用，防伤正、堕胎元。③孕妇虽因痰湿而病，对化痰利湿药也要慎用或禁用，如滑石、旱半夏、薏苡仁、车前子之类，虽能利湿，但易伤胎。故治疗本病以治病与安胎并举为原则，病除胎自安。

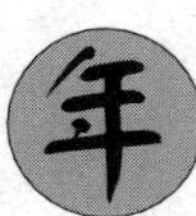
年

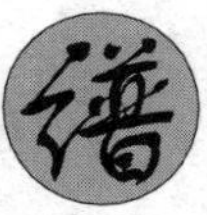
谱

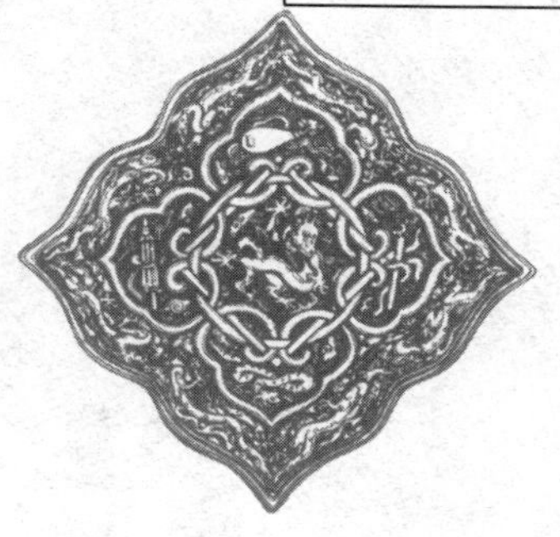

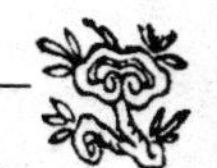

1924 年出生于河南省洛宁县。

1951～1952 年在洛宁县王范镇私人诊所工作。

1952～1953 年洛宁县王范镇中医联合诊所任所长。

1953～1955 年为洛宁县人民医院中医师。

1951～1955 年为洛宁县人民代表大会代表及该会常务委员会常委。

1955～1957 年在洛阳地区中医师进修班任教。同时任洛阳地、市西医学习中医教师时，被卫生部评为河南省唯一的中医甲等模范教师。

1958～1960 年在河南省卫生厅中医处工作。

1961～1964 年任河南中医学院第一附属医院副院长。

1975～1980 年任河南中医学院中医系副主任。1979 年，在北京参加中医代表会时，在西苑饭店李老和一少部分代表受到当时中央主席华国锋和中央其他领导同志的接见。1980 年河南省委有关部门邀请李老在“自学成才”座谈会上作了重点发言，会后河南电视台专为先生作了题为“成才之路”专题报道。

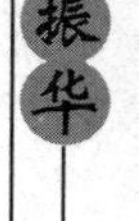

1981～1983 年任河南中医学院副院长。

1983～1987 年任河南中医学院院长。

1988 年被选为全国第七届人大代表。

1989～1991 年分别被评为河南省优秀科技工作者和河南省中医优秀科技工作者，并载入《河南省科技名人录》一书。

1991 年受到中共河南省委书记侯宗宾接见，并座谈河南中医工作。

1991 年被人事部、卫生部、中医药管理局评为全国首批 500 名著名老中医之一，并由两名主治医师作为李老的学术

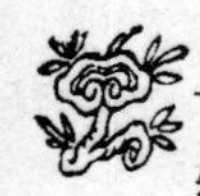

继承人。

1987～1995 年，分别被收入英国剑桥大学国际传记中心出版的《世界科技名人录》并列入中国科学委员会的中国科技名人。

1992 年被批准享受国务院特殊津贴。

1992 年 2 月 1 日《河南质量报》在采访先生医术方面后，报道了“正气存内，邪不能入——访中医学专家李振华教授”文章。

1994 年河南电视台“河南人”栏目，为表彰李老在中医药学上所取得的业绩，作了专题报道并播出。

1995 年 2 月 24 日《河南日报》报道了题为“著名中医学专家李振华——做人、救人、育人”的文章。

1999 年 11 月 15 日《河南科技报》为先生报道了题为“科研之星”的文章，简述了先生在医、教、研上的事业成就。

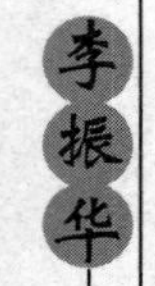

李老除兼任《河南中医》杂志主编外，还被省级以上多家杂志聘为顾问。在晚年，仍为中医的医、教、研而操劳，并不断得到有关媒体的赞扬。

由于声誉和荣誉较高，除了其正式职务工作外，还在社会上担任过很多兼职工作。如曾任中华医学会理事，中华中医药学会常务理事，中国中医药学会中医理论整理研究委员会副主任，河南省中医药学会副会长、名誉会长，卫生部高等医药院校统用教材编审委员会委员，中南五省中医学院八门中医教材编委会副主编，河南省科委科技成果评委会委员，河南省科学技术协会会员，河南省教委高级职称评委会委员，河南省中医药高级职称评委会副主任。

后 记

本书是在“十五”国家科技攻关计划“名老中医学术思想、经验传承研究（李振华学术思想及临证经验研究）”的科研工作基础上整理而成的。在“医家小传”中概括总结了李老幼时立志学医，在岐黄之路上的成长过程，多年来临证辨治特色和所取得的成就以及运用唯物辩证法观点教书育人的方法和科研成果等。“专病论治”部分收集整理了李老所留存的涵盖内、外、妇、儿科的46个病证的治疗验案及评析，反映了李老的辨治经验、临床用药特色。“诊余漫话”部分以医话形式包涵了李老丰富多彩的临证心得和实践经验，使读者能在推敲玩味之中获得裨益，对有一定临床基础的医务工作者更具参考价值。

通过整理李老的临床经验，并得到李老亲自点说，深感受益匪浅。在编写过程中，硕士研究生张薇、于鲲、杨晓庆、黄清等人亦参加了整理工作，为此深表感谢。由于时间紧迫，篇幅有限，本书不尽完美之处将在今后陆续出版的有关李老的专著中不断完善，以飨读者。

郭淑云

2008年5月

中国现代百名中医临床家丛书

（第一辑）

（按姓氏笔画排列）

王乐匋	王法德	方和谦
石景亮	史常永	危北海
刘嘉湘	许润三	张子维
李士懋	李寿彭	李振华
李乾构	邹燕勤	陆永昌
邵念方	郁仁存	周信有
周耀庭	段富津	洪广祥
贺普仁	班秀文	夏　翔
徐宜厚	徐景藩	郭子光
郭振球	曹恩泽	盛玉凤
屠金城	韩　冰	管遵惠
蔡福养	谭敬书	